U0331450

上海开放大学护理专业教辅用书

老年人常见慢性病全病程规范化管理

主编◎ 李蕊 沈花 胡三莲

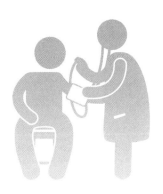

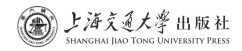

上海交通大学出版社
SHANGHAI JIAO TONG UNIVERSITY PRESS

内容提要

　　本书共有两篇,上篇主要介绍老年人常见慢性病的特点和老年人常见慢性病的管理要点;下篇主要介绍老年人常见系统疾病全病程规范化管理,按呼吸系统、循环系统、消化系统、泌尿系统、血液系统、内分泌系统、风湿性常见病、神经系统、运动系统分别进行阐述。本书可作为护理专业学生、临床护理人员、护理教育者、护理管理者进行培训及授课的参考用书。

图书在版编目(CIP)数据

　　老年人常见慢性病全病程规范化管理/李蕊,沈花,
胡三莲主编. —上海:上海交通大学出版社,2025.1
ISBN 978 - 7 - 313 - 31776 - 6

　　Ⅰ. R592

　　中国国家版本馆 CIP 数据核字第 2024TT0238 号

老年人常见慢性病全病程规范化管理
LAONIANREN CHANGJIAN MANXINGBING QUANBINGCHENG GUIFANHUA GUANLI

主　　编:李　蕊　沈　花　胡三莲
出版发行:上海交通大学出版社　　　　　　地　　址:上海市番禺路 951 号
邮政编码:200030　　　　　　　　　　　　电　　话:021 - 64071208
印　　制:上海新艺印刷有限公司　　　　　经　　销:全国新华书店
开　　本:787mm×1092mm　1/16　　　　　印　　张:20.5
字　　数:473 千字
版　　次:2025 年 1 月第 1 版　　　　　　　印　　次:2025 年 1 月第 1 次印刷
书　　号:ISBN 978 - 7 - 313 - 31776 - 6
定　　价:68.00 元

编 委 会

主　编　李　蕊　沈　花　胡三莲
副主编　张　璇　王　燕
编　委（按姓氏拼音排序）

范　军　上海开放大学民生学院（筹）

郭志恒　上海交通大学医学院附属同仁医院（护理部）

胡三莲　上海交通大学医学院附属第六人民医院（护理部）

黄晓俊　上海交通大学医学院附属同仁医院（呼吸内科）

金　红　上海交通大学医学院附属同仁医院（骨科）

金见月　上海交通大学医学院附属同仁医院（心血管内科）

康丽群　上海交通大学医学院附属同仁医院（血液内科）

乐美妮　上海交通大学医学院附属同仁医院（重症医学科）

李　蕊　上海交通大学医学院附属同仁医院（护理部）

李依文　上海交通大学医学院附属同仁医院（康复科）

沈　红　上海交通大学医学院附属同仁医院（心血管内科）

沈　花　上海交通大学医学院附属同仁医院（内科）

史　伟　上海交大教育集团、上海开放大学交大昂立分校

王　燕　上海开放大学公共管理学院

王伟群　上海交通大学医学院附属同仁医院（内分泌科）

王永辉　上海交大教育集团

吴　昉　上海交通大学医学院附属同仁医院（骨科）

杨世佳　上海交通大学医学院附属同仁医院（风湿免疫科）

袁　栋　上海交大教育集团

张　瑾　上海开放大学

张　璇　上海交通大学医学院附属同仁医院（门诊部）

张孝芳　上海交通大学医学院附属同仁医院（肾内科）

赵　琼　上海交通大学医学院附属同仁医院（消化内科）

周　怡　上海交通大学医学院附属同仁医院（呼吸内科）

朱琛菲　上海交通大学医学院附属同仁医院（泌尿外科）

前　　言

在上海交通大学医学院附属同仁医院的支持下,在各位编者的齐心协力下,《老年人常见慢性病全病程规范化管理》终于与读者见面了。

随着人口老龄化的加剧,老年人慢性病的问题日益凸显。老年慢性病是指老年人常患的一些慢性疾病,如高血压、糖尿病、冠心病、慢性阻塞性肺疾病等。这些疾病往往需要长期的治疗和管理,对老年人的生活质量和健康状况产生重要影响。2016 年 10 月 25 日,中共中央、国务院印发了《"健康中国 2030"规划纲要》,提出"全方位、全周期维护和保障人民健康";党的二十大报告将"推进健康中国建设"作为国家发展基本方略中的重要内容。加强老年人常见慢性病全病程规范化护理管理是保障老年人健康、提高老年人生活质量的重要措施。

本书共有两篇,上篇主要介绍老年人常见慢性病的特点和老年人常见慢性病的管理要点;下篇主要介绍老年人常见系统疾病全病程规范化管理,按呼吸系统、循环系统、消化系统、泌尿系统、血液系统、内分泌系统、风湿性常见病、神经系统、运动系统进行阐述。本书从常见慢性病的规范化护理管理入手,围绕疾病学习目标,注重理论与实践相结合,从疾病发病原因、临床表现、临床检查、治疗原则、治疗要点、护理管理计划等内容进行深入阐述,对护理人员掌握护理服务技能有很强的针对性和指导性。同时本书关注患者出院后的延伸护理与居家管理,并通过案例进行总结,启发读者思考。在教材的深度和难度上,努力与教学目标相呼应,共同为培养目标服务,真正提升临床护理能力。

本书可作为护理专业学生、临床护理人员、护理教育者、护理管理者进行培训及授课的参考用书。我们希望通过这本书,帮助相关从业者更好地理解和管理老年人慢性病,提高老年人的生活质量。

本书的编写得到了编写组全体成员及同道们的热情关心与大力支持,如果读者在使用过程中发现任何问题或不足之处,恳请批评指正。

编　者

2024.3.15

Contents

目　　录

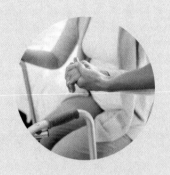

上　篇

老年人常见慢性病的
特点与管理要点

第一章

老年人常见慢性病的特点

学习目标

（1）了解老年人常见慢性病的概念及流行病学相关内容。

（2）熟悉老年人常见慢性病的特点。

（3）树立尊重生命、关注健康的理念。

第一节　老年人常见慢性病的概念及流行病学

慢性病是慢性非传染性疾病的简称，又称慢病。慢性病不是特指某种疾病，而是具有病程持续时间长、发病过程缓慢等特征的疾病总称。慢性病的特点为：①病因复杂且不明确，一般不具有传染性。②病程长，可控制但不可治愈，多数属于终身性疾病。③易出现并发症，对患者、家属和社会带来巨大的负担。老年人生理功能衰退、免疫力下降，是慢性病的多发群体，具有多病共存、症状和体征不典型、多脏器或系统功能障碍、多重用药和依从性差等特点。我国老年慢性病患者的定义为：60 岁及以上常年患有疾病且无法治愈的患者。慢性病既包括躯体疾病，也包括焦虑、抑郁等精神疾病。常见的老年慢性病主要有心脑血管疾病、癌症、糖尿病等。

心脑血管疾病是心脏血管疾病和脑血管疾病的统称，包括三大类疾病：脑血管疾病、心血管疾病及全身血管疾病。导致心脑血管疾病的危险因素包括性别与年龄、高血压、高脂血症、糖尿病、吸烟、肥胖等。《中国心血管健康与疾病报告 2020》调查数据显示，2018 年，我国心脑血管病死亡占城乡居民总死亡原因首位，农村为 46.66％，城市为 43.81％。截至目前，我国心脑血管疾病的患病率仍处于上升阶段。

癌症，亦称恶性肿瘤，由细胞恶性增生引发，具有侵袭性和转移性。癌症是老年人的主要死因之一。2020 年全球新发癌症病例 1 929 万例，其中中国新发癌症 457 万例，占全球新发总人数的 23.7％；2020 年全球癌症死亡病例 996 万例，其中中国癌症死亡人数达 300 万，占癌症死亡总人数 30％。我国癌症新发人数和死亡人数远超世界其他国家。

糖尿病是一组因胰岛素绝对或相对分泌不足及靶组织细胞对胰岛素敏感性降低而引起蛋白质、脂肪、水和电解质等一系列代谢紊乱的综合征，主要标志为高血糖。糖尿病分为四类：1型糖尿病、2型糖尿病、妊娠期糖尿病和特殊类型糖尿病。其中2型糖尿病最为常见，占我国糖尿病患者的95%以上，且多见于老年人。我国老年糖尿病的特点为：①低血糖多见。②以餐后高血糖为主。③老年合并症常见。④心血管疾病风险高。⑤患者自我管理能力差。临床主要表现为"三多一少"，即多饮、多尿、多食和体重减轻。糖尿病是我国老年患者失明、肾衰竭、心脏病发作、脑卒中和下肢截肢的主要病因。目前全球糖尿病患者人数呈逐年上升趋势，已从1980年的1.08亿上升至2014年的4.22亿。2000年至2019年间，由糖尿病导致的死亡人数增加了3%。2019年，糖尿病及糖尿病引起的肾脏疾病估计造成200万人死亡。

第二节　老年人常见慢性病的特点

国务院于2022年发布的《关于印发"十四五"健康老龄化规划的通知》中提出，我国是世界上老年人口规模最大的国家，也是世界上老龄化速度最快的国家之一。"十四五"时期，我国60岁及以上人口占总人口比例将超过20%。老年人健康状况不容乐观，增龄伴随的认知、运动、感官功能下降，以及营养、心理等健康问题日益突出，78%以上的老年人至少患有一种慢性病，失能老年人数量将持续增加。老年人慢性非传染性疾病的高发病率不仅增加了社会经济负担，同时还严重影响到老年人的生命质量。目前老年人慢性病患者存在以下几个特点。

1. 老年患者常存在多病共存现象

2008年，世界卫生组织（World Health Organization，WHO）正式定义共病（多重慢性病）为同一个体同时患有2种或2种以上慢性疾病。根据最新国际疾病分类-11（International Classification of Disease，ICD-11），老年人共病范畴包括以下常见9种慢性病及其组合形式：高血压、糖尿病、慢性颈椎或腰椎病、心脏病（冠心病、心律失常）、慢性阻塞性肺疾病、脑卒中、抑郁症、慢性胃或十二指肠溃疡、癌症。我国大部分老年慢性病患者同时患有1~3种慢性疾病。最新流行病学调查显示，我国老年人患有1种、2种、≥3种常见慢性病的比例分别为71.94%、24.27%、3.79%，2016—2019年共病患病率为43%，高于2010—2015年的41%。我国老年患者多种慢性病共发共存的现象普遍存在。年龄的增长引起器官老化与功能衰退，从而导致多种疾病的患病率增高。共病患者最主要的风险是多重用药、慢性疼痛与抑郁。老年人多病共存常可导致预后不良，病死率和致残率增高，老年人生活质量下降，医疗资源消耗增加。

2. 老年慢性病患病率高，心脑血管疾病占据首位

流行病学调查显示，老年人群慢性病患病率为76%~89%，患病率是全人群的3倍以上，是慢性疾病患病率最高的人群，其中老年慢性病患者占老年人口总数的86.34%。患病率最高的老年慢性病为高血压，占54.13%，其次是心脏病，占39.30%。表明心脑血管疾病是老年人最常见的慢性病。相关调查显示，2020年心脏病和脑血管病的死亡率分别

为 155.86/10 万和 135.18/10 万，分别占全因死亡人数的 24.56％和 21.30％。

3. 老年慢性病具有地域性，城市与农村存在差异

农村老年人慢性病患病率高，且该疾病病程长、并发生症多的特点使医疗费用持续增长，从而增大了慢性病贫困的发生概率。我国学者的调查报告显示，农村地区老年抑郁症、慢性阻塞性肺疾病的患病率高于城市，城市恶性肿瘤的患病率则明显高于农村。一方面可能是由于城市平均医疗水平和生活水平高于农村，另一方面则是由于农村保健意识淡漠、医学知识缺乏、卫生服务和医疗保障水平相对落后，农村居民慢性病的知晓率、治疗率更低。

4. 老年慢性病患者心理疾病较为突出

老年慢性病患者随着年龄的增长和慢性病的周期拉长，器官功能越来越弱，病情对躯体造成持续消耗，以及疾病带来的经济负担，致使老年慢性病患者易出现情绪低落和孤独感，诱发抑郁症等心理问题，增加认知障碍和自杀的发生风险。在我国学者对部分农村老年慢性病患者的调查中，抑郁症状的检出率为 27.13％，这表明农村老年慢性病患者抑郁症状发生风险较高，可能与缺少家人照料和陪伴，慢性病并发症和长期服药导致健康状况下降，渴望关怀的心理需求得不到满足等原因相关。还有研究显示，冠心病对老年慢性病患者的负面情绪具有直接的影响，冠心病患者因大脑慢性缺氧会引发精神障碍，患者会出现神经系统症状，因此患有冠心病的老年慢性病患者并发心理疾病的可能性较大。

第二章
老年人常见慢性病的管理

学习目标 》》

（1）能阐述老年人常见慢性病的管理要点。

（2）能阐述老年人常见慢性病的管理措施。

（3）能根据《中国慢性病防治中长期规划（2017—2025 年）》主要指标制订管理计划并推进。

（4）树立尊重生命、关注健康的理念，以高度的责任心为老年患者服务。

第一节　老年人常见慢性病的管理要点

一、管理背景

慢性病是严重威胁我国居民健康的一类疾病，已成为影响国家经济和社会发展的重大公共卫生问题。老年人慢性病的发生和流行与经济、社会、人口、行为、环境等因素密切相关。随着我国工业化、城镇化、人口老龄化进程的不断加快，居民生活方式、生态环境、食品安全等对健康的影响逐步显现，慢性病发病、患病和死亡人数不断增多，老年人慢性病负担日益沉重。2021 年，我国慢性非传染性疾病患者人数达 3 亿，75％以上老年人至少患有一种慢性病。随着老龄化进程加快，我国疾病预防控制中心发表的调查数据显示，我国 60 岁及以上老年人群中，75.8％的人被一种或多种慢性病所困扰，且一人身患多种慢性病现象严重。老年慢性病影响因素的综合性、复杂性决定了防治任务的长期性和艰巨性。

二、管理措施

（一）坚持统筹协调

《"健康中国2030"规划纲要》《中国防治慢性病中长期规划（2017—2025年）》中指出，加强慢性病防治工作，降低疾病负担，提高居民健康期望寿命，努力全方位、全周期保障人民健康。以控制老年慢性病危险因素、建设健康支持性环境为重点，以健康促进和健康管理为手段，提升全民健康素质，降低高危人群发病风险，提高患者生存质量，减少可预防的慢性病发病、死亡和残疾，实现由以治病为中心向以健康为中心转变，促进全生命周期健康，提高居民健康期望寿命，为推进"健康中国"建设奠定坚实基础。规划中所称的慢性病主要包括心脑血管疾病、癌症、慢性呼吸系统疾病、糖尿病和口腔疾病，以及内分泌、肾脏、骨骼、神经等疾病。

（二）坚持共建共享

构建自我为主、人际互助、社会支持、政府指导的健康管理模式，全周期保障人民生命健康，将健康教育与健康促进贯穿于全生命周期，推动人人参与、人人尽力、人人享有。

（三）坚持预防为主

从以治病为中心向以人民健康为中心的观念进行转变，提倡"早评估、早筛查、早干预""每个人是自己健康第一责任人"的理念，促进群众形成健康的行为和生活方式。加强行为和环境危险因素控制，强化慢性病早期筛查和早期发现，推动由疾病治疗向健康管理转变。加强医、防协同，坚持中西医并重，为居民提供公平可及、系统连续的预防、治疗、康复、健康促进等一体化的慢性病防治服务。

（四）坚持分类指导

根据当前国内老龄慢性病管理以社区工作为主，以医、养、护一体化，中西医结合，智慧健康养老三个方面为主要服务内容，预防、早筛、用药、控制等环节缺一不可。健康管理是构建"健康中国"战略的重要举措，慢性病综合防控是健康管理的关键内容。加强基层医疗机构与社区、社会组织、家庭与老年人的联动，加强慢性病早期筛查、健康教育和风险评估等工作，落实"老有所养、老有所医"理念，推进健康老龄化。

三、管理目标

到2025年，慢性病危险因素得到有效控制，实现全人群、全生命周期健康管理，力争30～70岁人群因心脑血管疾病、癌症、慢性呼吸系统疾病和糖尿病导致的过早死亡率较2015年降低20％。核心健康知识知晓率达70％，逐步提高居民健康期望寿命，有效控制慢性病疾病负担。

表 2-1-1　中国慢性病防治中长期规划(2017—2025 年)主要指标

主要指标	基线	2020 年	2025 年	属性
心脑血管疾病死亡率	241.3/10 万	下降 10%	下降 15%	预期性
总体癌症 5 年生存率	30.9%	提高 5%	提高 10%	预期性
高发地区重点癌种早诊率	48%	55%	60%	预期性
70 岁以下人群慢性呼吸系统疾病死亡率	11.96/10 万	下降 10%	下降 15%	预期性
40 岁以上居民肺功能检测率	7.1%	15%	25%	预期性
高血压患者管理人数	8 835 万人	10 000 万人	11 000 万人	预期性
糖尿病患者管理人数	2 614 万人	3 500 万人	4 000 万人	预期性
高血压、糖尿病患者规范管理率	50%	60%	70%	预期性
35 岁以上居民年度血脂检测率	19.4%	25%	30%	预期性
65 岁以上老年人中医药健康管理率	45%	65%	80%	预期性
居民健康素养水平	10%	大于 20%	25%	预期性
全民健康生活方式行动县(区)覆盖率	80.9%	90%	95%	预期性
经常参加体育锻炼的人数	3.6 亿人	4.35 亿人	5 亿人	预期性
15 岁以上人群吸烟率	27.7%	控制在 25%以内	控制在 20%以内	预期性
人均每日食盐摄入量	10.5 克	下降 10%	下降 15%	预期性
国家慢性病综合防控示范区覆盖率	9.3%	15%	20%	预期性

第二节　老年人常见慢性病的管理内容

学习目标

(1) 能阐述老年人慢性病全程预防管理要点。

(2) 能阐述老年人常见慢性病的健康教育内容,为老年人做好健康指导。

(3) 能根据老年人慢性病全程预防管理要求,实施早诊早治、规范诊疗,提高治疗效果、降低高危人群发病风险。

(4) 树立尊重生命、关注健康的理念,以高度的责任心为老年患者服务。

一、加强老年人慢性病全程预防管理

(一)加强健康教育,提升全民健康素质

1. 开展慢性病防治全民教育

规范慢性病防治健康科普管理,开展形式多样的慢性病防治,进行有针对性的健康宣传教育,普及健康科学知识,教育引导群众树立正确健康观,广泛宣传合理膳食、适量运动、戒烟限酒、心理平衡等健康科普知识,提升健康教育效果。

2. 倡导健康文明的生活方式

推进全民健康生活方式行动,开展"三减三健"(减盐、减油、减糖、健康口腔、健康体重、健康骨骼)、控烟限酒、调整和优化食物结构、倡导膳食多样化等专项行动,开发、推广健康适宜技术和支持工具,增强群众维护和促进自身健康的能力。发挥中医治未病优势,大力推广传统养生健身法。创新和丰富预防方式,贯彻零级预防理念,全面加强幼儿园、中小学学生的营养均衡、口腔保健、视力保护等健康知识和行为方式教育,实现预防工作的关口前移。

(二)实施早诊早治,降低高危人群发病风险

1. 促进慢性病早期发现

癌症早诊、早治,脑卒中、心血管病、慢性呼吸系统疾病筛查干预,高血压、糖尿病高危人群健康干预,重点人群口腔疾病综合干预。全面实施35岁以上人群首诊测血压,发现高血压患者和高危人群,及时提供干预指导。加强健康体检规范化管理,健全学生健康体检制度,推广老年人健康体检,推动癌症、脑卒中、冠心病等慢性病的机会性筛查。将口腔健康检查纳入常规体检内容,将肺功能检查和骨密度检测项目纳入40岁以上人群常规体检内容。

2. 开展个性化健康干预

开展居民健康档案管理、健康教育、慢性病(高血压、糖尿病等)患者健康管理、老年人健康管理、中医药健康管理。探索开展集慢性病预防、风险评估、跟踪随访、干预指导于一体的健康管理服务。

(三)强化规范诊疗,提高治疗效果

1. 落实分级诊疗制度

优先将慢性病患者纳入家庭医生签约服务范围,积极推进高血压、糖尿病、心脑血管疾病、肿瘤、慢性呼吸系统疾病等患者的分级诊疗,形成基层首诊、双向转诊、上下联动、急慢分治的合理就医秩序,健全治疗—康复—长期护理服务链。鼓励并逐步规范常见病、多发病患者首先到基层医疗卫生机构就诊,完善双向转诊程序,重点畅通慢性期、恢复期患者向下转诊渠道,逐步实现不同级别、不同类别医疗机构之间的有序转诊。

2. 提高诊疗服务质量

建设医疗质量管理与控制信息化平台,加强慢性病诊疗服务实时管理与控制,基本实

现医疗机构检查、检验结果互认,持续改进医疗质量和医疗安全。全面实施临床路径管理,规范诊疗行为,优化诊疗流程,努力缩短急性心脑血管疾病发病到就诊有效处理的时间,推广应用癌症个体化规范治疗方案,降低患者死亡率。

3. 推动互联网创新成果应用

促进互联网与健康产业融合,发展智慧健康产业,探索慢性病健康管理服务新模式。充分利用信息技术丰富慢性病防治手段和工作内容,推进预约诊疗、在线随访、疾病管理、健康管理等网络服务应用,提供优质、便捷的医疗卫生服务。

4. 完善监测评估体系

运用大数据等技术,加强信息分析与利用,掌握慢性病流行规律及特点,确定主要健康问题,为制订慢性病防治政策与策略提供循证依据与健康的风险评估与预警。

5. 推动科技成果转化和适宜技术应用

统筹优势力量,推进慢性病的致病因素、发病机制、预防干预、诊疗康复的研究,以及医疗器械、新型疫苗和创新药物的研发,重点突破精准医疗、"互联网＋"健康医疗、大数据等应用的关键技术,针对中医药具有治疗优势的慢性病病种,结合慢性病防治需求,遴选成熟有效的老年慢性病中医健康干预方案并推广应用。

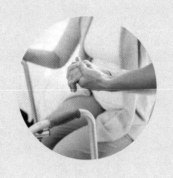

下　篇

老年人常见系统疾病
全病程规范化管理

第三章

老年人呼吸系统常见疾病管理

第一节　慢性阻塞性肺疾病患者的管理

● 学习目标 》》

（1）能阐述老年慢性阻塞性肺疾病的定义、病因及相关概念、描述典型症状、体征和并发症、治疗原则和要点。

（2）能按照护理程序对老年慢性阻塞性肺疾病患者进行评估、制订护理计划并实施。

（3）能为老年慢性阻塞性肺疾病患者及其家属进行家庭氧疗、呼吸道管理、呼吸功能训练、营养和运动等出院健康指导，帮助其缓解病情的发展和预防并发症的发生。

（4）树立尊重生命、关注健康的理念，以高度的责任心为老年患者服务。

慢性阻塞性肺疾病（chronic obstructive pulmonary disease，COPD），简称慢阻肺，是一种具有气流阻塞特征的慢性支气管炎和（或）肺气肿，可进一步发展为肺心病和呼吸衰竭的常见慢性疾病。COPD 的发生与有害气体及有害颗粒的异常炎症反应有关，致残率和病死率很高，全球 40 岁以上人群发病率已高达 9%～10%。

一、发病原因

1. 老年人呼吸系统退行性变化

随着年龄增长，老年人呼吸道肌张力降低，肺活量减少，使得他们的肺功能受到影响，易发生肺部疾患。

2. 神经系统反应及敏感性降低

老年人神经系统反应及敏感性降低，吞吐和咳嗽功能明显减弱，从而无法将大量的痰液正常排出体外，这些痰液聚集在呼吸道，导致严重的呼吸道疾病。

3. 呼吸道自净作用下降

正常人的呼吸道有完整的防御能力,而老年人的呼吸道上皮组织萎缩,呼吸道纤毛活动减少,降低了呼吸道的自净作用,使呼吸道对细菌和异物的抵抗和清除能力降低。

4. 生理功能减退

老年人全身功能减退,对细菌引起的一系列炎性反应不敏感,如体温的调节、咳嗽反射等,不能及时表现出来,而掩盖了病情。

5. 心理因素

与健康状况的改变、病情的危重程度及经济状况有关。

二、临床表现

1. 症状

COPD 起病缓慢,病程较长。主要症状包括:

(1)慢性咳嗽。常晨间咳嗽明显,夜间有阵咳或伴有排痰,随病程发展可终身不愈。

(2)咳痰。一般为白色黏液或浆液性泡沫痰,偶可带血丝,清晨排痰较多。急性发作期痰量增多,可有脓性痰。

(3)气短或呼吸困难。早期在较剧烈活动时出现,逐渐加重,以致在日常活动甚至休息时也感到气短,这是 COPD 的标志性症状。

(4)喘息和胸闷。部分患者,特别是重度 COPD 患者或慢性 COPD 患者急性加重时,可出现喘息。

(5)其他晚期患者有体重下降、食欲减退等。

2. 体征

早期可无异常,随疾病进展出现以下体征:①视诊有桶状胸,有些患者呼吸变浅、频率增快,严重者可有缩唇呼吸等。②触诊语颤减弱。③叩诊呈过清音,心浊音界缩小,肺下界和肝浊音界下降。④听诊两肺呼吸音减弱、呼气期延长,部分患者可闻及湿啰音和(或)干啰音。

三、临床检查

1. 肺功能检查

肺功能检查是判断持续气流受限的主要客观指标。吸入支气管舒张药后一秒钟用力呼气容积与用力肺活量的比值(FEV_1/FVC)<70%可确定为持续气流受限。肺总量(total lung capacity, TLC)、功能残气量(functional residual capacity, FRC)和残气量(residual volume, RV)增高,肺活量(vital capacity, VC)降低,表明肺过度充气。

2. 影像学检查

COPD 早期胸片可无异常变化,随着病情的进展可出现肺纹理增粗、紊乱等非特异性改变。X 线片改变对 COPD 诊断特异性不高,但作为与其他肺疾病的鉴别具有重要价值,在明确自发性气胸、肺炎等并发症方面也十分有用。胸部 CT 检查可见 COPD 小气道病变、肺气肿及并发症的表现,其主要作用在于排除具有相似症状的其他呼吸系统疾病。

3. 动脉血气分析

对确定发生低氧血症、高碳酸血症、酸碱平衡失调及判断呼吸衰竭的类型有重要价值。

4. 其他

COPD 合并细菌感染时，外周血白细胞数量增加、核左移。痰培养可检出病原菌。

四、治疗原则

1. 积极防治并发症

COPD 患者在急性发病期阶段，会因为病情迅速加重而受到呼吸衰竭、心力衰竭、肺性脑病等严重并发症的危害，这些并发症的发生将会导致患者的生命安全受到严重的威胁。因此，COPD 患者，一旦出现病情急性加重的情况，一定要立即去医院就诊，必要的时候要通过住院治疗的方式来对并发症进行有效的治疗。

2. 治疗原发疾病

相关临床研究表明，COPD 的发病和肺气肿、慢性支气管炎等疾病有着极为密切的联系。患者需要对原发疾病进行积极有效的控制治疗，这样才能防止肺组织受到更多的损害，有效延缓 COPD 的进展速度。

3. 纠正威胁生命的低氧血症

COPD 的发病，会导致患者肺部的通气换气功能发生障碍，导致患者体内的血氧水平降低，促使低氧血症的发生。患者一定要通过及时纠正低氧血症的方式，来维护个人的生命安全，使得体内的氧饱和度维持在一个相对稳定并正常的范围之内。

五、治疗要点

1. 支气管舒张药

使用支气管舒张药是控制症状的主要措施。依据症状、肺功能和急性加重风险等因素综合评估稳定期 COPD 患者的病情严重程度，并依据评估结果选择主要治疗药物。

（1）β_2 肾上腺素受体激动药。短效制剂如沙丁胺醇，每次 0.1～0.2 mg（1～2 喷），定量吸入，疗效持续 4～5 小时，每 24 小时 8～12 喷。长效制剂如沙美特罗和福莫特罗等，每天仅需吸入 2 次。

（2）抗胆碱能药。短效制剂如异丙托溴铵，定量吸入，疗效持续 6～8 小时，每次 40～80 μg（2～4 喷），每天 3～4 次。长效制剂有噻托溴铵，每次吸入 18 μg，每天 1 次。

（3）茶碱类药。茶碱 0.2 g，每 12 小时 1 次；氨茶碱 0.1 g，每天 3 次。

2. 糖皮质激素

研究显示对高风险患者长期吸入糖皮质激素与长效 β_2 肾上腺素受体激动药的联合制剂可增加运动耐量、减少急性加重发作频率、提高生活质量。常用剂型有沙美特罗＋丙酸氟替卡松、福莫特罗＋布地奈德。

3. 祛痰药

对痰不易咳出者可选用盐酸氨溴索 30 mg，每天 3 次。N-乙酰半胱氨酸 0.2 g，每天 3

次,或羧甲司坦 0.5 g,每天 3 次。

4. 长期家庭氧疗

长期家庭氧疗对 COPD 伴有慢性呼吸衰竭的患者可提高生活质量和生存率,对血流动力学、运动能力、精神状态产生有益影响。具体指征:①动脉血氧分压(arterial partial pressure of oxygen,PaO_2)$<$55 mmHg 或血氧饱和度(oxygen saturation,SaO_2)$<$88%,有或没有高碳酸血症。②PaO_2 为 55~60 mmHg 或 $SaO_2$$<$89%,并有肺动脉高压、心力衰竭所致水肿或红细胞增多症。一般用鼻导管吸氧,氧流量为 1~2 L/min,吸氧时间 10~15 h/d。目的是使患者在静息状态下,达到 $PaO_2$$\geqslant$60 mmHg 和(或)使 SaO_2 升至 90% 以上。

六、护理管理计划

(一) 住院期间护理管理

1. 一般护理

1) 保持呼吸道通畅　①保持口腔清洁。中老年人的肺部感染多由口腔不洁引起,每天 3 次刷牙后用生理盐水漱口,可保持口腔清洁,有效预防呼吸道感染,从而减少 COPD 急性发作的次数。②有效排痰对老年患者是很重要的。老年患者常不能有效地咳嗽而无法排出黏稠的痰液,因此应指导患者掌握主动、有效的排痰方法。有效排痰的方法有深呼吸、有效咳嗽、胸部叩击及体位引流等。③戒烟。

2) 指导呼吸功能锻炼

(1)腹式呼吸训练。取平卧位或半卧位,左右手分别放在上腹部和前胸部。用鼻缓慢吸气,使膈肌最大程度下降,腹肌松弛,腹部突出,手感到腹部向上抬起。呼气时,用口呼出,同时收缩腹部,松弛膈肌,手感到腹部下降。呼吸频率 7~8 次/分,反复训练,每次练习 10~20 分钟,熟练后逐步增加次数和时间,使之成为自觉的呼吸习惯。

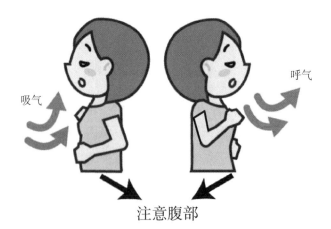

注意腹部

"吸气时,肚皮胀起;呼气时,肚皮收缩"

图 3-1-1　腹式呼吸训练

（2）缩唇式呼吸训练。用鼻吸气，用口呼气。呼气时，口唇缩拢似吹口哨状，持续缓慢呼气，同时收缩腹部。吸气与呼气的时间比为 1∶2 或 1∶3，缩唇大小程度与呼气流量由患者自行选择调整，以使能与口唇等高点水平且距离口唇 15～20 cm 处的蜡烛火焰随气流倾斜又不至熄灭为宜。

缩唇呼吸

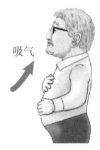
吸气

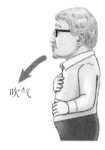
吹气

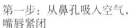

第一步：从鼻孔吸入空气，　　第二步：撅起嘴唇慢慢呼吸，
嘴唇紧闭　　　　　　　　　　像吹口哨

图 3-1-2　缩唇式呼吸训练

3）减少陪护及探视保证患者充分休息　对患者及探视人员进行健康教育知识宣教，讲明在患者患病期间过多的探视不仅妨碍患者休息，还会使病房空气污染加重、交叉感染机会增多，而导致患者病情加重。

2．营养指导

嘱咐患者多吃水果、蔬菜，多饮水，并向患者讲解营养与疾病的关系，使患者掌握营养知识，提高机体的营养状况，增强机体抗病能力。

3．注意保暖，加强锻炼

根据天气变化适当增减衣物，避免着凉感冒，指导患者选择空气清新、安静的环境进行步行、慢跑或气功等体育锻炼。嘱患者在流感流行期间尽量少到公共场所，避免与流感患者接触，如出现咳嗽、发热等症状应及时到医院就诊，以免延误病情。患者应注意随季节变化，及时增减衣物，防止受凉。

4．心理指导

注意负面情绪对疾病康复的影响。引导患者适应慢性病，并以积极的心态对待疾病，培养生活兴趣，分散注意力，减少孤独感，缓解焦虑、紧张的精神状态，帮助患者树立良好的心态，保持愉快心情，积极配合治疗。同时，还应重视家属的心理教育，使其关心、体贴患者，为患者提供有利的社会知识，帮助患者树立信心，配合治疗早日康复。

5．并发症护理

（1）慢性肺源性心脏病。由呼吸功能改变、肺血管结构及功能改变所致。

（2）慢性呼吸衰竭。由呼吸功能严重受损、通气换气功能障碍所致。

（3）自发性气胸。由肺大疱破裂导致空气进入胸膜腔所致。

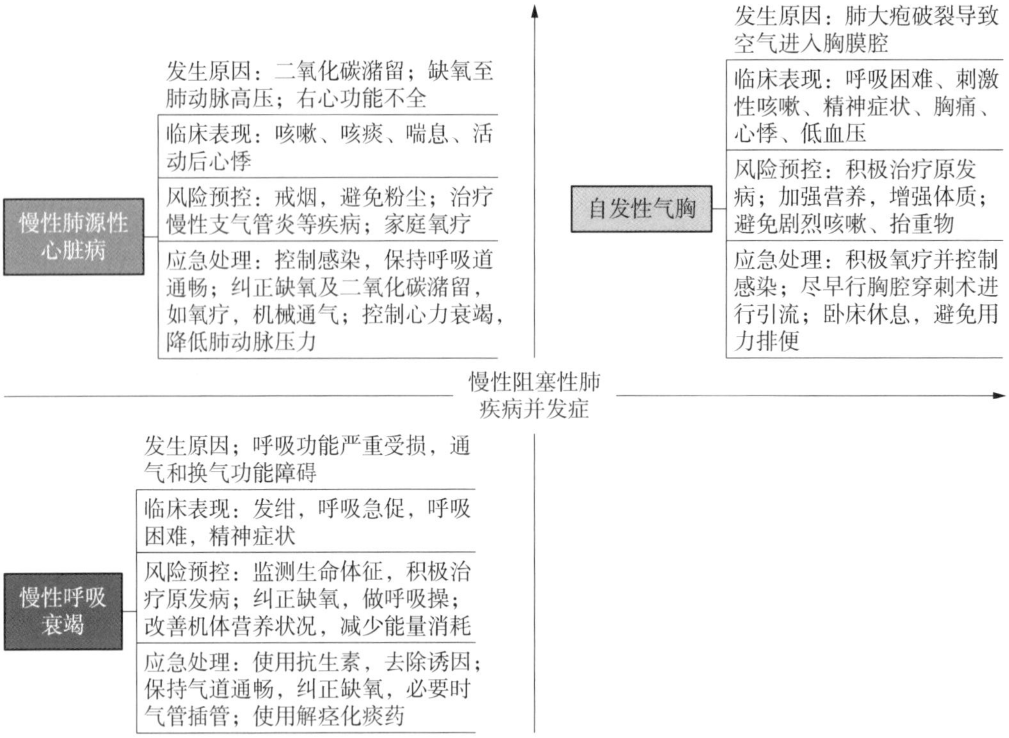

发生原因：肺大疱破裂导致空气进入胸膜腔

临床表现：呼吸困难、刺激性咳嗽、精神症状、胸痛、心悸、低血压

发生原因：二氧化碳潴留；缺氧至肺动脉高压；右心功能不全

临床表现：咳嗽、咳痰、喘息、活动后心悸

自发性气胸

风险预控：积极治疗原发病；加强营养，增强体质；避免剧烈咳嗽、抬重物

慢性肺源性心脏病

风险预控：戒烟，避免粉尘；治疗慢性支气管炎等疾病；家庭氧疗

应急处理：控制感染，保持呼吸道通畅；纠正缺氧及二氧化碳潴留，如氧疗，机械通气；控制心力衰竭，降低肺动脉压力

应急处理：积极氧疗并控制感染；尽早行胸腔穿刺术进行引流；卧床休息，避免用力排便

慢性阻塞性肺疾病并发症

发生原因：呼吸功能严重受损，通气和换气功能障碍

临床表现：发绀，呼吸急促，呼吸困难，精神症状

慢性呼吸衰竭

风险预控：监测生命体征，积极治疗原发病；纠正缺氧，做呼吸操；改善机体营养状况，减少能量消耗

应急处理：使用抗生素，去除诱因；保持气道通畅，纠正缺氧，必要时气管插管；使用解痉化痰药

图 3-1-3　慢性阻塞性肺疾病并发症趋势图

（二）出院后延伸护理管理

1. 戒烟

COPD 常见的危险因素有吸烟、空气污染、呼吸道感染、职业粉尘和化学物质、免疫功能紊乱等。

吸烟是引发 COPD 的"元凶"，也会加重 COPD 的各种症状，所以戒烟、防止二手烟吸入是减缓 COPD 患者肺功能损害的最有效方法。

2. 预防呼吸道感染

COPD 最常见诱因就是呼吸道感染。秋冬季节，COPD 患者需要注意保暖，尤其在天气变化时应该注意及时添加衣物，防止感冒。严重雾霾的时候，COPD 患者需要减少户外活动或外出，避免外部的环境因素对呼吸道产生刺激，从而诱发 COPD 患者的急性加重。

3. 选取适当的康复方式

1）运动　生命在于运动，但是由于 COPD 老年患者本身身体功能下降，同时伴有肺功能下降，患者不能耐受高强度的运动或锻炼，应进行缓慢、有节有律的活动，例如打太极拳、散步、慢跑和做呼吸康复操等，以不引发气短、气促、呼吸困难等症状为宜。

2）注意休息　COPD 晚期，患者运动耐受力明显减弱，要以休息为主，尽量减少不必要的体力活动。平时可以做腹式呼吸及缩唇式呼吸等康复运动，以达到改善肺功能的目的。

3）胸部叩击以及有效咳嗽　胸部叩击及有效咳嗽都有利于痰液咳出。

（1）胸部叩击。行胸部叩击时，患者呈卧位，操作者手掌聚拢呈杯状，避开浮肋、乳房、骨突处，叩击处放毛巾或衣物以增加患者舒适度。叩击时，操作者肩膀放轻松，利用腕部的运动，根据患者耐受能力调整力度强弱，每一处 3～5 分钟为宜，叩击时保持 100～480 次/分的频率。

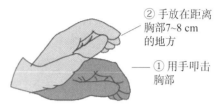

② 手放在距离胸部7~8 cm 的地方

① 用手叩击胸部

图 3-1-4　胸部叩击

（2）有效咳嗽。咳嗽时，保持前倾的体位效果更佳，需避免仰卧体位。咳嗽分为三个阶段，吸气阶段、屏气阶段、咳嗽阶段。通过身体坐直、伸展背部、肩膀内收等动作，进行最大限度吸气。尽可能延长屏气时间，通过向下看、身体前倾、手臂挤向胸部等运动增加胸腹腔的压力，以达到最有效的咳嗽运动。

4. 遵医嘱坚持规范用药

每个老年患者的病情各不相同，需根据医嘱，规范使用药物。有些患者需使用吸入剂维持治疗，所以正确掌握吸入剂的使用方法对 COPD 的老年患者至关重要。有的药物每日 2 次，每次 2 吸；有的药物每日 1 次，每次 1 吸，患者需严格遵医嘱，规范使用药物，坚持每天固定时间吸入，使用后漱口。

5. 合理饮食

COPD 老年患者需要加强营养，多吃禽蛋、鸡肉、鸭肉、鱼肉等含有优质高蛋白的食物。常喝牛奶、豆浆。但一些食物，如羊肉等，属于温热食物，就需要尽量少吃或者不吃。

6. 家庭氧疗

改善缺氧是对老年人 COPD 治疗的重要措施。具有以下两种情况的老年患者就需要吸氧：①$PaO_2 \leqslant 55$ mmHg 或 $SaO_2 \leqslant 88\%$；②PaO_2 在 $55～60$ mmHg 之间或 SaO_2 为 89%，并具有肺动脉高压、右心心力衰竭、继发性红细胞增多（血细胞比容＞55%）症状之一。合并有二氧化碳升高时需要低流量吸氧，$1～2$ L/min，每日可以吸氧 10～15 个小时。氧疗目标是氧饱和度达到 90% 以上，氧分压达到 60 mmHg 以上。

7. 门诊随访

COPD 急性加重损伤肺功能，严重者可危及生命，应尽早到门诊就诊。如果老年人出现发热、咳脓痰、胸痛、呼吸困难加重、咯血、双下肢疼痛、双下肢水肿或原有水肿加重、睡眠多及反应能力下降等症状时，都需要及时就医。

（三）居家管理健康干预

1. 营养

对稳定期 COPD 患者进行营养补充，使患者做到均衡饮食，确定碳水化合物、蛋白质、脂肪摄入量，制订相应食谱，改善患者的体重指数、上臂肌围和运动能力，提升生活质量。

2. 咳痰

如果 COPD 患者在稳定期，可采用体位引流及雾化吸入，加强呼吸能力方面的练习。

通过腹式呼吸或呼吸操增强呼吸功能,促进有效咳痰,减少由于痰液阻塞导致的呼吸困难等症状的发生。

3. 康复运动

对稳定期COPD老年患者,建议进行中等强度耐力训练,如地面行走锻炼,可改善患者肺功能、呼吸和运动能力。若是患者在运动疗法期间发生低氧血症,推荐补充氧气以增加运动时间,减轻呼吸困难症状。

地面行走训练在改善COPD患者运动能力和生活质量方面非常有效,且地面行走训练比功率自行车训练更能显著改善患者的运动能力。地面行走锻炼:匀速行走,速度80～120步/分,每次30～45分钟,使心率达到靶心率范围,并且持续10分钟以上。视个人情况适当调节,注意运动训练安全。地面行走训练可减轻患者呼吸障碍,提高生活和运动质量。中度至重度COPD患者,需做好日常自我管理,减少耗氧性活动。

4. 传统锻炼

对于稳定期COPD老年患者,建议进行传统体育锻炼(五禽戏、太极拳、八段锦等);患者生活质量会得到提升。

5. 戒烟

针对吸烟时间较长的COPD患者,采用行为干预能提升患者的持续戒烟率,《慢性阻塞性肺疾病全球倡议(2023)》指出,戒烟是最具有成本效益的措施,将显著降低COPD患者疾病发展和恶化的风险。

● 案例与思考 ▶▶▶

一、患者基本情况

1. 基本信息

姓名:李×× 　　性别:男 　　年龄:75岁 　　学历:初中

民族:汉族 　　职业:退休 　　入院日期:2023.3.14

2. 主诉

2天前无明显诱因出现胸闷、气急,略咳嗽、咳痰,痰较少,无血痰、无咯血,无其他不适症状,为进一步诊疗,来我院住院治疗。

3. 现病史

患者入院前10余年无明显诱因反复出现咳嗽、咳痰,痰为黄脓痰、白黏痰交替,每于冬春季节、气候交替时容易发作,每年咳嗽时间累计超过3个月以上,每次症状加重时经抗感染、祛痰平喘等治疗后好转。5年前出现气促,活动后明显,病情平稳时登三楼感胸闷、气促不适,偶有双下肢水肿。多次因气喘加重入院治疗。2015年4月曾因呼吸衰竭、意识障碍,予以气管插管辅助通气治疗2天后脱机拔管,此后开始使用双水平气道正压通气呼吸机辅助通气治疗。曾规律吸入沙美特罗替卡松气雾剂、噻托溴铵粉雾剂、布地格福吸入气雾剂。目前患者应用沙美特罗氟替卡松、孟鲁司特止咳平喘。2天前在无明显诱因下出现胸闷、气急,略咳嗽、咳痰,痰较少,无血痰、无咯血,无其他不适症状,为进一步诊疗,来我院住院治疗。

4. 既往史

否认肝炎、结核、伤寒等传染病。否认手术史,否认外伤史,否认输血史。否认青霉素等药物过敏史、食物过敏史。

5. 个人史

吸烟史 20 年,每日 1 包;睡眠欠佳。

6. 婚育史

育有一子一女。

7. 家族史

无。

8. 诊断

慢性阻塞性肺疾病。

二、体格检查

体温 36.8℃,心率 80 次/分,呼吸 25 次/分,血压 105/70 mmHg。患者疼痛评分 0 分,导管评分 4 分,跌倒评分 4 分,压疮评分 20 分。

思考题

1. [单选]慢性支气管炎、阻塞性肺气肿患者,3 天来咳嗽、气促加重,皮肤潮红,多汗,球结膜水肿,根据病情应给予(　　)

　　A. 高流量持续给氧　　　　　　　　　B. 高流量间歇给氧

　　C. 低流量持续给氧　　　　　　　　　D. 低流量间歇给氧

　　E. 面罩加压给氧

2. [单选]慢性支气管炎发生和加重的最主要原因是(　　)

　　A. 大气污染　　　　B. 职业　　　　C. 感染　　　　D. 吸烟

　　E. 遗传

3. [单选]慢性支气管炎最突出的症状是(　　)

　　A. 长期反复咳嗽　　　　　　　　　　B. 反复咳脓性痰

　　C. 间歇少量咯血　　　　　　　　　　D. 逐渐加重的呼吸困难

　　E. 活动后心悸、气急

4. [单选]慢性阻塞性肺疾病患者进行腹式呼吸的目的为(　　)

　　A. 有利于痰液排出　　　　　　　　　B. 增加肺泡张力

　　C. 使呼吸幅度扩大,增加肺泡通气量　　D. 借助腹肌进行呼吸

　　E. 间接增加肋间肌活动

5. [单选]指导慢性阻塞性肺疾病患者作腹式呼吸锻炼时,下列哪项不正确(　　)

　　A. 取立位,吸气时尽力挺腹,胸部不动

　　B. 呼气时腹肌收缩,腹壁下陷,尽量将气呼出

　　C. 吸与呼时间比例为 2：1 或 3：1

　　D. 用鼻吸气,用口呼气,要求深吸缓呼,不可用力

　　E. 每日进行 3 次,每次重复 10 次

参考答案

1. C
2. C
3. A
4. C
5. C

第二节　支气管哮喘患者的管理

学习目标 >>>

（1）能阐述老年支气管哮喘的定义、病因及相关概念、描述典型症状、体征和并发症、治疗原则和要点。

（2）能按照护理程序对老年支气管哮喘患者进行评估、制订护理计划并实施。

（3）能为老年支气管哮喘患者及其家属进行疾病知识、自我病情观察、药物、饮食、运动、应急状况处理等方面的居家健康指导，帮助其预防病情的发展和并发症的发生。

（4）树立尊重生命、关注健康的理念，以高度的责任心为老年患者服务。

支气管哮喘（bronchial asthma），简称哮喘，是一种由多种细胞（如嗜酸性粒细胞、肥大细胞、T淋巴细胞、中性粒细胞、气道上皮细胞等）和细胞因子参与的气道慢性炎症性疾病。这种慢性炎症导致气道反应性的增加，通常出现广泛多变的可逆性气流受限，并引起反复发作性气急、喘息、胸闷或咳嗽等症状，尤其常在夜间或凌晨发作或加剧。多数患者可自行或经治疗后症状缓解。

哮喘是世界上最常见的慢性病之一，全球有3亿哮喘患者，各国哮喘患病率从1%～30%不等，我国为0.5%～5%，并且呈逐年不断上升的趋势。所以，世界各国哮喘防治专家共同起草并不断更新的《全球哮喘防治倡议》（Global Initiative for Asthma，GINA）已成为防治哮喘的重要指南。根据全球和我国哮喘防治指南提供的资料，且经过规范的、长期的治疗和管理，80%以上的患者可达到哮喘的临床控制。

一、病因与发病机制

（一）病因

1. 遗传因素

哮喘具有多基因遗传倾向，发病具有一定的家族集聚现象，即亲缘关系越近患病率越高;并且患者患病越严重,其亲属患病率也越高,但其发病往往由多个基因和外源因素共同作用而形成。

2. 环境因素

(1) 变应性因素。室内变应性原(如家养宠物、蟑螂、尘螨等),室外变异性原(如花粉、草粉),职业变应原(如活性染料、饲料、油漆),食物(如牛奶、蛋类、鱼、虾),药物(如抗生素、阿司匹林)。

(2) 非变应性因素。如肥胖、运动、吸烟、大气污染等。

(二) 发病机制

哮喘的发病机制尚不完全清楚,可概括为气道免疫-炎症机制、神经机制及其相互作用(图 3-2-1)。

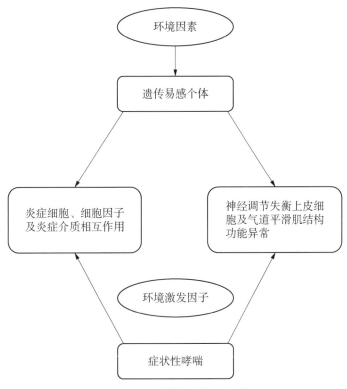

图 3-2-1　哮喘发病机制示意图

1. 气道免疫-炎症机制

哮喘的气道炎症反应是由多种炎症细胞、炎症介质(前列腺素、白三烯等)和细胞因子参与的相互作用的结果。体液介导和细胞介导免疫均参与发病过程。炎症细胞在介质的作用下又可分泌多种介质,使气道病变加重,炎症浸润增加,产生哮喘的临床症状,这是一个典型的变态反应。

2. 神经调节机制

支气管受复杂的自主神经支配,有胆碱能神经、肾上腺素能神经和非肾上腺素能非胆碱能神经系统。支气管哮喘与β肾上腺素受体功能低下和迷走神经张力亢进有关。非肾上腺素能非胆碱能神经能释放舒张和收缩支气管平滑肌的神经递质,两者平衡失调,则可引起支气管平滑肌收缩。

3. 气道高反应性

气道高反应性(airway hyperresponsiveness,AHR)是指气道对各种刺激因子如变应原、理化因素、运动、药物等呈现高度过敏状态,表现为气道对各种刺激因子出现过强或过早的收缩反应,是哮喘发病的另一个重要因素。目前普遍认为气道炎症是导致气道高反应性的重要机制之一,而气道高反应性则为支气管哮喘患者的共同病理生理特征。

4. 气道重构

气道重构(airway remodeling)是哮喘的重要病理特征。气道重构的发生主要与持续存在的气道炎症和反复的气道上皮损伤修复有关。气道重构使哮喘患者对吸入激素的敏感性降低,出现不可逆的气流受限及持续存在的气道高反应性。

支气管哮喘的早期病理变化并不明显,随着疾病的发生发展可出现肺泡高度膨胀,支气管及细支气管内含有黏稠的痰液及黏液栓,支气管壁增厚,呼吸黏膜及黏膜下血管增生、黏膜水肿。支气管壁有肥大细胞、嗜酸性粒细胞、中性粒细胞和淋巴细胞浸润,上皮脱落,基膜显著增厚。若长期反复发作可使气管壁增厚与狭窄,逐渐发展为阻塞性肺气肿。

二、临床表现

1. 症状

典型表现为发作性伴有哮鸣音的呼气性呼吸困难,症状常在夜间及凌晨发作或加重。症状可能在数分钟内发作,持续数小时至数天不等,应用平喘药物治疗后可缓解或自行缓解。发作时有胸闷、咳嗽,严重者被迫采取坐位或呈端坐呼吸,甚至出现发绀等症状。临床上还存在没有喘息症状的不典型哮喘,表现为发作性咳嗽、胸闷或其他症状。以咳嗽为唯一症状的不典型哮喘,称为咳嗽变异性哮喘;以胸闷为唯一症状的不典型哮喘,称为胸闷变异性哮喘;有些青少年在运动时出现胸闷、呼吸困难伴咳嗽,称为运动性哮喘。

2. 体征

发作时胸部呈过度充气状态,双肺可闻及广泛的哮鸣音,呼吸音减弱、呼气音延长,叩诊过清音,呼吸辅助肌和胸锁乳突肌收缩增强。但在轻度哮喘或非常严重哮喘发作时,哮鸣音可不出现。严重者常出现心率增快、奇脉、胸腹反常运动和发绀。非发作期体检可无异常。

3. 并发症

发作时可并发气胸、纵隔气肿、肺不张,长期反复发作和感染可并发慢性支气管炎、肺气肿、支气管扩张症、间质性肺炎、肺纤维化和肺源性心脏病等。

三、辅助检查

1. 痰液和呼出气检查

痰涂片可见较多的嗜酸性粒细胞。呼出气一氧化氮(fractional exhaled nitric oxide,

FeNO)可作为哮喘发作时气道炎症的无创性标志物。痰液和呼出气的检查有助于选择最佳治疗哮喘的方案。

2. 呼吸功能检查

(1) 通气功能检查。发作时呈阻塞性通气功能障碍,表现为哮喘发生时,有关呼气流速的全部指标均显著下降(图3-2-2)。

(2) 支气管激发试验。用以测定气道反应性,常用吸入激发剂为醋甲胆碱、组胺。激发试验只适用于第一秒用力呼气量(forced expiratory volume in one second,FEV_1)在正常预计值的70%以上的患者。在设定的激发剂量范围内,如FEV_1下降$\geqslant$20%,可诊断为激发试验阳性,提示有气道高反应性。

(3) 支气管舒张试验。用来判断气流受限的严重程度及其可逆性和变异性,为确诊哮喘和评估哮喘控制程度提供依据。常用吸入型支气管舒张药:沙丁胺醇、特布他林等。舒张试验阳性:FEV_1较用药前增加$\geqslant$12%,且其绝对值增加$\geqslant$200 ml;提示存在可逆性的气道阻塞(图3-2-3)。

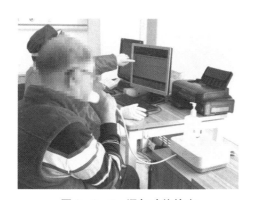 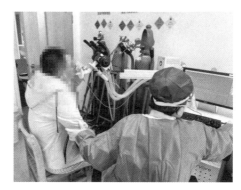

图3-2-2　通气功能检查　　　　　　　　图3-2-3　支气管舒张试验

(4) 呼气流速峰值及其变异率测定。呼气流速峰值(peak expiratory flow,PEF)可反映气道通气功能的变化。哮喘发作时PEF下降。若昼夜或24小时内PEF变异率$\geqslant$20%,则符合气道气流受限可逆性改变的特点。

3. 动脉血气分析

哮喘严重发作时可有PaO_2降低。由于过度通气可导致$PaCO_2$下降,pH上升,表现为呼吸性碱中毒。如重症哮喘,可出现缺氧及二氧化碳潴留,$PaCO_2$上升,表现为呼吸性酸中毒;如出现缺氧明显,可合并代谢性酸中毒。

4. 影像学检查

哮喘发作早期胸部X线检查可见两肺透亮度增加,呈过度充气状态,缓解期多无明显异常。部分患者胸部CT可见支气管壁增厚、黏液阻塞。

5. 特异性过敏原的检测

大多数哮喘患者对许多过敏原和刺激物敏感,通过过敏原检测结合病史有助于了解导致个体哮喘发生和加重的危险因素,也可帮助筛选适合特异性免疫治疗方法的患者。

四、诊断要点

1. 诊断标准

（1）反复发作喘息、气急、咳嗽、胸闷等症状，多与接触过敏原、冷空气、物理性刺激、化学性刺激、上呼吸道感染、运动等有关。

（2）发作时可在双肺可闻及散在或弥漫性以呼气相为主的哮鸣音。

（3）以上症状和体征可经治疗后缓解或自行缓解。

（4）排除其他疾病所引起的喘息、气急、胸闷和咳嗽等。

（5）临床表现不典型者（如无明显喘息或体征），可根据条件做以下检查，如任一结果呈阳性，可辅助诊断为支气管哮喘。①支气管激发试验或运动试验阳性。②支气管舒张试验阳性。③昼夜 PEF 变异率≥20%。

符合（1）～（4）或（4）（5）的患者，可以诊断为支气管哮喘。

2. 支气管哮喘分期及控制水平分级

支气管哮喘可分为急性发作期以及非急性发作期。

1）急性发作期　突然发生气促、咳嗽、胸闷等症状或原有症状急剧加重，常有呼吸困难，以呼气流量降低为其特征，常因接触过敏原、刺激物或呼吸道感染而诱发。哮喘急性发作时的程度轻重不一，病情加重可在数小时或数天内出现，偶尔可在数分钟内危及生命。应对病情做出正确评估，及时治疗。急性发作严重程度分为轻度、中度、重度和危重 4级（表 3-2-1）。

表 3-2-1　支气管哮喘急性发作期分级

临床特点	轻度	中度	重度	
活动受限	影响不大	轻度	受限	
体位	可平卧	喜坐位	端坐呼吸	
讲话方式	连续成句	说话有中断	单字	不能讲话
气短	步行、上楼时	稍事活动	休息时	
呼吸频率	轻度增加	增加	>30 次/分	辅助呼吸肌活动
哮鸣音	呼吸末期	响亮、弥漫	响亮、弥漫	减弱乃至无
脉率（次/分）	<100	100～120	>120	>120 或脉率变慢或不规则
焦虑	可有	有	常有	嗜睡、意识模糊
PaO_2（mmHg）	正常	60～80	<60	<60
$PaCO_2$（mmHg）	<45	345	>45	>45
血氧饱和（%）	>95	91～95	90	
支气管扩张剂	能被控制	仅有部分缓解	无效	无效

（1）轻度。步行或上楼时气短，可有焦虑，呼吸频率轻度增加，闻及散在哮鸣音，肺通气功能和血气检查正常。

（2）中度。稍事活动感气短，讲话常有中断。时有焦虑，呼吸频率增加；可有三凹征，哮鸣音响亮而弥漫,心率增加,可出现奇脉,使用支气管舒张药后 PEF 占预计值 60%～80%,SaO_2 为 91%～95%。

（3）重度。休息时感气短、端坐呼吸,只能发单字讲话,常有焦虑和烦躁,大汗淋漓,呼吸频率＞30 次/分,常有三凹征、哮鸣音响亮而弥漫、心率＞120 次/分,奇脉,常使用支气管舒张药后占预计值＜60% 或绝对值＜100 升/分,每分或作用时间＜2 h,PaO_2＜60 mmHg,$PaCO_2$＞40 mmHg,SaO_2≤90%,pH 可降低。

（4）危重。患者不能讲话,嗜睡或意识模糊,胸腹矛盾运动,哮鸣音减弱或甚至消失,脉率变慢或不规则,严重低氧血症和高二氧化碳血症,pH 降低。

2）非急性发作期(慢性持续期)　许多哮喘患者即使没有急性发作,但在相当长的时间内仍有不同频率和不同程度的喘息、咳嗽、胸闷等症状,可伴有肺通气功能下降。目前,哮喘控制水平为非急性发作期哮喘严重性评估的最常用方法(表 3-2-2)。

表 3-2-2　哮喘控制水平

临床特征	控制	部分控制	未控制
白天症状	无(或＜2 次/周)	＞2 次/周	任何一周内出现,部分控制中的 3 项或 3 项以上
活动受限	无	有	
夜间症状或憋醒	无	有	
需要使用缓解药的次数	无(或次/周)	＞2 次/周	
肺功能(PEF 或 FEV_1)	正常或 80% 正常	＜80% 正常预计值(或本人最佳值)	

控制——达到所有条件;部分控制——任何 1 周内出现 1～2 项特征。

五、治疗原则

目前尚无特效的治疗方法,经长期规范化治疗可使哮喘症状得到控制,减少复发乃至不发作。

1. 脱离过敏原

如患者能找到引起哮喘发作的过敏原或其他非特异性刺激因素,应立即脱离过敏原,这是防治哮喘最有效的方法。

2. 药物治疗

治疗哮喘药物主要分为两类:控制药物和缓解药物。控制药物(抗炎药)主要通过抗炎作用使哮喘维持临床控制,是需要长期每天使用的药物,其中包括糖皮质激素(可吸入、口服、静脉用药)、白三烯调节剂、色甘酸钠、酮替芬、抗 IgE 抗体等。缓解药物(支气管舒张药)是通过迅速解除支气管痉挛从而缓解哮喘症状,是按需使用的药物,其中包括速效吸入 β_2 受体激动剂、吸入性抗胆碱酯能药物、短效茶碱及短效口服 β_2 受体激动剂等。常用吸入性药物用法和注意事项见表 3-2-3。

表 3-2-3　常用吸入性药物用法和注意事项

名称	用法（成人）	注意事项
沙丁胺醇	2～4 mg,3～4 次/日,口服	高血压、心脏病、甲状腺功能亢进、糖尿病患者慎用,孕妇不宜。不良反应:心悸、头晕、恶心、骨骼肌震颤,过量可致心律失常
沙丁胺醇气雾剂	0.1～0.2 mg,3 次/日,吸入	
全特宁	8 mg,2 次/日,口服	
特布他林	2.5 mg,2～3 次/日,口服	不良反应同沙丁胺醇气雾剂,孕妇慎用
特布他林气雾剂	0.25～0.5 mg,3 次/日,吸入	
丙卡特罗	25 μg,2～3 次/日,口服	同特布他林

1）糖皮质激素　糖皮质激素是当前控制气道炎症最有效的药物,分为吸入、口服和静脉用药等。

（1）吸入给药。吸入激素的局部抗炎作用强,所需剂量较小,全身不良反应少,是长期抗感染、治疗哮喘的最常用方法。吸入激素是长期治疗哮喘的首选药物。吸入激素可与长效 β_2 受体激动剂、控释茶碱或白三烯受体拮抗剂联合使用,从而减少激素的使用量。

（2）口服给药。适用于吸入激素联合治疗无效或需要短期加强治疗的患者。

（3）静脉用药。严重急性哮喘发作时,应经静脉及时给予琥珀酸氢化可的松（100～400 mg/d）或甲泼尼龙（80～160 mg/d）。哮喘症状控制后改为口服和吸入剂维持治疗。

2）β_2 受体激动剂　β_2 受体激动剂是控制哮喘急性发作的首选药物,首选速效吸入 β_2 受体激动剂。主要通过作用于呼吸道的 β_2 受体,松弛支气管平滑肌发挥作用。可分为短效 β_2 受体激动剂、长效 β_2 受体激动剂、缓释型及控释型 β_2 受体激动剂。

（1）短效 β_2 受体激动剂。作用维持 4～6 小时。如沙丁胺醇、特布他林和非诺特罗。

（2）长效 β_2 受体激动剂。维持 10～12 小时。如福莫特罗、沙美特罗及丙卡特罗。可与吸入型糖皮质激素联用,是目前最常用的哮喘控制性药物。

（3）缓释型及控释型 β_2 受体激动剂。疗效维持时间较长,用于防治反复发作性哮喘。

3）茶碱类　茶碱类药物具有舒张支气管平滑肌的作用,并具有强心、利尿、扩张冠状动脉、兴奋呼吸中枢和呼吸肌等作用,是目前治疗哮喘的有效药物,与糖皮质激素合用具有协同作用。

（1）口服给药。包括氨茶碱和控（缓）释型茶碱,用于轻至中度哮喘发作和维持治疗。氨茶碱 0.1～0.2 g,每日 3 次;多索茶碱 0.1～0.2 g,每日 2 次;茶碱缓释片 0.2～0.4 g,每日 2 次。口服控（缓）释型茶碱尤其适用于夜间哮喘症状的控制。

（2）静脉给药。主要应用于重、危症哮喘,氨茶碱加入葡萄糖溶液中,缓慢静脉注射[注射速度≤0.25 mg/(kg·min)]或静脉滴注,适用于哮喘急性发作且近 24 小时内未用过茶碱类药物的患者,首次剂量为 4～6 mg/kg,维持剂量为 0.5～0.8 g/kg。注射量一般不超过 1.0 g/d。

4）抗胆碱药　抗胆碱药为胆碱能受体（M 受体）拮抗剂,有舒张支气管及减少痰液分泌的作用,与 β_2 受体激动剂联合吸入有协同作用,尤其适用于夜间哮喘及多痰的患者。

（1）短效。经定量雾化吸入器吸入异丙托溴铵气雾剂,常用剂量为 20～60 μg,每日 3～4 次;经雾化泵吸入溴化异丙托溴铵溶液的常用剂量为 0.25～0.5 mg,每日 3～4 次。

（2）长效。噻托溴铵干粉剂每次 18 μg，每天 1 次。噻托溴铵对有吸烟史的老年哮喘患者较为适宜，但妊娠早期妇女、青光眼或前列腺肥大者应慎用。

5）白三烯调节剂　白三烯调节剂是目前除吸入型糖皮质激素外唯一可单独应用的哮喘控制性药物。通过调节白三烯的生物活性而发挥抗炎作用，具有舒张支气管平滑肌的作用。孟鲁斯特片 10 mg，每日 1 次。

6）其他　酮替芬和新一代组胺 H_1 受体拮抗剂等对轻症哮喘和季节性哮喘有一定效果，可与 β_2 受体激动剂联合用药。

3. 急性发作期治疗

急性发作的治疗目的是尽快缓解气道阻塞，纠正低氧血症，恢复肺功能，预防进一步恶化或再次发作，防止并发症。一般根据病情的分度进行综合性治疗，坚持去除诱因，解痉平喘，纠正缺氧，适时、足量、全身使用糖皮质激素的治疗原则。

（1）轻度。经定量雾化吸入器吸入短效 β_2 受体激动剂，第 1 小时每 20 分钟吸入 1～2 喷，随后轻度急性发作可调整为 3～4 小时吸入 1～2 喷。效果不佳时可加服 β_2 受体激动剂控释片、小量茶碱控释片（每天 200 mg）或抗胆碱药如异丙托溴铵气雾剂吸入。

（2）中度。每天吸入短效 β_2 受体激动剂，第 1 小时可持续雾化吸入，联合雾化吸入短效抗胆碱药、糖皮质激素混悬液。

（3）重度至危重度。持续雾化吸入短效 β_2 受体激动剂，或合用雾化吸入短效抗胆碱药、激素混悬液及静脉点滴氨茶碱吸氧，静脉滴入糖皮质激素。

4. 哮喘的长期治疗

急性期哮喘经过治疗，症状得到控制，但哮喘的慢性炎症改变仍然存在，需要根据哮喘的病情程度制订合适的长期治疗方案，治疗方案分 5 级（表 3 - 2 - 4）。以往未经规范治疗的初诊哮喘患者，可选择第 2 级治疗方案；哮喘患者症状明显，应直接选择第 3 级治疗方案。第 2 级到第 5 级的治疗方案中有不同的哮喘控制药物可供选择，而在每一级中都应按需使用缓解药物，以迅速缓解哮喘症状。如果使用该分级治疗方案不能够使哮喘得到控

表 3 - 2 - 4　根据哮喘病情控制分级制订治疗方案

第 1 级	第 2 级	第 3 级	第 4 级	第 5 级
哮喘教育、环境控制 按需使用短效 β 受体激动剂				
控制性药物	以下选用 1 种： 低剂置的吸入性糖皮质激素 白三烯调节剂	以下选用 1 种： 低剂量的吸入性糖皮质激素加长效 β 受体激动剂 中高剂量的吸入性糖皮质激素 低剂量的吸入性糖皮质激素加白三烯调节剂 低剂量的吸入性糖皮质激素加缓释茶碱	以下加用 1 种或以上： 中高剂量的吸入性糖皮质激素加长效 β 受体激动剂 白三烯调节剂 缓释茶碱	以下加用 1 种或 2 种： 口服最小剂量的糖皮质激素 抗 IgB 治疗

制,治疗方案应该升级,直至哮喘得到控制为止。当哮喘得到控制并维持至少 3 个月后,治疗方案可考虑降级。

5. 免疫疗法

分为特异性疗法和非特异性疗法两种。特异性疗法,称脱敏疗法,又称减敏疗法,采用特异性过敏原,行定期反复皮下注射,剂量由低到高,以产生免疫耐受性,使患者脱敏。非特异性免疫疗法,如注射转移因子、疫苗等生物制品抑制过敏原反应。

6. 哮喘管理

哮喘管理的目标:①达到并维持症状的控制。②维持正常活动,包括运动能力。③维持肺功能水平,尽量接近正常。④预防哮喘急性加重。⑤避免因哮喘药物治疗导致的不良反应发生。⑥预防哮喘导致的死亡。

哮喘患者自我健康管理需引起重视,通常包括以下 5 个部分:①患者健康教育。②通过联合评价症状和肺功能指标,监测哮喘的病情。③确认并避免接触危险因素。④规律随访,制订长期管理计划。⑤建立预防急性发作的预案。

六、护理管理计划

(一) 住院期间护理管理

1. 一般护理

(1) 休息与活动。注意身体和心理的休息,降低氧耗。尤其在哮喘发作时,应协助患者取半卧位或坐位,并给予床旁小桌伏案休息以减轻体力消耗。

(2) 饮食护理。大约 20% 的成年患者和 50% 的患儿可因不适当饮食而诱发或加重哮喘,应提供清淡、易消化、足够热量的饮食,避免进食硬、冷、油煎食物。应避免食用与哮喘发作有关的食物,如鱼、虾、蟹、蛋类、牛奶等。某些食物添加剂如酒石黄和亚硝酸盐可诱发哮喘发作,应当引起注意。有烟酒嗜好者应戒酒、戒烟。哮喘发作的患者,应注意补充液体,可起到稀释痰液和补充水分的作用,应鼓励患者每天饮水 2 500～3 000 ml。

(3) 环境。避免接触环境中的过敏原,患者对温度和气味很敏感,应保持室内温度、湿度适宜,空气流通、新鲜,不宜摆放花草及使用羽毛枕头,避免尘埃飞扬。

(4) 氧疗护理。重症哮喘患者常伴有不同程度的低氧血症,应遵医嘱给予 1～3 L/min 吸氧。吸氧时应注意呼吸道湿化、保暖和通畅,避免干燥和冷空气刺激而导致气道痉挛。如哮喘严重发作,经一般药物治疗无效,或患者神志改变,$PaO_2 < 60 \text{ mmHg}$,$PaCO_2 > 50 \text{ mmHg}$ 时,应准备进行机械通气,维持呼吸功能。

(5) 口腔与皮肤护理。保持皮肤的清洁、干燥和舒适。患者哮喘发作时,常会大量出汗,应每天以温水擦浴,勤换衣服和床单,协助并鼓励患者咳嗽后用温水漱口,保持口腔清洁。

2. 病情观察及护理

(1) 注意观察哮喘发作的前驱症状,如鼻痒、咽痒、打喷嚏、流涕、眼痒等黏膜过敏症状。观察患者的咳嗽情况及痰液性状、颜色和量。哮喘发作时,应注意观察患者的意识状态,呼吸频率、节律、深度及辅助呼吸肌是否参与呼吸运动等。加强对急性期患者的监护,哮喘多在夜间和凌晨易发作,应严密监测病情变化。

（2）监测呼吸音、哮鸣音、血气分析和肺功能情况。

（3）注意观察有无用药后不良反应,如咽部不适、声音嘶哑、恶心、呕吐、心悸等。

3. 症状、体征的护理

（1）呼吸困难的护理。①密切注意病情变化。②指导患者脱离过敏原。③正确使用缓解和控制哮喘发作的药物。④嘱患者避免紧张,学会放松。⑤根据血气分析结果选择合适的氧疗器具、氧疗方式和氧疗浓度,保证氧疗有效供给。

（2）咳嗽、咳痰的护理。①教会患者掌握深呼吸和有效咳嗽、咳痰的技巧,协助患者拍背。②遵医嘱给予痰液稀释剂或雾化治疗,以促进痰液排出。必要时经鼻腔或口腔吸痰。③患者出现呼吸困难、严重发绀、神志不清时,做好气管插管或气管切开的准备,建立人工气道以清除痰液。

4. 用药护理

1）指导患者正确用药,观察药物不良反应

（1）糖皮质激素。长期使用糖皮质激素可引起声音嘶哑、咽部不适和口腔念珠菌感染,指导患者喷药后立即用清水漱口（图3-2-4）。口服糖皮质激素宜在饭后服用,以减少对胃肠道的刺激。气雾吸入糖皮质激素可减少其口服量,当用吸入剂替代口服剂时,通常需同时使用2周后再逐步减少口服量。长期或大剂量使用糖皮质激素可加重骨质疏松、高血压、糖尿病和下丘脑-垂体-肾上腺轴的抑制等不良反应。指导患者应按医嘱进行阶梯式逐渐减量,不得自行减量或停药。

正确吸入方法:深吸气,使药液充分达到支气管和肺内　　吸入前清洁口腔,清除口腔内分泌物及食物残渣　　吸入后应漱口,防止药物在咽部聚积。用面罩者应洗脸,避免药物进入眼睛

图3-2-4　糖皮质激素使用方法

（2）β_2受体激动剂。指导患者按医嘱用药,间歇使用,不宜长期、单一使用,也不宜过量应用。因为长期应用可引起β_2受体功能下降和气道反应性增高,出现耐药性。指导患者正确使用雾化吸入器,以保证药物的疗效;注意观察药物的不良反应,如骨骼肌震颤、低血钾、心律失常等。

（3）茶碱类。茶碱安全有效的血药浓度范围为6～15 mg/L,使较小的雾粒沉降在气道远端,然后缓慢呼气,休息3分钟后可再重复使用1次。特殊定量雾化吸入器的使用,如图3-2-5所示。对不易掌握定量雾化吸入器吸入方法的儿童或重症患者,可在定量雾化吸入器上加储药罐,可以简化操作（图3-2-6）,增加吸入到下呼吸道和肺部的药物量,减

少雾滴在口咽部沉积引起的刺激,增加雾化吸入疗效。医护人员演示后,指导患者反复练习,直至患者完全掌握。

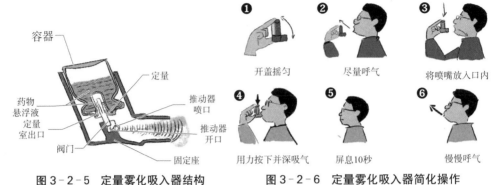

图3-2-5 定量雾化吸入器结构　　图3-2-6 定量雾化吸入器简化操作

2)干粉吸入器的使用方法

(1)都保装置的使用方法。旋转并拔出瓶盖,确保红色旋柄在下方;使都保直立,握住底部红色部分和都保中间部分,向某一方向旋转到底,再向相反方向旋转到底,听到"咔"的声响后即完成一次装药。先呼气(勿对吸嘴呼气),再将吸嘴含于口中,双唇包住吸嘴用力深长吸气,然后将吸嘴从嘴部移开,继续屏气5秒后恢复正常呼吸(图3-2-7)。

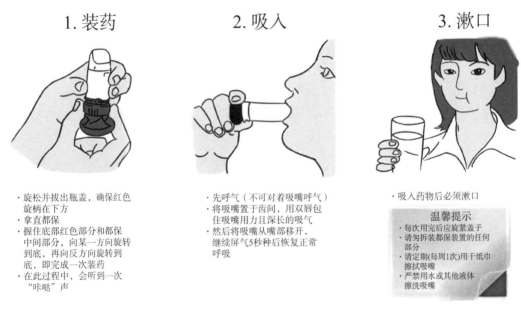

图3-2-7 都保装置的使用方法

(2)准纳器的使用方法。一手握住准纳器外壳,另一手拇指向外推动准纳器的滑动杆直至发出"咔嗒"声,表明准纳器已做好吸药的准备;握住准纳器但远离口含嘴,在保证平稳呼吸的前提下,尽量呼气;将口含嘴放入口中,深深地平稳吸气,将药物放入口中,屏气约10秒;拿出准纳器,缓慢恢复呼气,关闭准纳器(听到"咔嗒"声表示关闭)(图3-2-8)。

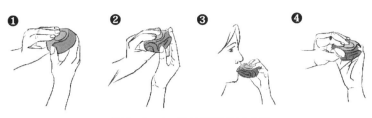

❶　❷　❸　❹

图3-2-8　准纳器的使用方法

5. 心理护理

哮喘新近发生和重症发作的患者,通常会出现紧张,甚至惊恐不安的情绪,应多巡视患者,耐心解释病情和治疗措施,给予心理疏导和安慰,消除过度紧张情绪,对减轻哮喘发作的症状和控制病情有重要意义。

6. 并发症护理

支气管哮喘并发症趋势图见图3-2-9。

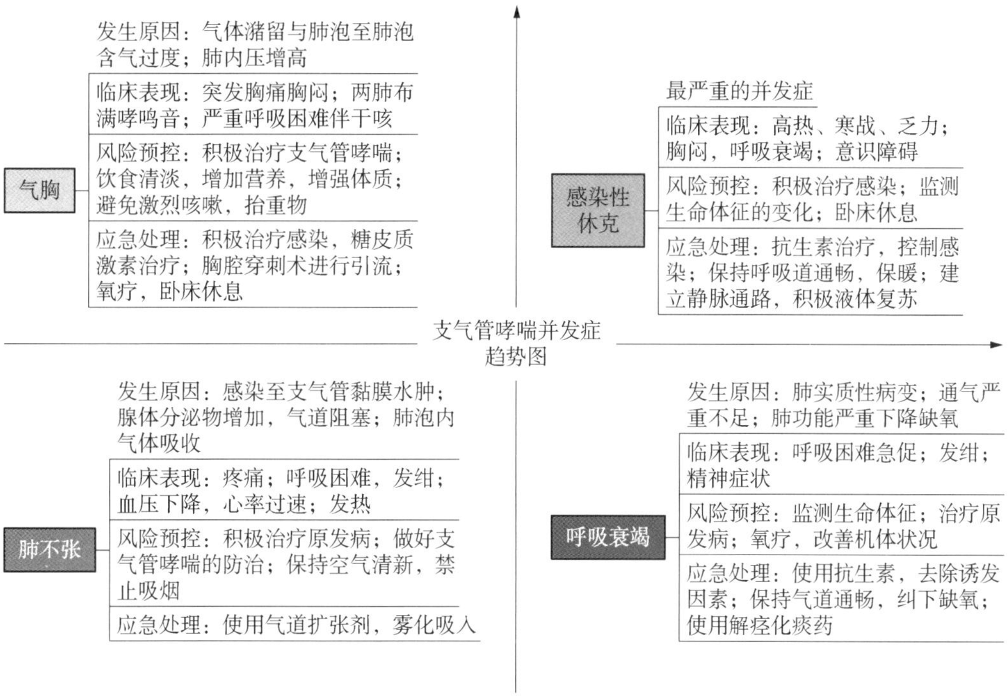

气胸
发生原因:气体潴留与肺泡至肺泡含气过度;肺内压增高
临床表现:突发胸痛胸闷;两肺布满哮鸣音;严重呼吸困难伴干咳
风险预控:积极治疗支气管哮喘;饮食清淡,增加营养,增强体质;避免激烈咳嗽,抬重物
应急处理:积极治疗感染,糖皮质激素治疗;胸腔穿刺术进行引流;氧疗,卧床休息

感染性休克
最严重的并发症
临床表现:高热、寒战、乏力;胸闷,呼吸衰竭;意识障碍
风险预控:积极治疗感染,监测生命体征的变化;卧床休息
应急处理:抗生素治疗,控制感染;保持呼吸道通畅,保暖;建立静脉通路,积极液体复苏

支气管哮喘并发症趋势图

肺不张
发生原因:感染至支气管黏膜水肿;腺体分泌物增加,气道阻塞;肺泡内气体吸收
临床表现:疼痛;呼吸困难,发绀;血压下降,心率过速;发热
风险预控:积极治疗原发病;做好支气管哮喘的防治;保持空气清新,禁止吸烟
应急处理:使用气道扩张剂,雾化吸入

呼吸衰竭
发生原因:肺实质性病变,通气严重不足;肺功能严重下降缺氧
临床表现:呼吸困难急促;发绀;精神症状
风险预控:监测生命体征;治疗原发病;氧疗,改善机体状况
应急处理:使用抗生素,去除诱发因素;保持气道通畅,纠正缺氧;使用解痉化痰药

图3-2-9　支气管哮喘并发症趋势图

(1)感染性休克。积极防治感染,密切观察生命体征的变化。卧床休息,早期使用抗生素,控制感染。保暖,保持呼吸道通畅,建立静脉通路,积极液体复苏,抗生素治疗,控制感染。

(2)气胸。因气体潴留于肺泡,肺内压力增高所致。积极治疗支气管哮喘,加强营养,增强体质,避免剧烈咳嗽,抬重物,饮食清淡,多饮水避免剧烈咳嗽,抬重物。

(3)肺不张。可因感染致支气管黏膜水肿,腺体分泌物增加,气道阻塞而导致。或由肺泡内气体吸收所致。积极防治原发病,做好支气管哮喘的防治,保持室内空气清新,禁止吸烟,鼓励咳嗽和深呼吸。

（4）呼吸衰竭。肺实质性病变，通气严重不足，肺功能严重下降缺氧导致呼吸衰竭。观察生命体征、血氧饱和度，积极治疗原发病。遵医嘱氧疗，纠正缺氧，减少能量消耗。改善机体营养状况，做呼吸操，积极治疗原发病。

（二）出院后延伸护理管理

1. 疾病知识指导

帮助患者及家属加深对哮喘的概念、诱因，控制哮喘发作及治疗知识的认识，了解药物的主要不良反应及预防措施。患者应与医生共同制订有效、可行的治疗计划，使患者了解到哮喘虽不能被彻底治愈，但只要坚持充分的正规治疗，哮喘是可以控制的，即患者可达到没有或仅有轻度症状，能进行日常工作和学习。另外，还要指导患者及家属积极配合哮喘的管理，尤其是积极参加各种形式的健康教育，重视并执行相关内容。

2. 避免诱发因素

针对个体情况，学会有效的环境控制，如减少与空气中过敏原的接触，避免冷空气刺激，戒烟，避免被动吸烟，预防呼吸道感染，避免摄入可引起过敏的食物，避免精神刺激和剧烈运动，不要养宠物。缓解期需加强体育锻炼、耐寒锻炼及耐力锻炼，增强体质。

3. 自我监测病情

指导患者识别哮喘发作的先兆表现和病情加重的征象，学会使用峰速仪来监测自我呼气高峰流量值（peak expiratory flow rate，PEFR），记录好哮喘日记，为疾病预防和治疗提供参考资料。

峰流速仪的使用方法：取站立位，尽可能深吸一口气，然后用唇齿部分包住口含器后，以最快的速度，用 1 次最有力的呼气吹动游标滑动，游标最终停止的刻度，就是此次的 PEFR。PEFR 测定是发现早期哮喘发作最简便易行的方法，在没有出现症状之前，PEFR 下降，提示将发生哮喘的急性发作。如果 PEFR 经常有规律地保持在 $80\%\sim100\%$，为安全区，说明哮喘控制理想；PEFR $50\%\sim80\%$ 时为警告区，说明哮喘加重，需及时调整治疗方案；PEFR$<50\%$ 为危险区，说明哮喘严重，需要立即到医院就诊。

4. 随访

每 1～3 个月随访 1 次，急性发作后每 2～4 周随访 1 次，随访要检查居家 PEFR 和症状记录、吸入技术的掌握、危险因素及哮喘控制。即使哮喘达到控制，也应要求患者定期随访。记录哮喘日记，包括每日症状、每日 2 次 PEFR 值和每 4 周一次的哮喘控制测试，监测维持哮喘控制水平，调整治疗方案、减少治疗药物需求量。

（三）居家管理健康干预

1. 尽早进行诊断和治疗

老年人一旦出现持续咳嗽、气喘、呼吸急促等症状，应及时就医。医生通过肺功能测试、血气分析等手段可以确诊老年支气管哮喘，并根据病情选择合适的药物治疗方案。及早治疗可减少病情恶化的风险，提高生活质量。

2. 合理用药和严格执行治疗方案

治疗老年支气管哮喘的药物，主要包括 β_2 受体激动剂、抗胆碱药、激素类药，其中短效 β_2 受体激动剂是急性发作时的首选药。老年人的身体吸收各类药物的能力下降,药物代谢也减缓,因此需要根据老年人的具体情况选择合适的药物类型和剂量,并严格遵守治疗方案。在药物治疗中,需要注意药品的质量、来源、生产厂家等,避免使用假劣药品,以确保治疗效果和安全性。

3. 合理饮食和营养补充

老年支气管哮喘患者的饮食中应增加高蛋白、高纤维、低脂肪的食品,并随时进行营养补充。此外,老年支气管哮喘患者在饮食过程中需要避免酒精、辣椒等刺激性食物,以免加重病情。

4. 保持体育锻炼和心理健康

老年支气管哮喘患者需要进行适量的体育锻炼,例如散步、慢跑、游泳等,以帮助身体锻炼和促进氧气的吸收。此外,老年人也需要保持心理健康,尽可能克服自我消极情绪,并积极地与家人和朋友分享自己的感受和需求,以缓解疾病带来的心理压力。

5. 定期检查并应对加重病情

老年支气管哮喘患者需定期进行检查,确保病情控制和治疗效果。定期检查可以及时发现病情恶化的风险,提高治疗效果并预防并发症。如果出现病情急剧加重,出现休克、昏迷等症状,需及时就医进行抢救。

在老年支气管哮喘患者的治疗管理中,患者需要遵循医生的治疗方案,在药物治疗中避免误用和不当使用,保持良好的饮食和营养补充,进行适量的体育锻炼和保持心理健康,定期检查和应对加重病情。这些措施可以帮助老年支气管哮喘患者控制病情,提高生活质量。

6. 突发应急处理

(1) 脱离过敏原。如果哮喘病有急性发作的情况,可能是由于接触了易过敏物质,需要及时脱离过敏原,有助于减轻临床症状。

(2) 使用支气管扩张剂。若是患有哮喘病,有可能会导致支气管痉挛,出现呼吸不畅的情况,可以及时采取硫酸沙丁胺醇吸入气雾剂、沙美特罗替卡松粉吸入剂等药物治疗,一般能够舒张支气管,从而减轻临床症状。

(3) 改善不良姿势。在哮喘病发作时需要让患者保持坐姿,有利于患者呼吸,避免哮喘急性发作导致患者窒息。

(4) 安抚患者情绪。老年患者在哮喘急性发作时,可能会伴有紧张、恐惧和焦虑的情绪。因此,需要安抚患者的情绪,消除恐惧及焦虑感,保持心情舒畅。

(5) 拨打急救电话或送往医院。若老年患者哮喘病发作时,经过以上处理症状仍不能缓解,则需及时拨打急救电话,或将患者送往最近的医院治疗,以免治疗不及时而危及生命。

● 案例与思考 ▶▶

一、患者基本情况

1. 基本信息

姓名:任×× 性别:男 年龄:64 岁 学历:初中
民族:汉族 职业:退休 入院日期:2023.4.21

2. 主诉

反复气喘 40 余年,加重 1 天。

3. 现病史

患者自幼反复阵发性气喘,未闻及喘鸣,无胸痛,无反酸嗳气,无恶心呕吐,无腹痛腹泻,无关节痛,无皮疹,诊断为支气管哮喘,既往使用布地奈德福莫特罗粉吸入剂、沙美特罗替卡松气雾剂等多种吸入制剂,同时长期口服茶碱片、泼尼松(6~10片/天)或地塞米松片。现同时吸入布地奈德福莫特罗粉吸入剂(320 μg;9 μg×60 吸)、乌美溴铵维兰特罗吸入粉雾剂、布地格福吸入气雾剂、氟替美维吸入粉雾剂,长期家庭氧疗,约10 h/d,否认呼吸机使用史。1天前气喘再次加重,伴有咳嗽咳痰,痰少,白痰为主,易咳出,昨日至我科门诊就诊,予以二羟丙茶碱静滴后无明显好转,为进一步治疗,收入我科病房。

4. 既往史

既往2019年有肺大疱破裂后气胸,我院胸外科手术治疗;术后自觉气喘加重,活动耐力进一步下降。有糖尿病病史,现门冬＋地特胰岛素治疗。有高血压病史,血压控制不详,最高180/100 mmHg,现口服氯沙坦。有动脉硬化,长期口服阿托伐他汀、硫酸氢氯吡格雷片。有高尿酸血症,长期口服非布司他。有高脂血症,长期口服非诺贝特、海博麦布调脂。有白内障、眼底黄斑病变,视力明显下降。

5. 个人史

长久居留地:上海。否认疫区居住史,否认疫情接触史。否认化学性物质、放射性物质、有毒物质接触史,否认吸毒史,否认酗酒史,否认吸烟史,否认冶游史。

6. 婚育史

已婚,结婚年龄为适龄,已育。

7. 家族史

否认家族遗传性疾病史,否认家族肿瘤性疾病史。

8. 诊断

慢性阻塞性肺疾病。

二、体格检查

体温36.5℃,心率104次/分,呼吸20次/分,血压117/63 mmHg。神志清醒,气促,发育正常,营养良好,心脏检查:心前区无异常隆起,心尖搏动位于左侧第5肋间隙,锁骨中线内侧0.5 cm;无震颤,无心包摩擦感;心浊音界正常,心率104次/分,律齐,各瓣膜听诊区未闻及病理性杂音和额外心音;无心包摩擦音。无水冲脉,无股动脉枪击音,无毛细血管搏动征。腹部检查:腹平,无胃肠型及蠕动波,未见腹壁静脉曲张;腹软,无压痛,无反跳痛,无肌紧张,未扪及包块,肝肋下未扪及,脾肋下未扪及,肝颈反流征(一),Murphy征(一),肝区无叩痛,双侧肾区无叩痛,移动性浊音(一),胃振水音(一),肠鸣音正常。

思考题

1.[单选]患者,男,47岁,间断喘息发作1年,无明显规律,发作周期无不适,两天前因气喘4小时入院。查体,体温37.2℃,端坐呼吸,口唇发绀,双肺呼吸低,呼气相延长,未闻及哮鸣音,血常规:白细胞计数$9.3×10^9$/L,中性粒细胞绝对值$0.85×10^9$/L,该患者的诊断是( )。

A. 慢性支气管炎　　　　　　　　B. 支气管哮喘

C. 心源性哮喘　　　　　　　　　D. 过敏性肺炎

E. 肺栓塞

2.［单选］支气管哮喘属于(　　　)。

A. 中枢性呼吸困难　　　　　　　B. 呼气性呼吸困难

C. 神经精神性呼吸困难　　　　　D. 吸气性呼吸困难

E. 混合性呼吸困难

参考答案

1. B

2. B

第三节　呼吸衰竭患者的管理

● 学习目标 》》》

　　(1) 能阐述老年呼吸衰竭的定义、分类、病因,描述典型症状、体征和并发症、治疗原则和要点。

　　(2) 能按照护理程序为老年呼吸衰竭患者进行评估、制订护理计划并实施。

　　(3) 能为老年呼吸衰竭患者及其家属进行疾病知识、康复训练、药物、生活方式等方面的居家健康指导,帮助其预防病情的发展和并发症的发生。

　　(4) 树立尊重生命、关注健康的理念,以高度的责任心为老年患者服务。

　　各种原因引起肺通气和(或)换气功能严重障碍,以致机体不能在静息状态下维持足够的气体交换,严重缺氧伴(或不伴)二氧化碳潴留,进而引起一系列病理生理改变、代谢功能紊乱和出现相应临床表现的综合征,称为呼吸衰竭。呼吸衰竭为呼吸功能障碍性疾病。老年人机体免疫力差,抵抗力下降,肺部功能下降,一旦发生呼吸衰竭极易诱发其他器官疾病,严重降低生活质量,甚至威胁生命安全。加上老年患者治疗耐受较低,当出现呼吸困难等症状时,极易出现紧张、恐惧等负面情绪,因此临床中应积极采取措施对老年呼吸衰竭进行护理治疗。

一、发病原因

（一）呼吸系统解剖生理退化改变

呼吸系统解剖生理退化改变是老年人呼吸衰竭发病率高的基础。如同样的病原、相同大小及部位肺部感染,非老年患者很少并发呼吸衰竭。特别是高龄患者,急性呼吸衰竭常是肺部病变的首发症状。

（二）阻碍外呼吸气体交换

凡能阻碍空气与肺内血液进行气体交换（即外呼吸）的任何病因均可引起呼吸衰竭。老年人因免疫功能低下,肿瘤、感染及自身免疫等疾病的易感率比其他人群高。有 COPD 的老年人常因上呼吸道感染诱发呼吸衰竭。缺血性心脏病的老年人常因左心心力衰竭并发肺水肿时合并呼吸衰竭。脑及脊髓的肿瘤、出血及感染等使呼吸异常引起的急性呼吸衰竭,以老年人居多。

二、发病机制

人类的呼吸活动可分为 4 个功能过程,即通气、弥散、灌注、呼吸调节,上述每一过程均对维持正常的动脉血 PaO_2 和 $PaCO_2$ 水平有重要作用。任何一个过程发生异常,且相当严重,则将导致呼吸衰竭。

1. 通气不足

通气是指空气由体外向体内运动,并经气管、支气管系统分布至肺脏气体交换单位,即指空气到达肺泡的过程。$PaCO_2$ 升高时,即有肺泡通气不足存在。此时患者只有吸入含 O_2 浓度较高的气体才能纠正通气不足,否则 PaO_2 将随着 $PaCO_2$ 的升高而降低。通气不足时 PaO_2 和 $PaCO_2$ 的改变方向虽相反,但数量基本相同,故可以很容易地判断通气不足在患者低氧血症中所占的地位。单纯由肺泡通气不足所致的动脉低氧血症不伴有肺泡动脉血 PaO_2 差值的增大,故吸纯氧可以纠正,反之,不能纠正者可认为还有其他原因存在。

2. 弥散障碍

弥散是指肺泡腔内气体和肺毛细血管内血液之间 O_2 和 CO_2 跨过肺泡毛细血管壁的运动,即是气体交换过程。

CO_2 的弥散能力是 O_2 的 20 倍,若非弥散功能异常极端严重是不会导致安静状态下的动脉高碳酸血症的。弥散面积减少（如肺实质病变、肺气肿、肺不张等）和弥散膜增厚（如肺间质纤维化、肺水肿等）,可引起单纯缺氧。

3. 通气-灌注失衡

若气体交换单位得到的血液多于通气量,则将产生动脉血低氧血症。通气-灌注失衡为动脉低氧血症最为常见的原因,并可通过给患者吸入 100% 的氧气使其低氧血症得到改善而加以确认。此类患者很少出现二氧化碳潴留。

4. 血液由右向左分流

血液由右向左分流可发生于患者肺内有异常的解剖通道,如肺动静脉瘘。但更多见于肺泡萎陷（肺不张）或肺泡腔充满液体,如肺水肿、肺炎或肺泡内出血等,造成生理性分流而引起低氧血症。此类患者亦不出现二氧化碳潴留。

5. 高碳酸血症

动脉高碳酸血症是由肺泡通气量明显减少所致。血液中 $PaCO_2$ 的升高或降低直接影响血液碳酸含量,并对 pH 产生相反的影响。急性 $PaCO_2$ 变化对 pH 的影响较慢性者强,其原因在于血浆碳酸氢盐浓度不能得到及时补充。当 $PaCO_2$ 改变持续 3～5 天后,高碳酸血症通过肾脏代偿机制使碳酸氢盐增加;低碳酸血症则使碳酸氢盐减少。二者均可促使 pH 恢复正常。因而许多呼吸衰竭患者具有呼吸性及非呼吸性酸碱平衡紊乱混合存在。若不了解其病程及血浆碳酸氢盐水平则难以阐明其性质。

三、呼吸衰竭的分类

(一)按动脉血气分析分类

1. Ⅰ型呼吸衰竭

Ⅰ型呼吸衰竭又称缺氧性呼吸衰竭,无二氧化碳潴留。血气分析特点:$PaO_2 <$ 60 mmHg,$PaCO_2$ 降低或正常,见于换气功能障碍(通气/血流比失调、弥散功能损害和肺动-静脉分流)疾病。

2. Ⅱ型呼吸衰竭

Ⅱ型呼吸衰竭又称高碳酸性呼吸衰竭,既有缺氧,又有二氧化碳潴留,血气分析特点为:$PaO_2 <$ 60 mmHg,$PaCO_2 >$ 50 mmHg,系肺泡通气不足所致。

(二)按发病急缓分类

1. 急性呼吸衰竭

多种突发致病因素使通气或换气功能迅速出现严重障碍,在短时间内发展为呼吸衰竭。因机体不能很快代偿,如不及时抢救,将危及患者生命。

2. 慢性呼吸衰竭

由于呼吸和神经肌肉系统的慢性疾病,导致呼吸功能损害逐渐加重,经过较长时间发展为呼吸衰竭。由于缺氧和二氧化碳潴留系逐渐加重,在早期机体可代偿适应,多能耐受轻度工作及日常活动,此时称为代偿性慢性呼吸衰竭。若在此基础上并发呼吸系统感染或气道痉挛等,可出现急性加重,在短时间内 PaO_2 明显下降、$PaCO_2$ 明显升高,则称为慢性呼吸衰竭急性加重,其临床情况兼有急性呼吸衰竭的特点。

(三)按发病机制分类

1. 泵衰竭

由呼吸泵(驱动或制约呼吸运动的神经、肌肉和胸廓)功能障碍引起,以Ⅱ型呼吸衰竭表现为主。

2. 肺衰竭

由肺组织及肺血管病变或气道阻塞引起,可表现Ⅰ型或Ⅱ型呼吸衰竭。

四、临床表现

除呼吸衰竭原发疾病的症状、体征外,主要表现为缺氧和 CO_2 潴留所致的呼吸困难和多脏器功能障碍。

1. 呼吸困难

多数患者有明显的呼吸困难，急性呼吸衰竭早期表现为呼吸频率增加，病情严重时出现呼吸困难，辅助呼吸肌活动增加，可出现三凹征。慢性呼吸衰竭表现为呼吸费力伴呼气延长，严重时呼吸浅快，并发 CO_2 麻醉时，出现浅慢呼吸或潮式呼吸。

2. 发绀

发绀是缺氧的典型表现。当 SaO_2 低于 90% 时，出现口唇、指甲和舌发绀。另外，发绀的程度与还原型血红蛋白含量相关，因此红细胞增多者发绀明显，而贫血患者则不明显。

3. 精神-神经症状

急性呼吸衰竭可迅速出现精神紊乱、躁狂、昏迷、抽搐等症状。慢性呼吸衰竭随着 $PaCO_2$ 升高，出现先兴奋后抑制症状。兴奋症状包括烦躁不安、昼夜颠倒，甚至谵妄。二氧化碳潴留加重可导致肺性脑病，出现抑制症状，表现为表情淡漠、肌肉震颤、间歇抽搐、嗜睡，甚至昏迷等。

4. 循环系统表现

多数患者出现心动过速，严重缺氧和酸中毒时可引起周围循环衰竭、血压下降、心肌损害、心律失常甚至心搏骤停。二氧化碳潴留者出现体表静脉充盈、皮肤潮红、温暖多汗、血压升高。慢性呼吸衰竭并发肺心病时可出现体循环淤血等右心心力衰竭表现。因脑血管扩张，患者常有搏动性头痛。

5. 消化和泌尿系统表现

急性严重呼吸衰竭时可损害肝、肾功能，并发肺心病时出现尿量减少。部分患者可引起应激性溃疡而发生上消化道出血。

五、辅助检查

1. 动脉血气分析

动脉血气分析是诊断呼吸衰竭的重要标准，也是判断疾病严重程度、指导治疗的重要指标，动脉血气分析主要用于判断机体是否存在酸碱平衡紊乱及机体缺氧状况和缺氧程度，所有怀疑呼吸衰竭的患者都需要做动脉血气分析检查。

2. 胸部 X 线或者胸部 CT 等影像学检查

胸部 X 线或者胸部 CT 等影像学检查可以检查患者是否有肺部疾病，了解患者肺部情况。

3. 纤维支气管镜检查

纤维支气管镜检查可以了解患者有无支气管阻塞，还可留取标本或者进行治疗。

4. 常规检查

血常规、肝肾功能、电解质、心脏彩超等常规检查可了解患者有无电解质紊乱，有无心脏并发症等。

六、治疗方法

所有患者均采取对症治疗与病因治疗相结合的方法。

1. 控制感染

上呼吸道和肺部感染是呼吸衰竭最常见诱因。对于老年人机体免疫力功能低下,早期进行有效的控制感染更为重要。在应用广谱强效抗生素的同时,应注意二重感染,及时复查痰、尿、粪便检查。

2. 解除支气管痉挛和保持呼吸道畅通

对合并有气道高反应性者,支气管解痉治疗是必要的。对物理性咳嗽而痰液黏稠的患者应积极排痰处理,包括拍背排痰、雾化吸入黏液稀化剂,间断鼻导管吸引等。

3. 纠正酸碱失衡和电解质紊乱

呼吸衰竭引起的酸碱失衡以呼吸性酸中毒最常见,主要依靠改善通气,促进二氧化碳排出来纠正。如果 pH 过低(pH<7.2)时,伴代谢性酸中毒时,应当适当补碱。电解质紊乱往往与酸碱失衡相互影响,最常见的电解质紊乱是低氯、低钾、高钾、低钠等。酸中毒时多为高钾、随着酸中毒的纠正则血钾降低。低钾、低氯时呈碱中毒,应根据病情变化及时调整。

4. 并发症的处理

必须注意预防与缺氧相关并发症。应激性急性胃炎和溃疡可以通过给予硫糖铝、抗酸剂,或组胺 H_2 拮抗剂,或质子泵抑制剂来预防。如合并心力衰竭,可使用强心剂,但用量宜小。深静脉血栓及肺栓塞可以通过皮下给予肝素(300 U/12 h)或在肢体远端放置顺序加压装置来预防。

七、护理管理

(一) 住院期间护理管理

1. 一般护理

(1) 应当营造温馨、舒适、安静的病房环境,使患者得到充分的休息,病房注意保持清洁,定期开窗通风透气,防止交叉感染。

(2) 每天口腔护理,减少呼吸道感染的概率。可根据患者情况,使患者保持坐位或半卧位,以减轻呼吸困难。患者意识障碍时则应保持侧卧位,预防呕吐物误吸。

(3) 长期卧床患者应预防压疮。定时变换体位或使用充气床垫均可有效避免压疮出现。

(4) 患者的饮食应清淡、易消化,以提高机体抵抗力,无法自主进食的患者可给予鼻饲流质饮食,需保证一定的热量和蛋白质供给。

(5) 保持大便通畅,必要时使用药物通便。因大便干结、便秘可影响患者消化功能,腹胀可影响患者呼吸,加重呼吸困难。

2. 心理护理

呼吸衰竭患者因病程较长,常常表现出烦躁、易怒、消极等负面情绪,肺性脑病的患者还会出现精神症状等表现。部分患者因长期疾病折磨及家属关心不够等因素或可出现轻生等心理。故护理人员对患者应充满耐心,与之沟通,使其明白病情的大致情况及转归,树立康复的信心,多介绍康复病例的情况。有条件的病房可安装影音设备,帮助患者缓解不良情绪。与患者家属强化沟通,尽量多抽出时间陪伴患者,使其积极面对,配合治疗。

3. 病情观察护理

住院期间要密切观察患者的病情变化,有条件的病房应使用多功能心电监护仪密切监护患者生命体征,出现异常及时处理。

(1) 护理人员要加强巡视,观察患者的神志状态及波动情况。

(2) 呼吸频率及呼吸方式,如腹式呼吸或胸式呼吸、深长呼吸或浅快呼吸等。

(3) 患者的心率改变,过快或过慢的心率都提示患者的病情发生改变,需要及时通知医师处理。

(4) 患者的血氧分压改变,如果患者血液中 CO_2 持续升高伴随 PaO_2 减低,提示呼吸衰竭持续恶化,需引起高度重视。

(5) 患者的出入量,尤其是肺心病伴发呼吸衰竭的患者,极易发生多器官功能的改变,记录 24 小时尿量可及早观察到患者肾功能的改变从而及时处理。

(6) 咳嗽及咳痰情况,注意患者咳嗽的持续时间及昼夜节律性,痰液的色、量、黏稠度、是否有血丝等。还需观察其动态改变情况,如痰液持续黏稠或脓性加重,表示感染加重,痰液变稀薄则提示感染减轻。

4. 呼吸道管理

重点是保持呼吸道通畅和及时排痰,防止痰液堵塞气道。教育患者加强咳嗽排痰,帮助患者勤翻身变换体位,一般为 2 小时翻身 1 次并拍背,同时嘱患者用力咳痰,可促使小气道内的痰液进入大气道从而排出体外;痰液黏稠不易咳出的患者应进行雾化吸入。雾化治疗过程中,部分气道敏感患者可能出现的呼吸急促甚至憋喘等,需注意观察,及时停止雾化并通知医师应对。患者痰液较多、雾化效果欠佳或患者配合不佳时,应及时吸痰,将吸痰管 0 个气压下慢慢旋转深入咽喉部,注意切勿插入深度过深而刺激气管导致痉挛,然后在 <2.9 MPa 负压下缓慢旋转将吸痰管抽出,以吸除积痰,每次操作应在 15 s 内完成,避免过度刺激,避免负压过高损伤气道黏膜,操作应使用一次性吸痰管,预防交叉感染。常规吸痰仍不能缓解时,方可考虑行气管切开通气。

5. 机械通气护理

机械通气是大多数老年呼吸衰竭患者的治疗手段。

(1) 首先要做好患者的心理疏导,向其说明呼吸机的必要性和可能引起的不适,使其明白治疗的重要意义,帮助其克服必要的心理障碍及引起的机体不适。

(2) 要进行必要的物质准备,根据患者脸型选择合适型号的面罩,并进行试验,根据患者反应进行调整,待患者感觉舒适时方可固定,切忌粗莽上机后多次调整,力求一步到位。

(3) 根据医嘱及患者条件调整合适的呼吸机参数,通气开始后应仔细检查机器的工作状态,主要是运转是否顺畅,连接处的漏气情况、湿化情况等。

（4）治疗过程中要加强巡视，密切注意患者的生命体征情况及患者的精神状态，注意与患者多进行交流，可用笔谈、手势、眼神等非语言方式进行，了解患者需求，及早处理患者的不适。

（5）加强呼吸机供气的湿化并保持合理温度，减轻患者的呼吸道刺激，注意及时排痰，防止呼吸道通气不畅。

（6）并发症的处理，主要是避免人机对抗的出现。因患者自主呼吸的频率、深度往往与呼吸机不相匹配，容易发生人机对抗，患者出现气腹、烦躁不安、氧饱和度下降等情况，需要及早处理。应教育患者逐步顺应呼吸机的参数，保持协调，并注意闭嘴防止气体进入胃内等，可在相当程度上防止相关并发症的出现。

6. 并发症护理

（1）肺心病。可由二氧化碳潴留、肺动脉高压、右心功能不全等导致。治疗及预防：戒烟，外出避免粉尘；治疗慢性支气管炎等疾病；做好家庭氧疗。

（2）心力衰竭。可由血管重塑导致血管阻力增加至肺动脉高压、缺氧性心肌病、呼吸衰竭引起的病毒性心肌病所致。治疗及预防：合理用氧，低流量吸氧；改善通气，避免痰液阻塞；日常低盐低脂饮食。

（3）肺性脑病。可由二氧化碳潴留、脑水肿、意识障碍所致。应去除诱因，积极配合医生防治肺部感染。应急处理：取头低脚高，头偏向一侧，保持呼吸道通畅，改善通气。积极纠正缺氧及二氧化碳潴留。

呼吸衰竭并发症趋势图见图 3-3-1。

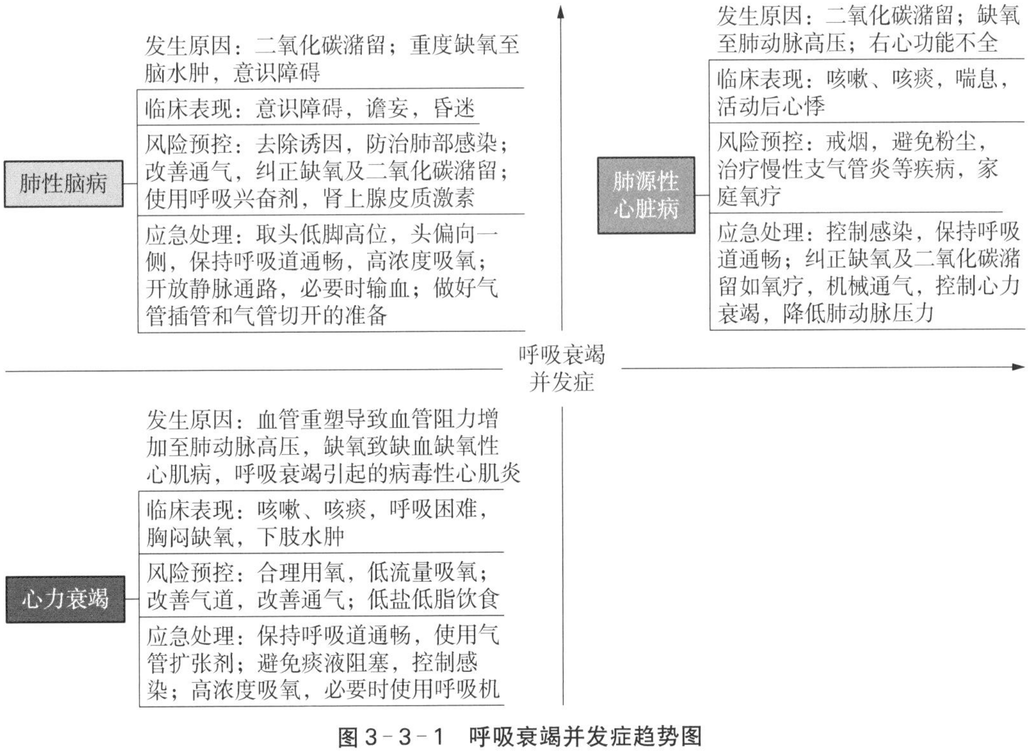

图 3-3-1　呼吸衰竭并发症趋势图

（二）出院后延伸护理管理

1. 疾病知识指导

向老年患者及家属讲解疾病的发生、发展和转归。可借助简易图片进行讲解，使患者理解康复保健的目的与意义。与老年患者一起回顾日常生活中所从事的各项活动，根据老年患者的具体情况指导他们制订合理的活动与休息计划，教会患者避免氧耗量较大的活动，并在活动过程中增加休息。指导老年患者合理安排膳食，加强营养，改善体质。避免劳累、情绪激动等不良因素刺激。

2. 康复指导

教会老年患者有效呼吸和咳嗽咳痰技术，如缩唇呼吸、腹式呼吸、体位引流、叩背等方法，提高患者的自我护理能力，延缓肺功能恶化的进程。指导并教会老年患者及家属合理的家庭氧疗使用方法及注意事项。鼓励患者进行耐寒锻炼和呼吸功能锻炼，如用冷水洗脸等，以提高呼吸道抗感染的能力。避免吸入刺激性气体，劝告吸烟患者戒烟并避免吸入二手烟。告诉老年患者尽量少去人群拥挤的地方，避免与呼吸道感染患者接触，减少感染的机会。

3. 用药指导与病情监测

出院时应将患者使用的药物、剂量、用法和注意事项告诉老年患者及家属，并写在纸上交给患者以便需要时使用。若有气急、发绀加重等变化，应尽早就医。

（三）居家管理健康干预

1. 生活方式指导

（1）应注意增强体质，避免各种呼吸衰竭的诱因，避免劳累、情绪激动等不良因素刺激，避免吸入刺激性气体，劝告患者戒烟，少去人群拥挤的地方，避免与呼吸道感染患者接触，减少感染的机会。

（2）指导患者合理安排膳食，加强营养，达到改善体质的目的。

（3）保持口腔清洁。由于缺氧患者常张口呼吸，口腔干燥明显，告知患者注意口腔卫生，咳痰后要漱口。

（4）指导患者进行呼吸功能锻炼。坚持呼吸功能锻炼有利于改善肺功能，指导患者做腹式呼吸、缩唇呼吸。

（5）指导患者有效咳痰。有效咳嗽咳痰可以促进排痰，改善肺通气功能，促进肺膨胀，增加肺活量，预防肺部并发症。

（6）指导家庭氧疗。家庭氧疗的目的在于进一步改善低氧血症，避免病情恶化，提高活动能力，提高生活质量，延长存活期，改善睡眠状态，避免夜间低氧血症的发生。

（7）告知患者及家属，病情变化的征象，若有咳嗽加剧、痰液增多和变黄、排痰困难、气急加重等变化，应尽早就医。

2. 突发应急处理

（1）对于意识不清、不能配合者，注意保持呼吸道通畅，对气道有分泌物者需注意清理，立即拨打120急救电话送至就近医院。

（2）对于意识清醒、还可以说话者，可以简单询问病史情况，如果患者是因支气管哮喘所致的呼吸衰竭，需查看身边有无支气管舒张剂，可予吸入，同时注意疏导患者情绪，避免其因恐惧、焦躁而增加氧耗。

（3）家中有吸氧机或者无创呼吸机者可以先给予吸氧或辅助通气，待急救医生到场后简单告知病史情况，协助医务人员转运，到院后送急诊抢救室，排除气胸后，可给予呼吸机，注意行血气分析检查，给予支气管舒张药物、抗生素等。

● 案例与思考 》》》

一、患者基本情况

1. 基本信息

姓名：朱×× 　　　性别：女　　　　年龄：88 岁　　　学历：初中

民族：汉族　　　　职业：退休　　　入院日期：2023.2.14

2. 主诉

发现肺部占位 1 年余，咳嗽、咳痰 2 周，伴气喘、水肿。

3. 现病史

目前神志清醒，气急，对答切题，自理能力重度依赖，导管评分 4 分，压疮评分 18 分，改良早期预警评分 2 分，既往有房颤、心功能不全病史。

4. 既往史

有房颤、心功能不全病史。有高血压病史，有 6 年前腔隙性脑梗死病史。

5. 个人史

无吸烟、饮酒史；睡眠欠佳。

6. 婚育史

育有一子一女。

7. 家族史

无家族史。

8. 诊断

呼吸衰竭、支气管或肺恶性肿瘤。

二、体格检查

血压 100/55 mmHg，心率 71 次/分，心律齐，心音正常，未闻及杂音，双下肢水肿。B 超示双侧颈动脉斑块形成，上腹部 CT 诊断有癌症转移的可能。

● 思考题 》》》

1. ［单选］该患者并发呼吸衰竭，如出现严重缺氧，典型表现为（　　　）

A. 颜面发红　　　　　　　　　　B. 颈静脉怒张

C. 发绀　　　　　　　　　　　　D. 神志恍惚

E. 球结膜水肿

2. ［单选］对于首次使用无创呼吸机的患者，让患者处于舒适体位，最好是什么体位？（　　　）

A. 坐位或半卧位,头高 30°以上　　　　　B. 俯卧位

C. 端坐卧位　　　　　　　　　　　　　D. 侧卧位

3. [多选]使用无创呼吸机,并发症是什么? (　　　)

A. 胃胀　　　　　　　　　　　　　　　B. 分泌物潴留

C. 结膜炎　　　　　　　　　　　　　　D. 面部皮肤坏死

参考答案

1. C

2. A

3. ABCD

第四节　肺癌患者的管理

● 学习目标 》》》

（1）能阐述肺癌的定义、病因及相关概念、描述典型症状、体征、并发症、治疗原则和要点。

（2）能按照护理程序为老年肺癌患者进行评估、制订护理计划并实施。

（3）能为老年肺癌患者及其家属进行疼痛管理、外周中心静脉导管自我管理、饮食、运动等方面的居家健康指导,帮助其减缓病情的发展和预防并发症的发生。

（4）树立尊重生命、关注健康的理念,以高度的责任心为老年患者服务。

肺癌是最常见的肺原发性恶性肿瘤,绝大多数肺癌起源于支气管黏膜上皮,故亦称支气管肺癌。本病多在 40 岁以上发病,发病年龄高峰在 60～79 岁。肺癌是世界上发病率非常高的疾病,很多人听到这个疾病都非常恐慌、害怕,尤其是老年人。老年人由于身体虚弱,抵抗力差,肺癌更是给他们带来严重的伤害。

一、发病原因和机制

现代医学研究表明,人在 50 岁以后,胸腺开始萎缩,与细胞免疫相关的胸腺素开始减少,免疫监视功能逐渐降低。因此,免疫细胞对一些突变细胞的清除能力下降,人体对肿瘤的抵抗和防御能力明显下降,导致肿瘤的发生。

肺癌的发生,多与长期的吸烟和被动吸烟、长期的不良环境因素和职业因素有关。它有相当长的所谓"潜伏期"存在,只有多年日积月累的不良刺激才能发生肿瘤,这样也使得老年人中的肺癌患者就相对增加。

随着年龄的增长,人体各个器官的功能下降,并发症增多,一些肺癌的早期症状,如咳嗽、咯血、胸痛、气短,常常容易被误诊为慢性支气管炎、支气管扩张、肺结核等,从而延误了肺癌的诊断和治疗。

一些通过遗传、具有易患肿瘤倾向性的患者,随着年龄的增长,组织细胞的退化,对致癌物质的易感性增加,也是导致肺癌及其他肿瘤增加的原因之一。

1. 吸烟

大量研究表明,吸烟是肺癌发生率和死亡率进行性增加的首要原因。烟雾中的苯并芘、尼古丁和亚硝胺等均有致癌作用,尤其易致鳞状上皮细胞癌和未分化小细胞癌的发生。与不吸烟者比较,吸烟者发生肺癌的危险性平均高 9~10 倍,重度吸烟者可高达 10~25 倍。吸烟量与肺癌之间存在着明显的量效关系,开始吸烟的年龄越小、吸烟时间越长、吸烟量越大,肺癌的发病率越高。被动吸烟或环境吸烟也是肺癌的病因之一。丈夫吸烟的非吸烟妻子中,发生肺癌的危险性为夫妻均不吸烟家庭中的妻子的 2 倍,并且其危险性随丈夫的吸烟量增加而升高。戒烟后肺癌发病危险性逐年减少,戒烟 1~5 年后可减半。美国的研究表明,戒烟 2~15 年期间肺癌发生的危险性进行性减少,此后的发病率相当于终身不吸烟者。

2. 职业致癌因子

已被确认的可致人类肺癌的职业因素,包括工作中长期接触石棉、砷、铬、镍、铍、煤焦油、芥子气、三氯甲醚、氯甲基甲醚及烟草的加热产物,铀、镭等放射性物质衰变时产生的氡和氡气,电离辐射和微波辐射等。这些因素可使肺癌发生危险性增加 3~30 倍。石棉接触者的肺癌、胸膜和腹膜间皮瘤发病率明显增高,接触石棉的吸烟者的肺癌病死率为非接触石棉的吸烟者的 8 倍。铀暴露和肺癌发生也有密切关系,特别是小细胞肺癌(small cell lung carcinoma, SCLC)。

3. 空气污染

空气污染包括室内小环境和室外大环境污染。室内被动吸烟、燃料燃烧和烹饪过程中均能产生致癌物。室外大环境污染包括城市中汽车尾气、工业废气、沥青等,其中主要是苯并芘。在污染严重的城市中,居民每天吸入空气中 PM2.5 含有的苯并芘量可超过 20 支香烟中含有的苯并芘量,并可增加香烟的致癌作用。大气中苯并芘含量每增加 1~6.2 μg/m³,肺癌的病死率可增加 1%~15%。

4. 电离辐射

大剂量电离辐射可引起肺癌。不同射线的辐射产生的效应不同。美国 1978 年报告了一般人群中电离辐射的来源,约 49.6% 来自自然界,44.6% 为医疗性照射,其中 36.7% 来自 X 线检查。

5. 饮食与营养

一些研究表明,较少食用含 β 胡萝卜素的蔬菜和水果及血清中 β 胡萝卜素水平低的人群,肺癌发生的危险性增高。调查表明,较多地食用含 β 胡萝卜素的绿色、黄色和橘黄色的蔬菜和水果及含维生素 A 的食物,可减少肺癌发生的危险性,对吸烟者作用更为明显。

6. 结核病

结核病被美国癌症学会列为肺癌的发病因素之一。结核病患者患肺癌的危险性是正常人群的 10 倍。此外,病毒感染、真菌毒素(黄曲霉)等,对肺癌的发生可能也起一定作用。

7. 遗传和基因改变

遗传因素与肺癌的相关性受到重视,许多基因与肺癌易感性有关。肺癌患者常有 3 号染色体短臂部分位点发生基因变异或缺失,正常细胞发生癌变前期常有一系列的基因改变。肺癌可能是一种外因通过内因发病的疾病,上述的外因可诱发细胞的恶性转化和不可逆的基因改变。

二、临床表现

1. 原发肿瘤引起的症状和体征

(1)咳嗽为早期症状。表现为无痰或少痰的刺激性干咳。当肿瘤引起支气管狭窄时,咳嗽加重,多为持续性,呈高调金属音性咳嗽或刺激性呛咳。肺泡细胞癌可咳大量黏液痰。继发感染时,痰量增多,呈黏液脓性。

(2)血痰或咯血。多见于中央型肺癌,肿瘤向管腔内生长可有间断或持续性痰中带血。表面糜烂严重侵蚀大血管时,可引起大咯血。

(3)气短或喘鸣。肿瘤向支气管内生长,或转移到肺门淋巴结导致肿大的淋巴结压迫主支气管或隆突,或引起部分气道阻塞时,可出现呼吸困难、气短、喘息,偶尔表现为喘鸣,听诊时有局限或单侧哮鸣音。

(4)发热。肿瘤组织坏死可引起发热,但多数发热由肿瘤引起的阻塞性肺炎所致。

(5)体重下降。消瘦为恶性肿瘤的常见症状之一。肿瘤发展到晚期,由于肿瘤毒素、消耗、合并感染、疼痛等原因,可导致食欲减退,表现为消瘦或恶病质。

2. 肺外胸内扩展引起的症状和体征

(1)胸痛。近半数患者有模糊或难以描述的胸痛,若肿瘤位于胸膜附近,可产生不规则的钝痛或隐痛,于呼吸、咳嗽时加重。侵犯肋骨和脊柱时,则有压痛点,与呼吸、咳嗽无关。肿瘤压迫肋间神经时,胸痛可累及其分布区。

(2)声音嘶哑。肿瘤直接压迫或转移至纵隔淋巴结压迫喉返神经(多见左侧)可引起声音嘶哑。

(3)咽下困难。肿瘤侵犯或压迫食管,可引起咽下困难,尚可引起气管食管瘘,导致肺部感染。

(4)胸腔积液。约 10% 的患者有不同程度的胸腔积液,往往提示肿瘤转移累及胸膜或淋巴回流受阻。

(5)上腔静脉阻塞综合征。上腔静脉阻塞综合征是由于上腔静脉被附近肿大的转移性淋巴结压迫或被右上肺原发肺癌侵犯,或上腔静脉内癌栓阻塞静脉回流引起的。表现为头颈部水肿,颈静脉怒张,在前胸壁可见扩张的静脉侧支循环。患者常主诉领口处感觉呈进行性变紧。

(6)霍纳综合征。肺尖部的肺癌又称肺上沟瘤,易压迫颈部交感神经,引起病侧眼睑下垂、瞳孔缩小、眼球内陷、同侧额部与胸壁少汗或无汗。也常有压迫臂丛神经造成以腋下为主、向上肢内侧放射的火灼样疼痛,在夜间尤甚。

3. 胸外转移引起的症状和体征

3%～10%的患者有胸腔外转移的症状和体征，以 SCLC 居多，其次为未分化大细胞肺癌、腺癌、鳞癌。

（1）转移至中枢神经系统。可引起颅内高压的症状如头痛、恶心、呕吐、精神异常。少见症状为癫痫发作、偏瘫、共济失调、定向力和言语障碍。还可有外周神经病变、肌无力及精神症状。

（2）转移至骨骼。引起骨痛和病理性骨折。肿瘤转移到脊柱后可压迫椎管引起局部压迫和受阻症状。也常见股骨、肱骨和关节转移，甚至引起关节腔积液。

（3）转移至腹部。转移到肝脏、胰腺，可引起肝区疼痛、胰腺炎症状或阻塞性黄疸。也可转移到胃肠道、肾上腺和腹膜后淋巴结，多无临床症状，依靠 CT、MRI 或正电子发射计算机断层扫描（positron emission tomography and computer tomography，PET-CT）作出诊断。

（4）转移至淋巴结。锁骨上淋巴结是肺癌转移的常见部位，可无症状。

4. 胸外表现

指肺癌非转移性胸外表现，又称副癌综合征（paraneoplastic syndrome）。常见表现为肥大性肺性骨关节病引起的杵状指（趾）和肥大性骨关节病。异位促性腺激素引起的男性乳房发育和增生性骨关节病。分泌促肾上腺皮质激素样物质导致促肾上腺皮质激素增高。不适当的抗利尿激素分泌可出现低钠（血清钠＜135 mmol/L）和低渗透压［血浆渗透压＜280 mOsm/(kg·H_2O)］。神经肌肉综合征导致小脑皮质变性、脊髓小脑变性、周围神经病变、重症肌无力和肌病等。类癌综合征出现皮肤、心血管、胃肠道和呼吸功能异常。高钙血症出现嗜睡、厌食、恶心、呕吐等。

三、辅助检查

1. 胸部 X 线检查

X 线检查是发现肺癌的最重要方法之一，通过正侧位 X 线胸片发现肺部阴影，配合 CT 检查明确病灶。

（1）中央型肺癌。发生于段支气管至主支气管的肺癌。出现支气管阻塞征象，呈现段、叶局限性气肿或不张，肺不张伴有肺门淋巴结肿大时呈现"倒 S 状影像"，是中央型肺癌特别是右上叶中央型肺癌的典型征象。继发感染时可出现阻塞性肺炎和肺脓肿等征象。

（2）周围型肺癌。肿瘤发生于段以下支气管，早期为局限性小斑片状阴影，也可呈结节状、球状或网状阴影。肿块周边可有毛刺、切迹和分叶。

（3）肺泡细胞癌。有结节型和弥漫型两种表现。结节型与周围型肺癌类似。弥漫型为两肺大小不等的结节状播散病灶，随病情发展，可见肺炎样片状影或支气管充气征。

2. CT 检查

CT 检查可以发现普通 X 线检查所不能发现的病变，还可显示早期肺门及纵隔淋巴结肿大，识别肿瘤有无侵犯邻近器官。

3. MRI 检查

在明确肿瘤与大血管之间的关系上 MRI 优于 CT，但在发现小病灶（＜5 mm）方面则不如 CT 敏感。

4. PET - CT 检查

PET - CT 用于肺癌及淋巴结转移的定性诊断。PET - CT 扫描对肺癌的敏感性可达 95％，特异性可达 90％，对发现转移病灶也很敏感，但对肺泡细胞癌的敏感性较差。

5. 纤维支气管镜检查

纤维支气管镜检查对诊断、明确手术指征与方式有帮助，经纤维支气管镜肺活检可提高周围型肺癌的诊断率。

6. 痰脱落细胞检查

痰脱落细胞检查应保证标本新鲜、及时送检。3 次以上的系列肺标本可使中央型肺癌的诊断率提高到 80％，周围型肺癌的诊断率达到 50％。

7. 其他

如针吸细胞学检查、纵隔镜检查、胸腔镜检查、肿瘤标志物检查、开胸肺活检等。

四、治疗原则

1. 综合治疗

综合治疗又称为多方法学治疗或多学科治疗。SCLC 在局限期应先做化疗和放疗，对效果良好者选择性地进行手术。广泛期患者先做化疗及中医治疗，对化疗反应良好者可选择放疗。

2. 手术治疗

目前主张尽可能手术切除。非小细胞肺癌（non-small cell lung carcinoma，NSCLC）首选手术。

3. 放疗

对局限期 SCLC 有良好疗效，对较早期 NSCLC 也有相当比例可获得理想效果。根治性放疗适应证为：①确诊为肺癌可以手术探查，但因故不能手术者。②病变局限于一侧肺，有同侧肺门和（或）同侧及对侧纵隔淋巴结转移，同侧锁骨上淋巴结转移者。

4. 化疗

化疗是治疗 SCLC 的主要方法，可应用于各期。NSCLC 手术前化疗适用于Ⅲ期病变范围较大，或侵及胸内主要脏器者。术后化疗适于Ⅱ期及Ⅲa 期。Ⅳ期化疗优于最佳支持疗法。

5. 生物免疫治疗

可调节免疫功能，并增强对化疗的耐受力。

6. 中医药治疗

中医治疗肺癌可以采取活血化瘀、补中益气，也可以是健脾、理气、化痰，还可以是宽胸散结，方剂包括血府逐瘀汤加减、补中益气汤加减，或者蒌贝二陈汤等，中医治疗的中心思想都是辨证论治和个体化治疗。

中医治疗肺癌是根据肺癌的临床表现进行治疗，也就是目前主要症状，如是否咳嗽、咳痰、咳血，还是胸痛，以及有没有大便干结、口渴、多饮、尿少、疲乏无力等症状，结合舌象、脉象进行辨证论治，而得出来的治疗手段。

五、护理管理计划

（一）住院期间护理管理

1. 饮食护理

（1）避免食用含有致癌因子的食物。如腌制品、发霉的食物、烧烤烟熏类食品等，同时避免食用某些食品添加剂、农药污染的农作物等。

（2）调整饮食结构。摄取营养丰富、全面的食物，摄取含有丰富氨基酸、高维生素的食物，保证每天食用一定量的新鲜蔬菜，提倡摄入全谷食物，保证有足量的微量元素及饮食纤维素。

（3）要摄入有利于毒物排泄和解毒的食物。如绿豆、赤小豆、冬瓜、西瓜等，促使毒物排泄。不同治疗阶段（如手术、放化疗）应采用特定的饮食方式及食物，总体上应该吃优质蛋白类食物，如牛奶、鸡蛋、豆制品；要均衡饮食，多吃绿色蔬菜与水果，增加维生素；多吃菌类食品，如木耳、香菇、金针菇等。

2. 疼痛护理

一般不提倡西药止痛，其作用大多是通过麻醉神经实现，治标不治本，有些西药容易成瘾及产生耐药性。建议采取中药治疗，通过切断癌细胞的复制功能达到止痛的目的。疼痛是晚期肺癌患者的主要症状，对患者的影响很大。对于癌性疼痛的控制应该正确理解，可应用"三阶梯"止痛方案。

（1）体表止痛法。可通过刺激疼痛部位周围的皮肤或相对应的健侧达到止痛目的。刺激方法可采用按摩、涂清凉止痛药等，或用65℃热水袋放在湿毛巾上局部热敷，每次20分钟，可取得一定的止痛效果。

（2）注意力转移止痛法。可根据患者的爱好，放一些快声调的音乐，让患者边欣赏音乐边随节奏作拍手动作；或可让患者看一些笑话、幽默小说，或听一段相声放松身心。还可以让患者坐在舒适的椅子上，闭上双眼，回想自己童年有趣的事情，或者想自己愿意想的任何事，每次15分钟，一般在进食2h后进行，事后闭目静坐2分钟，这些都可以达到转移止痛的目的。

（3）放松止痛法。全身放松可有轻快感，肌肉松弛可阻断疼痛反应。让患者闭上双眼，做叹气、打呵气等动作，随后屈髋屈膝平卧、放松腹肌、背肌、缓慢作腹式呼吸。或让患者在幽静的环境里闭目进行慢而深的吸气与呼气，使清新空气进入肺部，达到止痛目的。

3. 日常护理

（1）压疮预防。肺癌晚期患者营养状况一般较差，有时合并全身水肿，极易产生压疮，且迅速扩展，难以治愈，预防压疮发生尤为重要。可减轻局部压力，按时变换体位，身体易受压部位用气圈、软枕等垫起，避免长期受压。保持皮肤清洁，尤其是大小便失禁的患者，保持床铺清洁、平整，对已破溃的皮肤应用烤灯照射，保持局部干燥。

（2）缓解症状。发热为肺癌的主要症状之一，应嘱患者注意保暖，预防感冒，以免发生肺炎。对于刺激性咳嗽，可给予镇咳剂。夜间患者持续性咳嗽时，可饮热水，以减轻咽喉部的刺激。如有咯血,应给予止血药,大量咯血时,立即通知医生,同时使患者的头偏向一侧,及时清除口腔内积血,防止窒息,并协助医生抢救。

(3)病情观察及护理。肺癌晚期患者常有肿瘤不同部位的转移,引起不同症状,应注意观察给予相应的护理。如肝、脑转移,可出现突然昏迷、抽搐、视物不清,护理人员应及时发现并给予对症处理。骨转移者应加强肢体保护,腹部转移常发生肠梗阻,应注意观察患者有无腹胀、腹痛等症状。由于衰弱、乏力、活动减少等原因,患者常出现便秘,应及时给予开塞露或缓泻药通便。因营养不良、血浆蛋白低下,可出现水肿,应通过增加营养、抬高患肢等措施以减轻水肿。

(4)心理护理。肺癌晚期的老年患者会有焦虑、恐惧、悲伤等心理,也常出现冷漠、孤独,医护人员要有高度的同情心和责任心,努力为患者创造一个温暖和谐的休养环境。可将患者安置于单人病房,语言亲切,态度诚恳,鼓励患者说出自己的心理感受,及时开导,主动向患者介绍病情好转的信息。对于肺癌晚期老年患者的护理主要是控制症状、减轻患者的痛苦,为其营造一个舒适的休养环境,给患者最大的精神支持和心理安慰。此外还可用中药进行调理。

4. 手术护理

1)术前护理　老年患者年龄大、体质弱,对手术治疗顾虑多,常伴紧张、焦虑。护理人员应给予心理疏导,减轻患者的心理压力,提高患者治疗的信心,使其达到良好的适应状态,积极主动配合手术。术前加强营养,并保持充足的睡眠,以最佳的身心状态应对手术。

2)术前用药　对于合并高血压及心血管疾病的患者,给予降压、强心、利尿治疗;对于合并糖尿病的患者,给予降糖药物或者胰岛素治疗;对于合并有慢性支气管炎、肺部感染等疾病的患者,进行抗感染对症治疗;对于痰液黏稠的患者,给予化痰类药物雾化吸入。术前指导患者学会腹式深呼吸,并进行有效咳嗽排痰的训练,以预防肺不张及肺部感染。

3)术后护理

(1)合适体位。全麻未清醒前,患者平卧位,头偏向一侧,以免呕吐物、分泌物吸入而致窒息;血压稳定后采用半卧位,以利于呼吸和引流;行肺叶或肺段切除术者,给予侧卧位。对于全肺切除术者,避免完全侧卧,以防止纵隔移位压迫健侧肺,可采取 1/4 侧卧位。

(2)术后呼吸道护理。全麻清醒前给予气道内吸氧 5 L/min,清醒后改为鼻导管吸氧 3 L/min。鼓励患者深呼吸及咳嗽,定时给予叩背,叩背时由下向上,由外向内轻叩震荡,使存在于肺叶、肺段处的分泌物松动,流至支气管并咳出。患者咳嗽时,护理人员协助固定胸部伤口,减轻疼痛。

(3)监测生命体征。监测心率、血压等参数的变化,及时做好记录,若有异常,立即通知医生。

(4)维持胸腔引流通畅。观察患者伤口敷料是否清洁、干燥,有无渗液,保持胸腔引流管固定良好,无打折、扭曲,定时给予挤压,防止被血凝块和纤维条索堵塞。密切观察引流液量、色和性状,当引流液增多至每小时 100～200 mL 且颜色暗红时,应考虑有活动性出血,立即通知医生。

(5)术后用药护理。术后患者肺循环负荷加重,护理人员应严格遵医嘱用药,控制补液速度,补液速度应控制在 20～30 滴/分,以防补液过多、过快引起肺水肿。

（6）术后生活护理。患者肠蠕动恢复后，即给予进食清淡流质、半流质食物。进食后无任何不适后改为普食，给予高蛋白、高热量、含丰富维生素、易消化食物，以保证营养，提高机体免疫力。在病情允许情况下，鼓励患者早期下床活动，以预防肺不张，改善呼吸循环功能；为预防术侧胸壁肌肉粘连、肩关节强直及失用性萎缩，协助患者进行手臂和肩关节的运动。

5. 并发症预防及护理

（1）咯血。由癌细胞破坏血管、癌细胞本身血管破裂等所致。积极预防感染，保持口腔清洁，防止异物刺激引起咳嗽诱发咯血；监测生命体征，记录咯血量。

（2）气促。由心肺组织液无法回流，聚集胸腔，胸腔积液等所致。查找病因，及时治疗，使用家庭呼吸机辅助通气；合理使用扩张支气管及止咳化痰药物。

（3）癌性疼痛。由癌细胞侵犯所致。保持心情舒畅；合理饮食，保持良好健康的生活习惯。

（4）水肿。由 CO_2 潴留胸腔，癌肿瘤压迫，血液回流受阻静脉回流不畅所致。合理饮食；避免过度久站，久坐，过度劳累。

具体并发症趋势图见图 3-4-1。

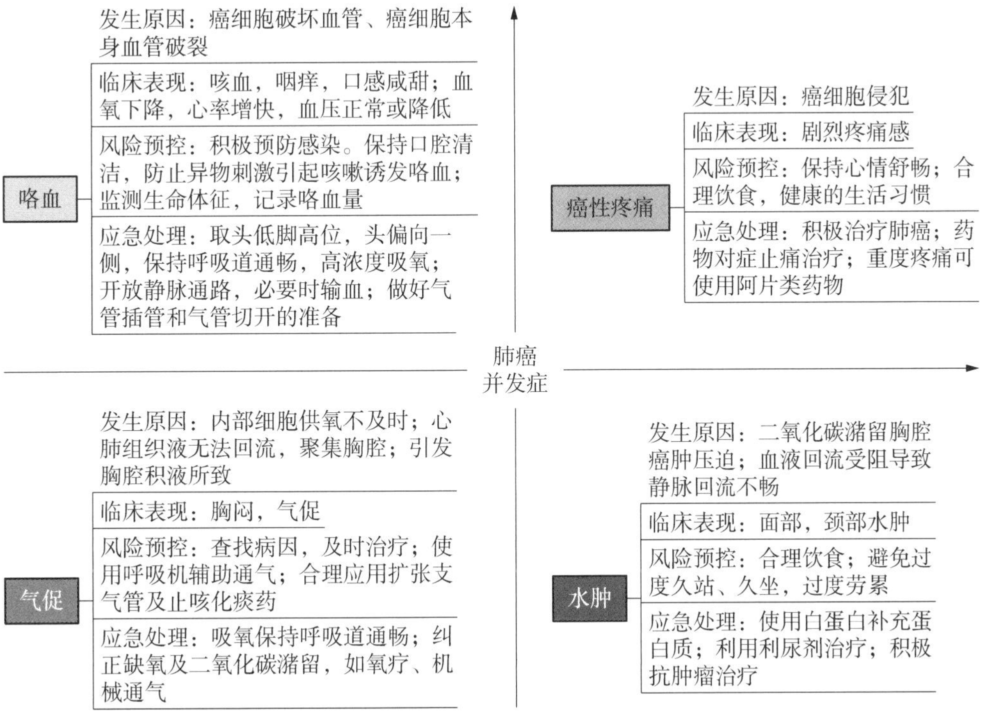

图 3-4-1　肺癌并发症趋势图

（二）出院后延伸护理管理

1. 疼痛护理

（1）为患者提供整洁、舒适的环境。

（2）协助患者采取舒适体位，可采取患侧卧位或半卧位，以减轻胸膜粘连对胸壁牵拉刺激，减轻疼痛。

（3）评估并记录患者每日疼痛次数、程度及耐受度，必要时使用止痛药。

（4）使用转移患者注意力法，如聊天、听音乐等，缓解患者的疼痛。

（5）经常与患者交流，耐心听取患者倾诉，给予适当安慰，减轻患者心理负担，提高痛阈，给予其必要的心理支持。

2. 外周中心静脉导管的护理

外周中心静脉导管（peripherally inserted central venous catheter，PICC），它以安全、留置时间长、对日常生活影响少、有效保护静脉等优点在肿瘤患者中得到较广泛的应用。

（1）PICC带管患者可从事一般性日常工作和家务劳动，如洗漱、吃饭、洗碗等，但要避免使用置管侧手臂提重物，避免大幅度运动锻炼，以防导管移位。

（2）注意保持导管周围的清洁干燥，如发现贴膜有卷曲、松脱、贴膜下有汗液时，不要擅自撕下贴膜，应及时请护理人员更换。

（3）PICC带管患者可以淋浴，但在淋浴前应使用保鲜膜在肘弯处缠绕两三圈，上下缘用胶布贴紧，淋浴后检查贴膜下有无进水，进水需及时到医院更换敷料。

（4）至少每周对导管进行一次维护，包括冲管、换贴膜、换接头等。

（5）注意观察穿刺点周围有无红、肿、热、痛及渗液，如有异常应及时联络护理人员，以便及时得到专业的指导和帮助。

（6）不要穿着衣袖过紧的衣服，穿脱衣服动作要轻巧，先穿置管侧，再穿健侧，脱衣则相反。睡眠时适当抬高置管侧手臂，避免长时间压迫置管肢体。

（7）一旦发生断管或导管长距离滑脱的危急情况，应保持冷静，立即停止手臂活动，在体外将导管的残留端反折压住，迅速前往医院处理。

3. 化疗药物不良反应

（1）局部不良反应，如静脉炎及组织坏死等。

（2）胃肠道不良反应，如恶心、呕吐、食欲下降等。

（3）严重的骨髓抑制可加重患者贫血、感染及出血的风险。

（4）化疗可能会导致头发脱落等。停止化疗后，头发会重新长出。患者应定时活动肢体、翻身擦背、按摩受压部位及骨隆突处，预防压疮发生。

（5）抗癌药物多为免疫抑制剂，患者常出现口腔真菌感染。一旦发生感染，应给予对症处理。

4. 放疗不良反应

（1）疲劳。放疗期间，人体耗费大量能量进行自我康复，因此，患者会自觉疲劳加重。

（2）放疗部位皮肤敏感，出现发红、发皱，甚至干燥。

（3）放疗还可能引起放射性食管炎、放射性肺损伤、心脏损伤等。

5. 饮食

（1）癌肿可使热量和蛋白质消耗增多，导致营养不良。因此，患者应摄入高能量、高蛋白、高维生素食物，如牛奶、鸡蛋、瘦肉、新鲜蔬菜和水果等。

（2）少量多餐，若一次不能进食较多食物，1天中可分4~5次进食。

（3）餐后避免平卧,有利于消化。

（4）腹胀患者应进软食,细嚼慢咽。

（5）避免进食产气食物,如汽水、啤酒、豆类、马铃薯和胡萝卜等。

（6）避免进食易引起便秘的食物,如油炸食品、坚果等。

术后根据病情来调配饮食,因为手术创伤会引起消化系统的功能障碍,所以在食物选择与进补时,不要急于求成。要多吃新鲜蔬菜和水果,果蔬中含有丰富的维生素C,能够阻断癌细胞的生成。养成良好的生活和饮食习惯,定期进行体格检查,及时诊断和治疗。

(三)居家管理健康干预

1. 规律生活

处于康复阶段的患者,不但要积极治疗,还应有一个规律、宽松、充满乐趣的生活,从而增强对疾病的抵抗力。

2. 合理饮食

疾病导致营养消耗巨大,所以一定要保证良好的饮食,以维持疾病给患者带来的消耗,提高和巩固疗效。肺癌患者无吞咽困难时,应自由择食。在不影响治疗的情况下,应多吃一些富含蛋白质、碳水化合物的食品,提高膳食质量,为手术创造良好的条件。如果营养状况较差,则很难耐受手术的创伤,术后愈合慢,易感染,对手术康复不利。

饮食要含有人体必需的各种营养素。在足够热量供应时,可以补充蛋白质营养,促进肌肉蛋白的合成;在热量供应不足时,支链氨基酸也能提供更多的热能。要素膳的种类很多,应用时,要从低浓度开始,若口服应注意慢饮,因为要素膳为高渗液,饮用过快易产生腹泻和呕吐。

3. 适当运动

（1）在家运动时,应保持每天开窗通风。

（2）选择在暖和、有阳光的房间内活动,可以绕着房间走,以自己身体感觉到不太疲劳、活动后身体微微发汗为宜。

（3）可以每天进行3次腹式呼吸锻炼,以逐渐改善肺功能情况。

（4）需注意不要进行剧烈运动和户外运动项目。

4. 乐观情绪

良好的心情对疾病的康复帮助很大。因此,患者应放松心情,积极配合医师进行检查和治疗。

5. 掌握居家护理常识

除观察患者有无咳嗽、咳痰、咯血、胸痛、胸闷、呼吸困难、发热等异常状况外,还要特别留意有无吞咽困难、声音嘶哑、头颈部和上肢水肿或上眼睑下垂。如出现吞咽困难,则提示肿瘤侵犯或压迫食管。如出现声音嘶哑,则提示肿瘤直接或间接压迫喉返神经。如出现头颈部和上肢水肿及胸前部淤血和静脉曲张,又伴有头痛、头昏或眩晕,则提示发生了上腔静脉压迫综合征。如出现与肺肿瘤同侧的上眼睑下垂、眼球内陷、瞳孔缩小、前额和上胸部不出汗,则提示发生了霍纳综合征。

案例与思考

一、患者基本情况

1. 基本信息

姓名:阳××　　性别:女　　年龄:73 岁　　学历:初中

民族:汉族　　职业:退休　　入院时间:2023.7.8

2. 主诉

右肺占位 7 年余,恶心、呕吐、意识障碍 10 天。

3. 现病史

右肺占位 7 年余,恶心、呕吐、意识障碍 10 天,发育正常,营养不良,慢性病容,嗜睡,神志淡漠,被动体位,言语不清,对答不切题,查体不合作。

4. 既往史

诊断"高血压"病史 5 年余;发现血糖偏高 5 年余;乙肝病史;2014 年"左侧股骨骨折"。

5. 个人史

无吸烟,饮酒史。

6. 婚育史

育二子一女。

7. 家族史

无家族史。

8. 诊断

右肺癌 $T_4N_2M_1$,IV 期,体力状况 ECOG 评分标准(Zubrod-ECOG-WHO)4 分,纵隔淋巴结转移、左肺转移、肝转移、骨转移、脑转移。

二、体格检查

体温 36.6℃,心率 98 次/分,呼吸 20 次/分,血压 114/78 mmHg。左下肢水肿,左下肢呈屈曲、内收、外旋畸形。左髋关节活动受限,左下肢较右下肢短缩约 2 cm。

思考题

1. [单选]带金属声的咳嗽应考虑(　　　　)

A. 支气管肺癌　　　　　　　　　　B. 支气管哮喘

C. 肺脓肿　　　　　　　　　　　　D. 支气管扩张

E. 浸润性结合

2. [单选]对行纤维支气管镜检查的患者,护理人员采取的护理措施不包括(　　　　)

A. 嘱患者术前 4 h 禁食、禁饮

B. 检查 2 h 后,嘱患者进温凉流质或半流质饮食

C. 嘱患者常取仰卧位

D. 检查时观察患者面色、呼吸、脉搏

E. 检查后让患者立即用复方硼砂含漱液漱口

3. [单选]支气管肺癌常见的呼吸系统早期症状是(　　　　)

A．声音嘶哑   B．胸痛

C．气促   D．刺激性干咳

E．发热

4．[单选]原发性支气管肺癌的起源部位是(   )

A．毛细支气管   B．支气管腺体或黏膜

C．主支气管   D．纵隔黏膜

E．肺泡黏膜

参考答案

1．A

2．E

3．D

4．B

第四章

老年人循环系统常见疾病管理

学习目标》》

（1）能阐述高血压的定义、分类、病因及相关概念，描述典型症状、体征和并发症、治疗原则和要点。

（2）能按照护理程序为老年高血压患者进行评估、制订护理计划并实施。

（3）能为老年高血压患者及其家属进行饮食、运动、药物、血压监测方法、突发情况应急处理等方面的居家健康指导，帮助其减缓病情的发展和预防并发症的发生。

（4）树立尊重生命、关注健康的理念，以高度的责任心为老年患者服务。

第一节　高血压患者的管理

老年高血压是指年龄≥65岁，在未使用降压药物的情况下，非同日3次测量血压，收缩压（systolic blood pressure，SBP）≥140 mmHg和（或）舒张压（diastolic blood pressure，DBP）≥90 mmHg，可诊断为老年高血压。曾明确诊断高血压且正在接受降压药物治疗的老年人，虽然血压＜140/90 mmHg，也应诊断为老年高血压。老年高血压的分级方法与一般成年人相同（表4-1-1）。

表4-1-1　血压水平分类和定义

分类	收缩压（mmHg）		舒张压（mmHg）
正常血压	＜120	和	＜80
正常高值血压	120～139	和（或）	80～89
高血压	≥140	和（或）	≥90
1级高血压（轻度）	140～159	和（或）	90～99
2级高血压（中度）	160～179	和（或）	100～109
3级高血压（重度）	≥180	和（或）	≥110
单纯收缩期高血压	≥140	和	＜90

　　2012—2015 年全国高血压分层多阶段随机抽样横断面调查资料显示,我国老年高血压患病率为 53.2%,患病率据往年总体呈增高趋势。老年人群高血压患病率随增龄而显著增高,男性患病率为 51.1%,女性患病率为 55.3%。农村地区居民高血压患病率增长速度较城市快。≥65 岁老年人群高血压的知晓率、治疗率和控制率分别为 57.1%、51.4% 和 18.2%。不同人口学特征比较,高血压"三率"仍处于较低的水平,老年高血压患者血压的控制率并未随着服药数量的增加而改善。

一、发病原因

　　1. 高钠、低钾膳食

　　人群中,钠盐(氯化钠)摄入量与血压水平和高血压患病率呈正相关,而钾盐摄入量与血压水平呈负相关。我国 14 组人群研究表明,膳食钠盐摄入量平均每天增加 2 g,收缩压和舒张压分别增高 2.0 mmHg 和 1.2 mmHg。高钠、低钾膳食是我国大多数老年高血压患者发病主要的危险因素之一。在我国大部分地区,人均每天盐摄入量达 12~15 g。

　　2. 超重和肥胖

　　身体脂肪含量与血压水平呈正相关。人群中体重指数(body mass index, BMI)与血压水平呈正相关,BMI 每增加 3 kg/m², 4 年内发生高血压的风险,男性增加 50%,女性增加 57%。随着我国社会经济发展和居民生活水平的提高,超重和肥胖将成为我国老年人高血压患病率增长的又一重要危险因素。

　　3. 饮酒

　　过量饮酒也是高血压发病的危险因素,人群高血压患病率随饮酒量增加而升高。长期少量饮酒可使血压轻度升高。饮酒还会降低降压治疗的疗效,而过量饮酒可诱发急性脑出血或心肌梗死。

　　4. 精神紧张

　　长期精神过度紧张的老年人,高血压患病率增加。

　　5. 其他危险因素

　　高血压发病的其他危险因素包括年龄、家族史、缺乏体力活动等。除了高血压外,心血管病危险因素还包括吸烟、血脂异常、糖尿病、肥胖等。

二、临床表现

　　高血压的症状因人而异。早期可能无症状或症状不明显,常见的是头晕、头痛、疲劳、心悸等,仅仅会在劳累、精神紧张、情绪波动后发生血压升高,并在休息后恢复正常。随着病程延长,血压明显持续升高,逐渐会出现各种症状,如头痛、头晕、注意力不集中、记忆力减退、肢体麻木、夜尿增多、心悸、胸闷、乏力等。高血压的症状与血压水平有一定关联,多数症状在紧张或劳累后可加重,清晨活动后血压可迅速升高,出现清晨高血压,导致心脑血管事件多发生在清晨。高血压老年患者的血压升高可具有其自身特点,如主动脉缩窄所致的高血压可仅限于上肢,嗜铬细胞瘤引起的血压增高呈阵发性。

三、诊断性评估

（一）病史

应全面详细了解患者病史，包括以下内容。

1. 家族史

询问患者有无高血压、糖尿病、血脂异常、冠心病、脑卒中或肾脏病的家族史。

2. 病程

患者患高血压的时间，血压最高水平，是否接受过降压治疗及其疗效与不良反应。

3. 症状及既往史

目前及既往有无冠心病、心力衰竭、脑血管病、外周血管病、糖尿病、痛风、血脂异常、支气管哮喘、睡眠呼吸暂停综合征、性功能异常和肾脏疾病等症状及治疗情况。

4. 有无提示继发性高血压的症状

例如肾炎史或贫血史，提示肾实质性高血压；有无肌无力、发作性软瘫等低血钾表现，提示原发性醛固酮增多症；有无阵发性头痛、心悸、多汗，提示嗜铬细胞瘤。

5. 生活方式

脂肪、盐、酒摄入量，吸烟支数，体力活动量及体重变化等情况。

6. 药物因素

是否服用使血压升高的药物，例如口服避孕药、滴鼻药、生胃酮、可卡因、安非他明、类固醇、非甾体抗炎药、促红细胞生长素、环孢菌素及甘草等。

7. 心理社会因素

包括家庭情况、工作环境、文化程度及有无精神创伤史。

（二）体格检查

1. 正确测量血压

由于老年人可能具有血压波动大、夜间高血压、清晨高血压和直立性低血压等特点，应鼓励老年高血压患者开展家庭自测血压和动态血压监测，定期（如每年）进行双上肢及四肢血压和不同体位（立、卧位）血压测量。特别注意临睡前、清晨时间段和服药前的血压监测。

1）诊室血压测量　诊室血压测量是指由医护人员在医院环境下按照血压测量规范进行的血压测量，是目前评估血压水平以及观察降压疗效的常用方法。

2）诊室外血压测量　诊室外血压监测更适合老年高血压患者，并且能更真实地反映个体生活状态下的血压状况，预测心血管风险的能力优于诊室血压。诊室外血压监测，包括家庭血压监测和动态血压监测两种方法。

（1）家庭血压监测。又称为自测血压。可用于评估数日、数周、数月甚至数年的血压控制情况和长时血压变异，有助于改善患者治疗依从性。

测量方法如下：①使用经过国际标准方案认证合格的上臂式家用自动电子血压计，不推荐腕式血压计和手指血压计进行家庭血压监测。电子血压计使用期间应定期校准,每年至少1次。②家庭血压值一般低于诊室血压值,高血压的诊断标准为≥135/85 mmHg(对应于诊室血压的140/90 mmHg)。③监测频率。初始治疗阶段、血压不稳定者或是调整药物治疗方案时,建议每天早晨和晚上测量血压,连续测量7d。血压控制平稳者,可减少测血压次数。需长期药物治疗的患者,建议监测服用前和服药后的血压状态,以评估药物疗效。④最好能详细记录每次测量血压的日期、时间及所有血压读数,而不是只记录平均值,以便医生指导和评价血压监测和控制效果。⑤精神高度焦虑的患者,不建议开展家庭血压监测。

(2)动态血压监测。使用自动血压测量仪器,连续测量个体日常工作和生活状态下的血压水平和血压波动状态。特别是监测夜间睡眠期间的血压,可以全面和准确地评估个体血压水平和波动状态,鉴别白大衣高血压和检出隐匿性高血压、诊断单纯性夜间高血压。老年人全天血压波动大,非杓型血压的发生率可高达69%。

测量方法如下:①使用经过国际标准方案认证合格的动态血压监测仪,并定期校准。②通常白天每20 min测量1次,晚上睡眠期间每30 min测量1次。应确保整个24小时期间血压有效监测,每小时至少有1个血压读数。有效血压读数应达到总监测次数的70%以上。③动态血压监测指标包括24小时、白天(清醒活动)、夜间(睡眠状态)收缩压和舒张压平均值。高血压诊断标准为:24小时血压平均值≥130/80 mmHg,白天血压平均值≥135/85 mmHg,夜间血压平均值≥120/70 mmHg。根据动态血压监测数值,还可以获得一些衍生指标,例如夜间血压下降幅度、清晨血压水平、24小时血压变异、血压负荷、晨峰现象、动态动脉硬化指数(ambulatory arterial stiffness index,AASI)等。

2. 进行必要的相关检查

(1)测量BMI、腰围及臀围。

(2)检查四肢动脉搏动和神经系统体征,听诊颈动脉、胸主动脉、腹部动脉和股动脉有无杂音。

(3)观察有无库欣综合征面容、神经纤维瘤性皮肤斑、甲状腺功能亢进性突眼征或下肢水肿。

(4)全面的心肺检查。

(5)全面详细了解患者病史。

(三)实验室检查

1. 基本项目

血生化(钾、空腹血糖、血清总胆固醇、甘油三酯、高密度脂蛋白胆固醇、低密度脂蛋白胆固醇、尿酸、肌酐),全血细胞计数、血红蛋白和血细胞比容,尿液分析(尿蛋白、糖和尿沉渣镜检),心电图。

2. 推荐项目

24小时动态血压监测、超声心动图、颈动脉超声、餐后血糖(当空腹血糖≥6.1 mmol时测定)、同型半胱氨酸、尿白蛋白定量(糖尿病患者必查项目)、尿蛋白定量(用于尿常规检查蛋白阳性者)、眼底、胸部X线、脉搏波传导速度等。

四、治疗原则

（一）高血压治疗的基本原则

（1）高血压是一种以动脉血压持续升高为特征的进行性心血管综合征，常伴有其他危险因素、靶器官损害或临床疾患，需要进行综合干预。

（2）抗高血压治疗包括非药物治疗和药物治疗两种方法，大多数老年患者需长期甚至终身坚持治疗。

（3）定期测量血压，规范治疗，改善治疗依从性，尽可能实现降压达标，坚持长期平稳有效控制血压。

（二）非药物治疗

1. 减少钠盐摄入

钠盐可显著升高血压及高血压的发病风险，而钾盐则可对抗钠盐升高血压的作用。我国各地居民的钠盐摄入量均显著高于目前世界卫生组织每日应少于 6g 的推荐，而钾盐摄入则严重不足。因此，所有高血压老年患者均应采取各种措施，尽可能减少钠盐的摄入量，并增加食物中钾盐的摄入量。主要措施包括以下几点。

（1）尽可能减少烹调用盐，建议使用可定量的盐勺。

（2）减少味精、酱油等含钠盐的调味品用量。

（3）少食或不食含钠盐量较高的各类加工食品，如咸菜、火腿、香肠及各类炒货。

（4）增加蔬菜和水果的摄入量。

（5）肾功能良好者，使用含钾的烹调用盐。

2. 控制体重

超重和肥胖是导致血压升高的重要原因之一。以腹部脂肪堆积为典型特征的中心性肥胖会进一步增加高血压等心血管与代谢性疾病的风险。适当降低体重，减少体内脂肪含量，可显著降低血压。

最有效的减重措施是控制能量摄入和增加体力活动。在饮食方面要遵循平衡膳食的原则，控制高热量食物（高脂肪食物、含糖饮料及酒类等）的摄入，适当控制主食（碳水化合物）的摄入。在运动方面，规律的、中等强度的有氧运动是控制体重的有效方法。但老年人应注意避免过快、过度减重。

3. 戒烟限酒

戒烟可降低心血管疾病和肺部疾患风险。老年人应限制酒精摄入，男性每日摄入酒精量应＜25 g，女性每日摄入酒精量应＜15 g。白酒、葡萄酒、米酒或啤酒饮用量应分别＜50、100、300 ml。

4. 体育运动

老年高血压及高血压前期患者进行合理的有氧锻炼可有效降低血压。建议老年人进行适当的规律运动，每周不少于 5d、每天不低于 30 min 的有氧锻炼，如步行、慢跑和游泳等。不推荐老年人进行剧烈运动。

5. 减轻精神压力，保持心理平衡

心理或精神压力引起心理应激（反应），即人体对环境中心理和生理因素的刺激做出的反应。长期、过量的心理反应，尤其是负性的心理反应会显著增加罹患心血管疾病的风险。精神压力增加的主要原因包括过度的工作和生活压力及病态心理，包括抑郁症、焦虑症、A型性格（一种以敌意、好胜和妒忌心理及时间紧迫感为特征的性格）、社会孤立和缺乏社会支持等。应采取各种措施，帮助老年患者预防和缓解精神压力及纠正和治疗病态心理，必要时建议老年患者寻求专业心理辅导或治疗。

6. 注意保暖

血压往往随着季节的变化而变化。老年人对寒冷的适应能力和对血压的调控能力差，常出现季节性血压波动现象。应保持室内温暖，经常通风换气，骤冷和大风低温时减少外出，适量增添衣物，避免血压大幅波动。

（三）药物治疗

1. 降压的目的、达标方式、治疗时机

（1）降压治疗的目的。对高血压老年患者实施降压药物治疗的目的是通过降低血压，有效预防或延迟脑卒中、心肌梗死、心力衰竭、肾功能不全等心脑血管并发症的发生；有效控制高血压的疾病进程，预防高血压急症、亚急症的发生。

（2）降压达标的方式。将血压降低到目标水平，可以显著降低心脑血管并发症的风险。老年人、病程较长的患者、已有靶器官损害或并发症的患者，降压速度则应慢一点。

（3）降压治疗的时机。高危、很高危或3级高血压老年患者，应立即开始降压药物治疗。确诊的2级高血压老年患者，应考虑开始药物治疗；1级高血压老年患者，可在生活方式干预数周后，血压仍≥140/90 mmHg时，再开始降压药物治疗。

2. 降压药物应用的基本原则

降压治疗药物应用应遵循4项原则，即小剂量开始、优先选择长效制剂、联合应用、个体化。根据老年患者的具体情况、耐受性、个人意愿或长期承受能力，选择适合患者的降压药物。

3. 常用降压药物的种类

常用降压药物包括钙通道阻滞剂（calcium channel blocker，CCB）、血管紧张素转换酶抑制剂（angiotensin converting enzyme inhibitor，ACEI）、血管紧张素受体阻滞剂（angiotensin receptor blockers，ARB）、利尿剂和β受体阻滞剂5类，以及由上述药物组成的固定配比复方制剂。

4. 特定老年人群的降压治疗

年龄≥80岁的高血压患者，称为高龄老年高血压患者。此类患者的降压治疗以维持老年人器官功能、提高生活质量和降低总死亡率为目标，采取分层次、分阶段的治疗方案。降压药物的选择应遵循以下原则：①小剂量单药作为初始治疗。②选择平稳、有效、安全、不良反应少、服药简单、依从性好的降压药物，如利尿剂、长效CCB、ACEI或ARB。③若单药治疗血压不达标，推荐低剂量联合用药。④应警惕多重用药带来的风险和药物不良反应。⑤治疗过程中,应密切监测血压(包括立位血压)并评估耐受性,若出现低灌注症状,应考虑降低治疗强度。高龄老年高血压患者采用分阶段降压,血压≥150/90 mmHg,即启动降压药物治疗,先将血压降至 150/90 mmHg 以下,若能耐受,收缩压可进一步降至 140 mmHg 以下。

五、专病相关评估

1. 动态血压

动态血压监测可以为诊断顽固性高血压提供诊断线索,还可以诊断隐匿性高血压和白大衣高血压,具有非常重要的临床意义。

2. 心电图

高血压病情不断加重会累及到老年患者的心脏,所以心电图是非常必要的检查方法。通过心电图可以判断高血压老年患者的心脏功能状况,并判断是否有心脏肥大,是否存在心肌损伤或合并冠心病等。

六、护理管理计划

(一) 住院期间护理管理

1. 一般护理

(1) 针对患者性格特征及相关社会心理因素,帮助老年患者调节负性情绪,教会其训练自我控制能力。

(2) 低盐、低脂、低胆固醇饮食,补充适量蛋白质,戒烟酒、咖啡、浓茶及刺激性食物,多吃蔬菜和水果。

(3) 防止便秘,必要时给予润滑剂或轻泻剂。

(4) 1、2 级高血压老年患者保证充足睡眠,不能进行重体力劳动;血压持续升高,伴有心、肾、脑并发症者,应卧床休息。

2. 病情观察及护理

(1) 监测血压。每日 1~2 次,如测出血压过高(收缩压≥200 mmHg)、过低(舒张压≤60 mmHg),升降幅度过大(>40 mmHg),立即告知医生。

(2) 观察症状。如发现血压急剧升高,并伴有剧烈头痛、恶心、呕吐、面色潮红、视物模糊、心悸、气促、失语偏瘫等,应立即通知医生,同时备好降压药物及采取相应的护理措施。

(3) 用药护理。使用降压药后应定时测量血压以判断疗效,观察药物不良反应,避免急性低血压反应。①使用噻嗪类利尿剂,如氢氯噻嗪等,应注意检测血钾浓度,酌情补钾。②使用 β 受体阻滞剂,如普萘洛尔、美托洛尔、比索洛尔等,应观察其抑制心肌收缩力、心动过缓、房室传导阻滞、掩盖低血糖症状(心悸)、血脂升高等不良反应;使用 α 受体阻滞剂,如哌唑嗪等,应防止直立性低血压。③使用钙拮抗剂,如硝苯地平、氨氯地平、拉西地平,应观察有无头痛、头晕,面色潮红,胫前、踝部等外周水肿,反射性心动过速等;使用地尔硫草应观察有无心动过缓、房室传导阻滞等。④使用 ACEI,如卡托普利、福辛普利等,应观察有无头晕、乏力、咳嗽、肾功能损害等。⑤使用血管扩张剂时,如硝普钠,应从小剂量开始,不可与其他药物配伍,配制后 4 小时内使用,静脉滴注宜避光,根据血压调节给药速度。用药期间须严密监测血压、血浆氰化物浓度,注意观察有无低血压、头痛、恶心、呕吐、腹部痉挛性疼痛等症状。

3. 心理护理

建立良好的护患关系。通过交谈、陪伴等方式减轻老年患者的焦虑,让老年患者通过听轻音乐、闲聊、看轻松的书和电视节目等消遣方式,缓解精神压力。保持健康的心理状态,以利于老年患者血压稳定。

4. 并发症预防及护理

1) 头痛

(1) 减少引起或加重头痛的因素。为患者提供安静、温暖、舒适的环境,尽量减少探视。护理人员操作应相对集中,动作轻巧,防止过多干扰患者。患者头痛时嘱其卧床休息,抬高床头,改变体位时动作要慢。避免劳累、情绪激动、精神紧张、环境嘈杂等不良因素。向患者解释头痛主要与高血压有关,血压恢复正常且平稳后头痛症状可减轻或消失。指导患者使用放松技术,如心理训练、音乐治疗、缓慢呼吸等。

(2) 用药护理。遵医嘱应用降压药物治疗,密切监测血压变化以判断疗效,并注意观察药物的不良反应,如利尿剂可引起低钾血症并影响血脂、血糖、血尿酸代谢;受体阻滞剂可导致心动过缓、乏力、四肢发冷;钙通道阻滞药可引起心率增快、面色潮红、头痛、下肢水肿等;血管紧张素转化酶抑制剂主要是可引起刺激性干咳和血管性水肿。

2) 受伤

(1) 避免受伤。定时测量患者血压并做好记录。患者有头晕、眼花、耳鸣、视物模糊等症状时,应嘱患者卧床休息,如厕或外出时须有人陪伴。伴恶心、呕吐的患者,应将痰盂放在患者伸手可及处,呼叫器也应放在患者手边,防止取物时跌倒。避免迅速改变体位,活动场所应设有相关安全设施,必要时加用床挡。

(2) 直立性低血压的预防及处理。直立性低血压是血压过低的一种特殊情况,是指在体位变化时,如从卧位、坐位或蹲位突然站立时,发生的血压突然过度下降(收缩压或舒张压下降 10~20 mmHg,或下降幅度大于原来血压的 30%),同时伴有头晕或晕厥等脑供血不足的症状。应向患者讲解直立性低血压的表现,即出现直立性低血压时可有乏力、头晕、心悸、出汗、恶心、呕吐等不适症状。特别是在联合用药、服首剂药物或加量时应特别注意。发生直立性低血压时,应平卧,且下肢取抬高位,以促进下肢血液回流。指导患者预防直立性低血压的方法,嘱患者避免长时间站立,尤其在服药后最初几小时的时候,改变姿势,特别是从卧位、坐位起立时,动作宜缓慢;选择在平静休息时服药,且服药后应休息一段时间进行活动;避免用过热的水洗澡或洗蒸汽浴;不宜大量饮酒。

3) 高血压危象 高血压危象(hypertension crisis)包括高血压急症及亚急症。高血压急症是指原发性或继发性高血压患者疾病发展过程中,在一些诱因的作用下血压突然显著升高,病情急剧恶化,同时伴有进行性心、脑、肾、视网膜等重要的靶器官功能不全的表现。收缩压或舒张压急剧升高,无靶器官急性损伤者定义为高血压亚急症。患者血压的高低并不完全代表患者的危重程度,是否出现靶器官损害及哪个靶器官受累不仅是高血压急症诊断的重点,也直接决定治疗方案的选择,并决定患者的预后。在判断是否属于高血压急症时,还需要注重其较基础血压升高的幅度,血压升高幅度比血压的绝对值更为重要(图4-1-1)。

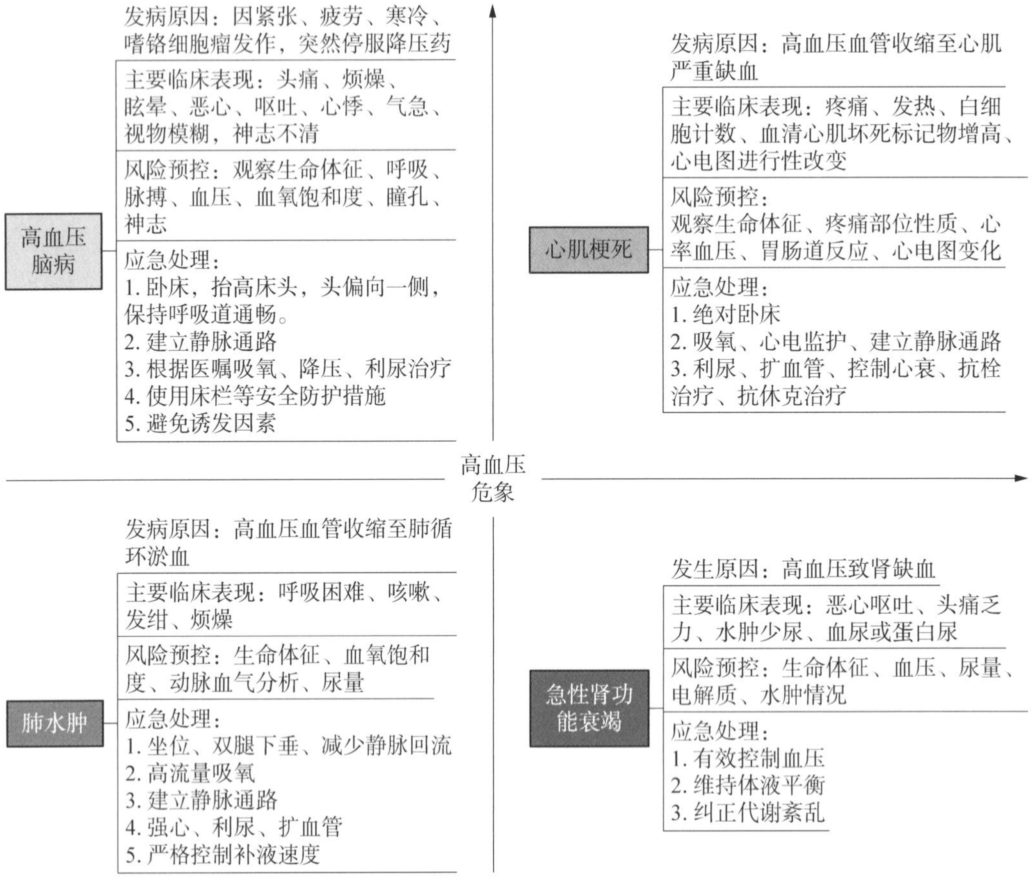

图4-1-1　高血压危象并发症趋势图

(二) 出院后延伸护理管理

1. 饮食护理

(1)大多数高血压患者,严格限制500 mg/d以下的氯化钠可降低血压。每日中等限制2 000 mg(4~5 g的盐)以下的氯化钠可控制轻微高血压。而低盐饮食与利尿剂合用可促进利尿剂的效果。

(2)应摄取低热量或中等热量的饮食以控制体重。补充优质蛋白质,如瘦肉、豆类等。可适当多食鱼类蛋白,因其具有降压及预防脑卒中的作用。

(3)维持足够的钾、钙的摄入。钾与高血压之间呈明显的负相关,高血压患者多吃含钾类食物能缓解血管损害、拮抗高血压,涉及食物种类有冬菇、瘦肉、禽肉类及香蕉等。膳食中低钙与高血压有关,我国人群普遍摄入钙量不足,膳食中钙的主要来源有牛奶、豆类、芹菜、蘑菇、木耳、虾皮、紫菜等。

（4）避免食用刺激性饮料，如咖啡、浓茶、可乐等。限制饮酒，每天最多不应超过 50 g 白酒。

2. 运动护理

定期的体育锻炼可增加能量消耗、降低血压、改善糖代谢等。建议每周进行 3～5 次、每次 30 分钟的有氧运动，如步行、慢跑、骑车、游泳和跳舞等。运动强度建议中等强度更有效、更安全。可选用以下方法评价中等强度：①主观感觉。运动中心率加快、微微出汗、自我感觉有点累。②客观表现。运动中呼吸频率加快、微微喘，可以与人交谈，但是不能唱歌。③步行速度。每分钟 120 步左右。④运动中的心率＝170－年龄。⑤在休息后约 10 分钟内，因锻炼所引起的呼吸频率增加应明显缓解，心率也恢复到正常或接近正常，否则应考虑运动强度过大。

3. 药物护理

（1）强调长期药物治疗的重要性，降压治疗的目的是使血压达到目标水平，从而降低脑卒中、急性心肌梗死和肾脏疾病等并发症发生和死亡的危险，因此应嘱患者长期服药。

（2）遵医嘱按时按量服药，告知有关降压药的名称、剂量、用法、作用及不良反应，并提供书面材料。

（3）不能擅自突然停药，经治疗血压得到满意控制后，可遵医嘱逐渐减少剂量。如果突然停药可导致血压突然升高，特别是冠心病患者突然停用 β 受体阻滞剂可诱发心绞痛、心肌梗死等。

4. 定期复查

经治疗后血压达标者，可每 3 个月随访 1 次。血压未达标者，建议每 2～4 周随访 1 次。当出现血压异常波动或有症状时，及时就诊。

5. 社区管理

1）高血压老年患者的发现

（1）机会性筛查。在医生诊疗过程中，通过血压测量发现或确诊高血压。

（2）健康档案建立。在建立健康档案时通过测量血压和询问，发现患者。对已确诊的原发性高血压老年患者纳入健康管理。对可疑继发性高血压老年患者，及时转诊。

（3）健康体检。在老年居民健康体检时查出的高血压老年患者。

（4）通过健康教育或健康咨询发现高血压老年患者。

2）高血压高危人群的管理　建立高血压老年患者健康档案、填写随访表。对纳入管理的高血压老年患者进行系统的管理，包括饮食、运动等生活方式管理，符合老年患者病因和临床分型者制订个体化治疗方案，以便有效地控制患者的血压。

3）高血压老年患者的随访　健康管理医师团队和社区卫生服务中心每年要提供 4～6 次面对面随访，每次随访要询问病情，进行血压、体重、心率等检查和评估，做好随访记录。认真填写居民健康档案的各类表单，如高血压老年患者随访服务登记表、双向转诊单等，不缺项、漏项，做好备案。对高血压老年患者每年至少进行一次健康检查，可与随访相结合。

（三）居家管理健康干预

1. 风险指标监测

老年人居家期间应做好血压监测。

2. 生活方式指导

（1）低盐、低脂饮食。高血压老年患者每天氯化钠的摄入量要小于6 g，如合并心力衰竭，需要更加严格，要小于3 g。低脂饮食指严格限制甘油三酯、胆固醇的摄入，如肥肉、动物内脏等都富含甘油三酯、胆固醇，要限制摄入量。

（2）高血压的患者每天绿色蔬菜的摄入量要达到250～500 g。

（3）每周的运动要达到3～5次，每次30～50分钟，一周保证150分钟的运动量，选择有氧运动的方式。

（4）高血压老年患者要戒烟、戒酒。

（5）高血压老年患者要保持乐观的心态。

（6）高血压老年患者避免熬夜，要保持健康的生物钟。

3. 心理行为干预

高血压老年患者首先在心理方面要保持情绪稳定，避免紧张、发怒、过度焦虑，遇到事情要沉着，保持血压稳定。

4. 突发应急处理

一般老年患者在家中突发血压增高，大多数会伴随头昏、头痛、恶心、呕吐，甚至会出现晕倒的情况。如果是在家中，意识清楚，需要马上拨打120急救电话，原地等待，保持镇静的状态。因为这个时候如果再活动、情绪紧张，可能会导致血压进一步增高，从而引起更严重的并发症，甚至出现脑出血、脑卒中或急性心力衰竭、心肌梗死的情况。这时一定要保持镇静，等待医务人员的救援。

● 案例与思考 ▶▶▶

一、患者基本情况

1. 基本信息

姓名：徐××　　性别：男　　年龄：79岁　　学历：初中

民族：汉族　　职业：退休　　入院日期：2023.2.14

2. 主诉

头晕、头痛半天。

3. 现病史

患者诊断高血压2年余，一直口服降压药物治疗，目前药物口服硝苯地平控释片。近半个月来由于天气变化，血压控制欠佳，主要是收缩压升高，在160 mmHg左右，头晕、头痛半天，今为全面诊治来我院，以"高血压病"收入我科。

4. 既往史

多发腔隙性脑梗死、外周动脉粥样硬化、慢性肾功能不全、高脂血症、脂肪肝、肝多发囊肿、胆囊结石、甲状腺结节。过敏史：青霉素，外伤史：右下腹受伤。手术史：阑尾切除术,右疝气切除术,前列腺切除术。

5. 个人史

吸烟史 20 年,每日 1 包;睡眠欠佳。

6. 婚育史

育有一子一女。

7. 家族史

父母均有高血压史。

8. 诊断

高血压病(3 级),极高危组。

二、体格检查

血压 160/80 mmHg,心率 76 次/分,心律齐,心音正常,未闻及杂音,双下肢无水肿。

● 思考题 》》》

1. 上述病史中,你认为患者发生高血压的因素有哪些?

2. 入院第二天,患者突发剧烈头痛、呕吐、大汗、视物模糊考虑发生什么?

3. 高血压水平如何分级?

4. [多选]高血压发病机制有哪些?（　　　）

A. 高钠、低钾膳食　　　　　　　　B. 超重和肥胖

C. 饮酒　　　　　　　　　　　　　D. 精神紧张

5. [多选]降压药物应用的基本原则（　　　）

A. 小剂量开始　　　　　　　　　　B. 优先选择短效制剂

C. 联合应用　　　　　　　　　　　D. 个体化

参考答案

1. 年龄、外周动脉粥样硬化、高脂血症、吸烟史、精神不佳、家族史。

2. 高血压急症。

3. 1 级高血压:舒张压在 90～99 mmHg 或收缩压 140～159 mmHg,且没有发现靶器官的损害。2 级高血压:舒张压在 100～109 mmHg 或收缩压 160～179 mmHg。3 级高血压:舒张压≥110 mmHg 或收缩压≥180 mmHg。

4. ABCD

5. ACD

第二节　冠心病患者的管理

学习目标

　　(1)能阐述冠心病的定义、危险因素及相关概念、描述典型症状、体征和并发症、治疗原则和要点。

　　(2)能按照护理程序为老年冠心病患者进行评估、制订护理计划并实施。

　　(3)能为老年冠心病患者及其家属进行饮食、运动、药物、突发情况应急处理等方面的居家健康指导,帮助其缓解病情的发展和预防并发症的发生。

　　(4)树立尊重生命、关注健康的理念,以高度的责任心为老年患者服务。

　　冠状动脉粥样硬化性心脏病(coronary atherosclerotic heart disease,CHD)是冠状动脉粥样硬化使管腔狭窄或闭塞导致心肌缺血、缺氧或坏死而引发的心脏病,简称冠心病。

　　冠心病是影响高龄(≥80岁)人群健康的主要原因之一,患病率随增龄而增加,我国高龄老年冠心病患者日益增多。

　　根据《2015年中国卫生和计划生育统计年鉴》,我国人群2002—2014年急性心肌梗死(acute myocardial infarction,AMI)病死率上升,并随增龄而增加,80岁及以上人群AMI病死率增加显著。75~80岁、80~85岁和85岁以上年龄组AMI病死率增幅:城市男性分别是84.68/10万、207.26/10万和685.94/10万;城市女性分别是66.36/10万、215.10/10万和616.25/10万;农村男性分别是225.92/10万、347.04/10万和801.04/10万;农村女性分别是177.62/10万、348.69/10万和804.85/10万。

一、相关危险因素

　　1.年龄与性别

　　40岁后冠心病发病率升高,女性绝经期前发病率低于男性,绝经期后与男性相等。

　　2.高脂血症

　　脂质代谢紊乱是冠心病最重要预测因素。总胆固醇和低密度脂蛋白胆固醇水平和冠心病事件的危险性之间存在着密切的关系。低密度脂蛋白胆固醇水平每升高1%,则患冠心病的危险性增加2%~3%。甘油三酯是冠心病的独立预测因子。

　　3.高血压

　　高血压与冠状动脉粥样硬化的形成和发展关系密切。收缩期血压比舒张期血压更能预测冠心病事件。140~149 mmHg的收缩期血压比90~94 mmHg的舒张期血压更能增加冠心病死亡的风险。

4. 吸烟

吸烟是冠心病的重要危险因素,是最可避免的死亡原因。冠心病与吸烟之间存在着明显的用量-反应关系。

5. 糖尿病

冠心病占糖尿病患者所有死亡原因和住院率的近80%。

6. 肥胖

已明确为冠心病的首要危险因素,可增加冠心病病死率。

7. 久坐生活方式

不爱运动的人的冠心病发生率和死亡危险性增加。

8. 其他

尚有遗传、饮酒、环境因素等。

二、临床表现

(1) 胸骨后不适感,性质和持续时间具有明显特征。

(2) 劳累或情绪激动可诱发。

(3) 休息和(或)含服硝酸酯类药物后数分钟内可缓解。

但老年冠心病发病表现常不典型,可能与劳累没有直接联系。胸痛是最常见的症状,但随着年龄增长,以全身乏力、恶心呕吐、呼吸困难等为主诉就诊的患者比例也增多。

由于老年人常合并肺部疾病、心力衰竭等,劳力性胸部不适或呼吸困难也可能继发于这些疾病,这也会影响临床医生的判断,比如有些糖尿病患者发生急性冠脉综合征时,可能无胸痛而直接表现为心力衰竭。对于有可疑心绞痛症状反复发作或出现急性心力衰竭、心律失常、烦躁不安、呼吸困难等非典型症状的患者,应考虑有冠心病尤其是急性冠脉综合征的可能,并及时进行检查评估。

三、诊断性评估

1. 病史

(1) 患者患病及诊治经过。询问患者患病的起始时间和情况,是否有明显的诱因,主要的症状和特点(部位、性质、严重程度、持续时间、频率、加重或缓解因素),既往检查结果、治疗和效果。是否遵循医嘱,包括药物和非药物治疗。

(2) 目前情况。患者目前的主要情况,对日常的生活(包括活动、饮食、睡眠、排便等)有无影响。

(3) 病史。目前及既往有无糖尿病、甲状腺功能亢进症、贫血等症状及治疗情况。

(4) 工作及生活方式。评估患者从事的职业是否需要集中注意力或久坐久站,是否喜食高热量、高胆固醇、高脂肪、含盐或咖啡因较多的食物,是否存在暴饮暴食的情况。

(5) 心理社会因素。评估患者心理状况(有无焦虑、恐惧等)、性格(是否情绪激动或容易被激怒)及家庭收入等情况。

2. 体格检查

1）一般状态

（1）生命体征。测量患者的生命体征对诊断冠心病具有重要意义。如心源性呼吸困难患者发生呼吸频率、节律及深度的变化；高血压患者的血压会有不同程度的升高；心力衰竭患者的血氧饱和度会有不同程度的降低。

（2）面容与表情。心绞痛、心肌梗死的患者常常表现为痛苦面容。

（3）体位。患者是否能平卧，严重心力衰竭患者常取半卧位或端坐卧位。

2）皮肤黏膜　检查患者的皮肤黏膜的颜色、皮温和湿度，有无发绀，有无水肿。

3）肺部检查　注意听诊有无干、湿啰音；是否有胸腔积液的体征。双侧肺底湿啰音常见于左心心力衰竭致肺淤血的患者。

4）心脏血管检查　检查患者心前区有无隆起，听诊有无心包摩擦音。观察是否有颈静脉充盈或者怒张等。

5）腹部检查　有无腹水征及肝颈静脉反流征。

3. 实验室检查

实验室检查是诊断冠心病的重要措施，可用于确定可能导致缺血的原因，评估心血管病危险因素，并为判断预后情况提供依据。

（1）基本项目。全血细胞计数、血清肌酐测定、肌酐清除率、空腹血脂水平测定、2型糖尿病筛查、甲状腺功能检查等。怀疑急性冠脉综合征的患者，需测定高敏肌钙蛋白以确定有无相关的心肌损伤。

（2）推荐项目。超声心动图、心电图（首选项目）、24小时动态心电图、冠脉CT血管成像、冠状动脉造影（诊断冠心病的"金标准"）。

四、治疗原则

1. 冠心病的基本原则

正规治疗，积极有效地控制高血压、高血脂、高血糖、高体重等危险因素，保持其正常水平。戒烟、限酒、建立良好的心态。

2. 冠心病的药物治疗

药物治疗是老年冠心病主要的干预措施，其主要目标是缓解心肌缺血症状和减少心血管事件发生概率，改善预后。

（1）缓解症状的药物。主要有β受体阻滞剂、硝酸酯类、钙离子拮抗剂、哌嗪类衍生物、伊伐布雷定及尼可地尔。这些药物的主要作用是减少患者心肌缺血，减少心绞痛的发作，一般要与改善预后的药物联用。

（2）缓解预后的药物。β受体阻滞剂、抗血小板类药物、调脂类药物、抗凝类药物及ACEI和ARB，此类药物可以改善患者的远期预后，降低心血管事件发生风险和病死率。

3. 冠心病的再灌注治疗

1）溶栓治疗　溶栓治疗是急性心肌梗死的有效治疗方法，具有快速、简便的优点，在不具备经皮冠状动脉介入治疗（percutaneous coronary intervention，PCI）条件或PCI时间延迟时应首选溶栓治疗,且在 12 小时以内皆可获得较好的疗效。但老年患者溶栓疗法出血风险大大高于年轻患者,对于 75 岁以上患者,原则上不推荐进行溶栓治疗。

2)血运重建　对于在充分的药物治疗下仍存在有反复发作的缺血症状或大范围心肌缺血证据的稳定型冠心病患者,或急性冠脉综合征的患者,可以考虑进行 PCI 或冠状动脉旁路移植术(coronary artery bypass grafting,CABG)。与单纯药物治疗相比,PCI 和 CABG 在提高老年患者的生活质量、减少再住院率等方面更有优势。尽管年龄对血运重建预后有一定的影响,但在对患者进行综合评估(虚弱、认知功能、安全性等方面)的基础上,仍然具有足够的安全性。

(1)对于 ST 段抬高型心肌梗死的患者,应首选早期进行 PCI 治疗。但老年患者容易出现多支血管病变、钙化、解剖异常、慢性完全闭塞等情况,对于术者来说具有一定的挑战性。PCI 术后常规给予双联抗血小板治疗,但由于老年人出血风险较高,必要时需要缩短双联抗血小板的治疗时间,根据选择置入的支架不同,双联抗血小板的治疗时间也有所不同。

(2)CABG 是稳定型冠状动脉疾病和非 ST 段抬高型急性冠脉综合征患者血运重建的有效治疗措施,在针对复杂的冠状动脉病变患者时有很好的疗效。

五、专病相关评估

所有冠心病患者均应行静息心电图检查。静息心电图一般不能排除冠心病与心绞痛,但如果有 ST - T 改变符合心肌缺血时,特别是在疼痛发作时检出,则支持心绞痛的诊断。心电图显示陈旧性心肌梗死时,则心绞痛可能性增加。静息心电图有 ST 段压低或 T 波倒置但胸痛发作时呈"假性正常化",也有利于冠心病与心绞痛的诊断。静息心电图 ST - T 改变要注意相关鉴别诊断。

六、护理管理计划

(一)住院期间护理管理

1. 一般护理

心绞痛发作时,应立即停止原有活动,协助老年人取舒适体位休息,及时给予间断氧气吸入,调节流量为 4～6 L/min。给予低盐、低脂、高维生素和易消化饮食。保持排便通畅,避免用力排便。

2. 病情观察及护理

严密观察胸痛持续时间、伴随症状,随时监测生命体征及心电图变化。观察有无心律失常、不稳定型心绞痛、急性心肌梗死等发生。如胸痛持续不缓解,应警惕急性心肌梗死。

3. 用药护理

老年心绞痛治疗所使用的药物种类与一般成人相同,但在使用的细节上要注意结合老年人自身特点。

（1）硝酸酯类。心绞痛患者的常备药，对缓解心绞痛最为有效。针对老年人唾液分泌不足的特点，口服硝酸甘油前应先用水湿润口腔，再将药物嚼碎置于舌下，这样有利于药物快速溶化生效。有条件的老年人可使用硝酸甘油喷雾剂。首次使用硝酸甘油时宜平卧。

（2）β受体阻滞剂。应遵循剂量个体化的原则，从小剂量开始，使心率维持在 55 次/分左右。老年人用药剂量较中年人要小。伴有 COPD、心力衰竭或心脏传导阻滞病变的老年人对 β 受体阻滞剂很敏感，易出现不良反应，故应逐渐减量、停药。

（3）钙离子拮抗剂。钙离子拮抗剂可引起老年人低血压，应从小剂量开始使用。长效制剂氨氯地平血药浓度与肾功能损害无关，故可适用于老年心绞痛合并高血压的患者。

4. 心理调适

老年人的负性情绪往往来自对疾病的不合理认知，如冠心病等于"不治之症"等。可通过对疾病本质和预后的讲解改善其不合理认知，也可以指导患者通过自我暗示改变消极心态，如告诫自己沉着、冷静，暗示自己"心绞痛是可以战胜的"等。

5. 健康指导

健康指导应采取综合性措施，包括控制病情发展，恢复、维持和增强患者躯体功能及社交能力。

（1）健康教育。通过教育和咨询，使患者及家属了解心绞痛的发生机制、常见的危险因素、治疗和康复的方法。提高他们在治疗、护理和康复中的配合程度。

（2）生活指导。老年人心脏储备功能差，稍微增加心脏负荷的活动即可诱发心绞痛，故防止诱因特别重要。日常生活中指导患者养成少食多餐的习惯，提倡饮食清淡，戒烟限酒；根据老年人的心功能分级合理安排活动，避免过度劳累；保持乐观、稳定的情绪；天气转冷时注意防寒保暖；预防各种并发症。冠心病并发症趋势图见图 4-2-1。

（二）出院后延伸护理管理

1. 饮食护理

老年冠心病患者需要养成一个良好的饮食习惯，尽量坚持低胆固醇、低脂、低盐、易消化的饮食。进行合理安排饮食，不暴饮暴食，平时多食富含维生素的蔬菜水果，生冷、油炸类食品不吃或少吃，戒掉烟酒；保持每日摄入足够的纤维素及饮水量，从而确保大便的顺畅。烹调可以使用花生油、豆油、葵花籽油等植物油，还可多食用香菇、木耳等，从而有效降低血脂。患者可适量饮用绿茶，绿茶可以协助降低甘油三酯及血清胆固醇。

2. 运动护理

对老年冠心病患者来说，日常进行适当的锻炼有助于病情的缓解与改善。但具体的锻炼项目需要选择相对柔和的运动，比如散步、太极拳等。且每次锻炼的时间不宜过长。每次运动的强度需进行严格把控，保证每分钟心率在 130 次/分以下。一旦在运动过程中患者出现头晕、胸闷以及心悸的情况，一定要立即停止锻炼。

3. 心理护理

通过进行有效的心理干预，可以帮助老年冠心病患者减少病死率及其他并发症发生

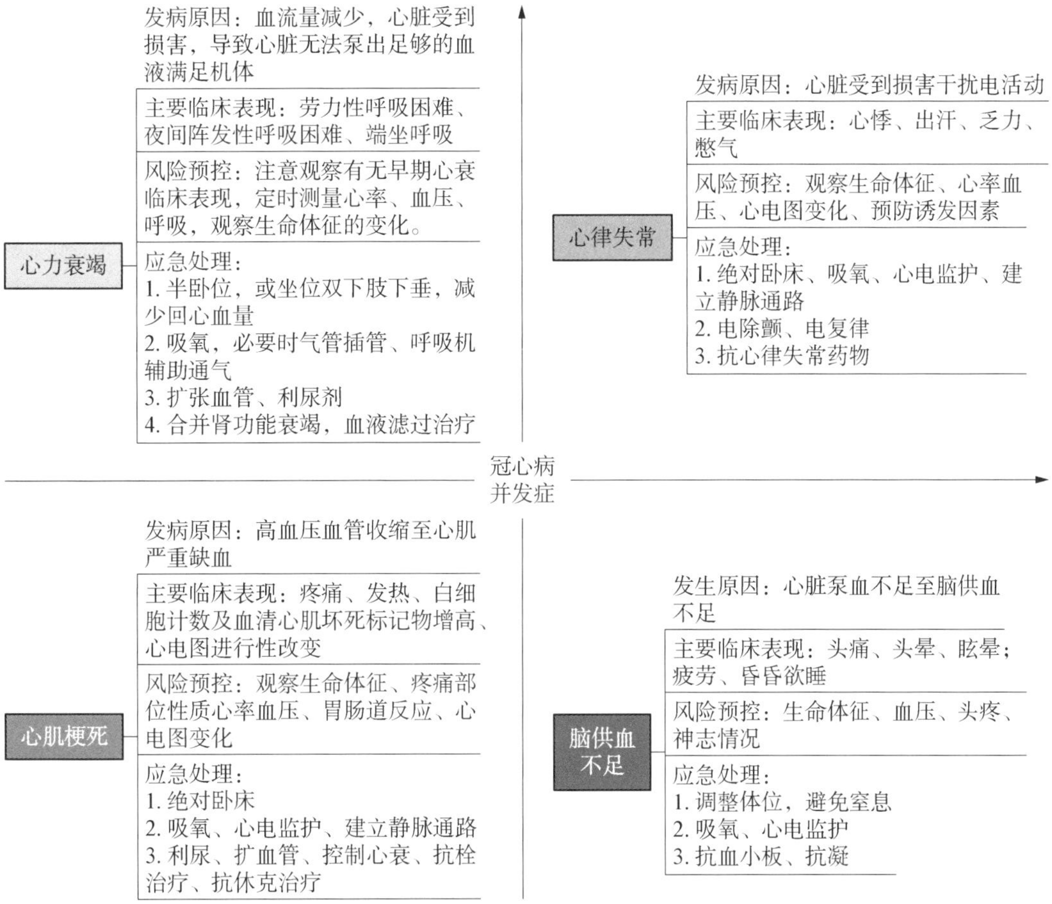

发病原因：血流量减少，心脏受到损害，导致心脏无法泵出足够的血液满足机体

主要临床表现：劳力性呼吸困难、夜间阵发性呼吸困难、端坐呼吸

风险预控：注意观察有无早期心衰临床表现，定时测量心率、血压、呼吸，观察生命体征的变化。

心力衰竭

应急处理：
1. 半卧位，或坐位双下肢下垂，减少回心血量
2. 吸氧，必要时气管插管、呼吸机辅助通气
3. 扩张血管、利尿剂
4. 合并肾功能衰竭，血液滤过治疗

发病原因：心脏受到损害干扰电活动

主要临床表现：心悸、出汗、乏力、憋气

风险预控：观察生命体征、心率血压、心电图变化、预防诱发因素

心律失常

应急处理：
1. 绝对卧床、吸氧、心电监护、建立静脉通路
2. 电除颤、电复律
3. 抗心律失常药物

冠心病并发症

发病原因：高血压血管收缩至心肌严重缺血

主要临床表现：疼痛、发热、白细胞计数及血清心肌坏死标记物增高、心电图进行性改变

风险预控：观察生命体征、疼痛部位性质心率血压、胃肠道反应、心电图变化

心肌梗死

应急处理：
1. 绝对卧床
2. 吸氧、心电监护、建立静脉通路
3. 利尿、扩血管、控制心衰、抗栓治疗、抗休克治疗

发生原因：心脏泵血不足至脑供血不足

主要临床表现：头痛、头晕、眩晕；疲劳、昏昏欲睡

风险预控：生命体征、血压、头疼、神志情况

脑供血不足

应急处理：
1. 调整体位，避免窒息
2. 吸氧、心电监护
3. 抗血小板、抗凝

图 4-2-1　冠心病并发症趋势图

的概率，由此可见心理护理的重要性。在进行心理护理时，需要将患者紧张、恐惧的心理慢慢消除；要引导患者如何控制情绪，如何保持愉快且平和的心情，如何宽容待人及如何遇事保持冷静，引导患者不要过于放纵自身的情感。对患者进行心理疏导，引导患者一旦遇到心理问题要及时与亲朋好友或专业人士进行倾诉和宣泄。

4. 排便护理

就冠心病患者来说，排便的时候万不可急于排便而用力屏气，因为一旦患者用力过猛很可能导致血压骤升，易导致意外的发生。因此，患者在排便时一定要引导自己尽量放轻松，轻轻地用力，在排便后也不要立刻站起。患者需保持大便的通畅，养成定时排便的好习惯。可以多吃水果、蔬菜及蜂蜜等富含纤维素的食物，也可以通过腹部按摩来促使肠蠕动，有助于排便。如果排便不顺畅，必要时也可以采用低压灌肠等方式协助排便。

5. 用药护理

按时遵医嘱用药对老年冠心病患者来说十分重要，一定要按时、按量服药。硝酸甘油一定要妥善避光保存，一定要随身携带或者放在触手可及的地方。一旦心肌梗死发作或

者出现心绞痛时,一定要立即停止一切活动,马上进行卧床休息,同时还需立即服用硝酸甘油。

(三)居家管理健康干预

1. 生活起居干预

对老年冠心病患者来说,有以下几方面问题需要格外注意。

(1)洗漱的时候最好使用温水,尤其是在冬天。因为患者如果突然受到冷水的刺激很可能导致血管的收缩,最终引起血压的升高,患者需要尽量避免寒冷产生的刺激。心绞痛的常见诱因就包括寒冷刺激。

(2)起床时需要缓缓起身,切不可骤然起身。冠心病患者需要先慢慢起身,在床上稍坐片刻之后再缓缓下床。一旦过于着急,很可能引起血压以及心率产生较大的波动。

(3)每天的日常作息需要时刻遵守,日常饮食以及睡眠休息都要有规律。

(4)吃东西的时候不要边走边吃或直接站着吃,这样会给患者的心血管系统增加许多额外的负担。患者及家属都需要了解心肌梗死或者心绞痛发作时的非典型症状,包括腹部不适或者疼痛等。如果老年患者还伴有糖尿病、高血压及心脏病等疾病或有家族史,一旦出现非同一般的重症消化不良情况,只要持续 20~30 min,就需要警惕是否为心脏病发作的症状。

2. 定期到医院进行复查

一旦老年冠心病患者出现以下几种情况时,一定要即刻到医院就诊。

(1)突然开始频繁发作心绞痛,而且程度逐渐加重,每次发作时间都在 30 min 以上,即使服用硝酸甘油也不见缓解时,一定要警惕是否为急性心肌梗死。

(2)患者突然出现身体不适,包括心律失常、心悸、心动过速或者过慢、水肿、气喘、昏厥、突然晕倒等心功能不全等情况。

(3)在正常服药期间出现治疗效果异常或治疗效果不明显情况。

3. 加强老年患者宣教

叮嘱老年患者一定遵医嘱用药,如果是心绞痛患者一定要将急救盒随身携带,并及时更换盒内的药品,以免时间久后逐渐失效。鼓励患者与外界多接触,逐渐学会照顾自己,对生活中的不良习惯要及时更改。

● 案例与思考

一、患者基本情况

1. 基本信息

姓名:王×× 性别:男 年龄:62 岁 学历:初中
民族:汉族 职业:退休 入院日期:2023.3.10

2. 主诉

活动后胸闷 2 年余,再发加重半年。

3. 现病史

患者于 2 年前反复出现活动后胸闷,持续 20 min 左右,经休息后可缓解。无胸痛心慌,无夜间阵发性呼吸困难,无下肢水肿,无晕厥,无咳嗽咳痰。曾去其他医院就诊,冠脉造影提示:多支病变,于 2021 年 8 月在其他医院行冠状动脉旁路移植术,术后坚持服用药物,症状明显好转。于半年前反复出现胸部紧缩感,与活动无关,无胸痛,无呼吸困难。3 月前出现间断下肢水肿。为进一步诊治,今日来我院就诊。门诊以"冠心病"收入院。

4. 既往史

有高血压 10 年,糖尿病 13 年,痛风 20 年,高脂血症多年,慢性肾功能不全 10 年。过敏史:青霉素、磺胺类、头孢类抗生素过敏。外伤史:无。手术史:2021 年 8 月行冠状动脉旁路移植术。

5. 个人史

吸烟史 20 年,每日 1 包;睡眠欠佳。

6. 婚育史

育有一子一女。

7. 家族史

父母均有冠心病史。

8. 诊断

冠心病,急性冠脉综合征,冠状动脉旁路移植术后,心功能 2 级。

二、体格检查

体温 36.5℃,心率 62 次/分,呼吸 18 次/分,血压 135/85 mmHg,神智清,查体合作,浅表淋巴结未触及肿大。心律齐,心音正常无杂音,肺部呼吸音清,两肺未闻及啰音,腹部软,无压痛及反跳痛,无包块,肝脾未触及。双下肢无水肿,生理反射存在,病理反射未引出。

思考题

1. 上述病史中,你认为患者发生冠心病的危险因素有哪些?

2. 该患者入院应给予哪些基本护理措施?

3. 典型心肌缺血的特征有哪些?

4. [单选]下列哪项是冠心病首选检查项目?(　　)

A. 全血细胞计数　　　　　　　　　B. 高敏肌钙蛋白

C. 心电图　　　　　　　　　　　　D. 冠状动脉造影

5. [单选]下列哪项检查项目是冠心病的"金标准"?(　　)

A. 全血细胞计数　　　　　　　　　B. 高敏肌钙蛋白

C. 心电图　　　　　　　　　　　　D. 冠状动脉造影

参考答案

1. 年龄、高血压、糖尿病、高血脂、吸烟史、精神不佳、家族史。

2. 协助老年人取舒适体位休息,及时给予间断氧气吸入,调节流量为 4～6 L/min。

3. ①胸骨后不适感,性质和持续时间具有明显特征。②劳累或情绪激动可诱发。③休息和(或)含服硝酸酯类药物治疗后数分钟内可缓解。

4. C

5. D

第三节　心律失常患者的管理

● 学习目标 》》》

> (1) 能阐述心律失常的定义、病因,描述典型症状、体征、并发症、治疗原则和要点。
>
> (2) 能按照护理程序为老年心律失常患者进行评估、制订护理计划并实施。
>
> (3) 能为老年心律失常患者及其家属进行休息与活动、药物、情绪、突发情况应急处理等方面的居家健康指导,帮助其延缓病情的发展和预防并发症的发生。
>
> (4) 树立护士的责任感,始终保持高度的警觉性进行病情观察。

心律失常是心脏活动的起源和(或)传导障碍,导致心脏搏动的频率和(或)节律异常的现象。心律失常是心血管疾病中重要的一组疾病,可单独发病,亦可与其他心血管病伴发。其预后与心律失常的病因、诱因、演变趋势、是否导致严重血流动力障碍有关,可突然发作而致猝死,亦可持续累及心脏而致其衰竭。

统计数据表明,我国心律失常患者约有 2 000 万人。随着我国进入老龄化社会,心血管疾病发生率在快速提升,心律失常的发病率也相应增高,约占心血管疾病的 20%。

无心脏疾病的 60 岁以上老年人中,74% 有房性心律失常,64% 有室性心律失常。同时,老年人各种心血管疾病的发生率增高,更易发生致命性心律失常,其中以室性心律失常最常见。据报道,健康老年人的室性期前收缩的发生率高达 64%～90%,其中 62%～80% 为多源性。健康老年人最高心率随着年龄的增大而降低,平均心率也有下降趋势。因此,老年人出现窦性心动过速时,常比年轻人的症状更明显。

一、发病原因

心律失常的病因可分为遗传性和后天获得性。

1. 遗传性心律失常

多为基因突变导致的离子通道病,使得心肌细胞离子流发生异常。目前已经明确的遗传性心律失常包括长 QT 间期综合征、短 QT 期综合征、Brugada 综合征、儿茶酚胺敏感性室性心动过速、早期复极综合征等,部分心房颤动和预激综合征患者也具有基因突变位点。

2. 后天获得性心律失常

生理性因素如运动、情绪变化等可引起交感神经兴奋而产生快速型心律失常，或因睡眠等迷走神经兴奋而发生缓慢型心律失常。病理性因素又可分为心脏本身、全身性和其他器官障碍的因素。

心脏本身的因素主要为各种器质性心脏病，包括冠心病、高血压性心脏病、风湿性心脏病、瓣膜病、心肌病、心肌炎和先天性心脏病等。全身性因素包括药物毒性作用、各种原因的酸碱平衡及电解质紊乱、神经与体液调节功能失调等。交感与副交感神经系统两者张力平衡时，心电稳定，而当平衡失调时，则容易发生心律失常。

心脏以外的其他器官在发生功能性或结构性改变时，亦可诱发心律失常，如甲状腺功能亢进、贫血、重度感染、脑卒中等。此外，胸部手术（尤其是心脏手术）、麻醉过程、心导管检查、各种心脏介入性治疗、药物与毒素（如河豚毒素）等均可诱发心律失常。

二、临床表现

心律失常血流动力学改变的临床表现主要取决于心律失常的性质、类型，心功能及对血流动力学影响的程度。较严重的心律失常，如病态窦房结综合征、快速心房颤动、阵发性室上性心动过速、持续性室性心动过速等，可引起心悸、胸闷、头晕、低血压、出汗，严重者可出现晕厥、阿-斯综合征，甚至猝死。

由于心律失常的类型不同，临床表现各异，主要有以下几种表现。

1. 冠状动脉供血不足的表现

各种心律失常均可引起冠状动脉血流量降低。各种心律失常虽然可以引起冠状动脉血流降低，但较少引起心肌缺血。然而对有冠心病的患者，各种心律失常都可以诱发或加重心肌缺血，主要表现为心绞痛、气短、周围血管衰竭、急性心力衰竭、急性心肌梗死等。

2. 脑动脉供血不足的表现

不同的心律失常对脑血流量的影响也不同。脑血管正常者，血流动力学的障碍不会造成严重后果。倘若脑血管发生病变时，则足以导致脑供血不足，其表现为头晕、乏力、视物模糊、暂时性全盲，甚至于失语、瘫痪、抽搐、昏迷等一过性或永久性的脑损害。

3. 肾动脉供血不足的表现

心律失常发生后，肾血流量也发生不同的减少，临床表现有少尿、蛋白尿、氮质血症等。

4. 肠系膜动脉供血不足的表现

快速心律失常时，血流量降低，肠系膜动脉痉挛，可产生胃肠道缺血的临床表现，如腹胀、腹痛、腹泻，甚至发生出血、溃疡或麻痹。

5. 心功能不全的表现

主要为咳嗽、呼吸困难、倦怠、乏力等。

三、诊断性评估

1. 病史

应全面详细了解患者病史,包括以下内容。

(1) 家族史。询问患者有无高血压、糖尿病、血脂异常、冠心病、脑卒中或肾脏病的家族史。

(2) 病程。患者心律失常发作的诱因、起止方式、时间,心律失常的类型,是否接受过治疗及其疗效与不良反应。

(3) 症状及既往史。心律失常发作时的症状、体征,目前及既往有无冠心病、心力衰竭、脑血管病、外周血管病、糖尿病、血脂异常、甲状腺功能亢进等症状及治疗情况。

(4) 服药史。尤其是抗心律失常药物、洋地黄和影响电解质平衡的药物。

(5) 起搏器植入史。是否有植入起搏器史。

(6) 心理社会因素。包括家庭情况、工作环境、文化程度及有无精神创伤史。

2. 体格检查

应着重于判断心律失常的性质及心律失常对血流动力状态的影响。

(1) 听诊。听心音了解心室搏动的快、慢和规则与否,结合颈静脉搏动所反映的心房活动情况,有助于作出心律失常的初步鉴别诊断。

(2) 颈动脉窦按摩。有助于鉴别诊断心律失常的性质。为避免发生低血压、心脏停搏等意外,应使患者在平卧位有心电图监测下进行。老年人慎用,有脑血管病变者禁用。每次按摩一侧颈动脉窦,一次按摩持续时间不超过 5 秒,可使心房扑动的室率成倍下降,还可使室上性心动过速立即转为窦性心律。

3. 实验室检查

应着重于有无高血压、冠心病、瓣膜病、心肌病等器质性心脏病的证据。

(1) 基本项目。血生化(钾、空腹血糖、血清总胆固醇、甘油三酯、高密度脂蛋白胆固醇、低密度脂蛋白胆固醇、尿酸、肌酐)、全血细胞计数、血红蛋白和血细胞比容,尿液分析(尿蛋白、尿糖和尿沉渣镜检),心电图。

(2) 推荐项目。常规心电图、超声心动图、心电图运动负荷试验、放射性核素显影、心血管造影等检查有助于确诊或排除器质性心脏病。

四、治疗原则

1. 心律失常治疗的基本原则

心律失常急性期的控制,应以血流动力学状态来决定处理原则。血流动力学状态不稳定包括进行性低血压、休克的症状及体征、急性心力衰竭、进行性缺血性胸痛、意识障碍等。血流动力学不稳定时,如不及时处理,会继续恶化,甚至危及生命。此时不应苛求完美的诊断流程,而应追求抢救治疗的效率,以免延误抢救时机。情况紧急时没有充足时间来详细询问病史和体检,应边询问边抢救。

血流动力学状态不稳定的异位快速心律失常应尽早采用电复律终止,对严重的缓慢性心律失常要尽快采用临时起搏治疗。血流动力学相对稳定者,可根据心电图的特点、结合病史及体检进行诊断及鉴别诊断,选择相应治疗措施。

2. 非药物治疗

1) 规律健康饮食

(1) 心律失常患者应限制热量供给,不宜过度饮食,减少食物总热量。

(2) 心律失常患者应限制蛋白质供给,出现心力衰竭及血压高时要严格控制蛋白质的摄入。

(3) 应限制高脂肪供给,减少胆固醇摄入,多食含不饱和脂肪酸的食物。

(4) 限制盐及水的摄入,尤其对有水肿的患者更应严格控制,每人每天摄入食盐量在10 g以下。

(5) 供给富含维生素的食物,多食用新鲜蔬菜及水果,以维持心肌的营养和脂类代谢。

(6) 应禁用刺激性饮料,如酒、浓茶、咖啡;辛辣调味品,如葱、姜、蒜、辣椒等。

(7) 应养成良好的用餐习惯,应少食多餐,切忌暴饮暴食,以免加重心脏负担,而诱发或加重心律失常。

2) 戒烟限酒　戒烟可降低心血管疾病和肺部疾患风险。老年人应限制酒精摄入,男性每日饮用酒精量应<25 g,女性每日饮用酒精量应<15 g。白酒、葡萄酒或啤酒饮用量应分别<50、100、300 ml。

3) 减轻精神压力,保持心理平衡　心理或精神压力引起心理应激,即人体对环境中心理和生理因素的刺激作出的反应。长期、过量的心理反应,尤其是负性的心理反应会显著增加心血管风险。应采取各种措施,帮助老年患者预防和缓解精神压力并纠正和治疗病态心理,必要时建议老年患者寻求专业心理辅导或治疗。

4) 注意保暖　老年人对寒冷的适应能力和调控能力变差。应保持室内温暖,经常通风换气,骤冷和大风低温时减少外出,适量增添衣物,避免病情加重。

3. 心律失常的药物治疗

现临床应用的抗心律失常药物已近50余种,但至今还没有统一的分类标准。根据药物对心脏的不同作用原理可将抗心律失常药物分以下4类,以指导临床合理用药,其中Ⅰ类药又分为A、B、C三个亚类。

(1) Ⅰ类。即钠通道阻滞药。①ⅠA类,适度阻滞钠通道,如奎尼丁等。②ⅠB类,轻度阻滞钠通道,如利多卡因等。③ⅠC类,明显阻滞钠通道,如普罗帕酮等。

(2) Ⅱ类。为β肾上腺素受体拮抗药,因阻断β受体而有效,如普萘洛尔。

(3) Ⅲ类。选择延长复极过程的药物,如胺碘酮。

(4) Ⅳ类。即钙通道阻滞剂,是一类阻滞心肌和平滑肌细胞钙内流的药物,如维拉帕米。

长期服用抗心律失常药均有不同程度的不良反应,严重的可引起室性心律失常或心脏传导阻滞而导致死亡。因此,临床应用时应严格掌握适应证,注意不良反应,以便及时治疗。

五、专病相关评估

对于发病频率不高的患者,常规的心律失常有时候无法捕捉到相关的信息,就要用到长程的动态心电图,便于寻找到心律失常的一些相关信息。

六、护理管理计划

(一) 住院期间护理管理

1. 一般护理

(1) 体位与休息。嘱患者当心律失常发作导致胸闷、心悸、头晕等不适时采取高枕卧位、半卧位或其他舒适体位,尽量避免左侧卧位,因左侧卧位时患者常能感觉到心脏的搏动而使不适感加重。做好心理护理,保持情绪稳定,必要时遵医嘱给予镇静药,保证患者充分的休息与睡眠。

(2) 给氧。患者心律失常伴呼吸困难、发绀等缺氧表现时,给予氧气吸入,根据缺氧程度调整氧流量。

2. 病情观察及护理

(1) 心电监护。对严重心律失常者,应持续心电监护,严密监测心率、心律、心电图、生命体征、血氧饱和度变化。发现频发(每分钟 5 次以上)多源性、成对的或呈 R 在 T 上(R-on-T)现象的室性期前收缩、室速、预激伴发房颤、窦性停搏、第二度Ⅰ型或第三度房室传导阻滞等,立即报告医生。

(2) 皮肤护理。安放监护电极前应注意清洁皮肤,用乙醇棉球去除皮肤油脂,电极放置部位应避开胸骨右缘及心前区,以免影响做心电图和紧急电复律。1～2 天更换电极片 1 次或电极片松动时随时更换,去除电极片后及时清洁皮肤。部分患者易过敏,应观察有无皮肤发红、瘙痒、水疱,甚至破溃等。

3. 心理护理

建立良好的护患关系。通过交谈、陪伴等方式减轻老年患者的焦虑,让老年患者通过听轻音乐、闲聊、看书和电视节目等消遣方式,缓解精神压力。保持健康的心理状态,以利于老年患者心律稳定。

4. 用药护理

严格遵医嘱按时按量给予抗心律失常药物,静注时速度宜慢,一般在 5～15 分钟内注完,静滴药物时尽量用输液泵调节速度。胺碘酮静脉用药易引起静脉炎,应选择大血管输注。配制药物浓度不要过高,严密观察穿刺局部情况,谨防药物外渗。观察患者意识和生命体征,必要时监测心电图,注意用药前、用药过程中及用药后的心率、心律、PR 间期、QT 间期等的变化,以判断疗效和有无不良反应。

5. 并发症预防及护理

1) 有猝死的危险

(1) 评估危险因素。评估引起心律失常的原因,如有无冠心病、心力衰竭、心肌病、心肌炎、药物中毒等,有无电解质紊乱(如低钾血症)和低氧血症、酸碱平衡失调等。遵医嘱配合治疗,协助纠正诱因。

(2) 持续心电监护。严密监测心率、心律、心电图、生命体征、血氧饱和度变化,有异常及时汇报医生。

(3) 配合抢救。对于高危患者,应留置静脉导管,备好抗心律失常药物及其他抢救药品、除颤器、临时起搏器等。一旦发生猝死,立即配合抢救。

2) 有受伤的危险

(1) 评估危险因素。向患者及知情者询问患者晕厥发作前有无诱因及先兆症状,了解晕厥发作时的体位、晕厥持续时间、伴随症状等。必要时应用心电监护,动态观察心律失常的类型。

(2) 休息与活动。心律失常频繁发作,有头晕、晕厥或曾有跌倒史者应卧床休息,协助生活护理。嘱患者避免单独外出,防止意外。

(3) 避免诱因。嘱患者避免剧烈活动、情绪激动或紧张、快速改变体位等,一旦有头晕、黑矇等先兆时应立即平卧,以免跌伤。

(4) 遵医嘱给予治疗。如心率显著缓慢的患者可予阿托品、异丙肾上腺素等药物或配合人工心脏起搏治疗。对其他心律失常患者可遵医嘱给予抗心律失常药物。

心律失常并发症趋势图见图 4-3-1。

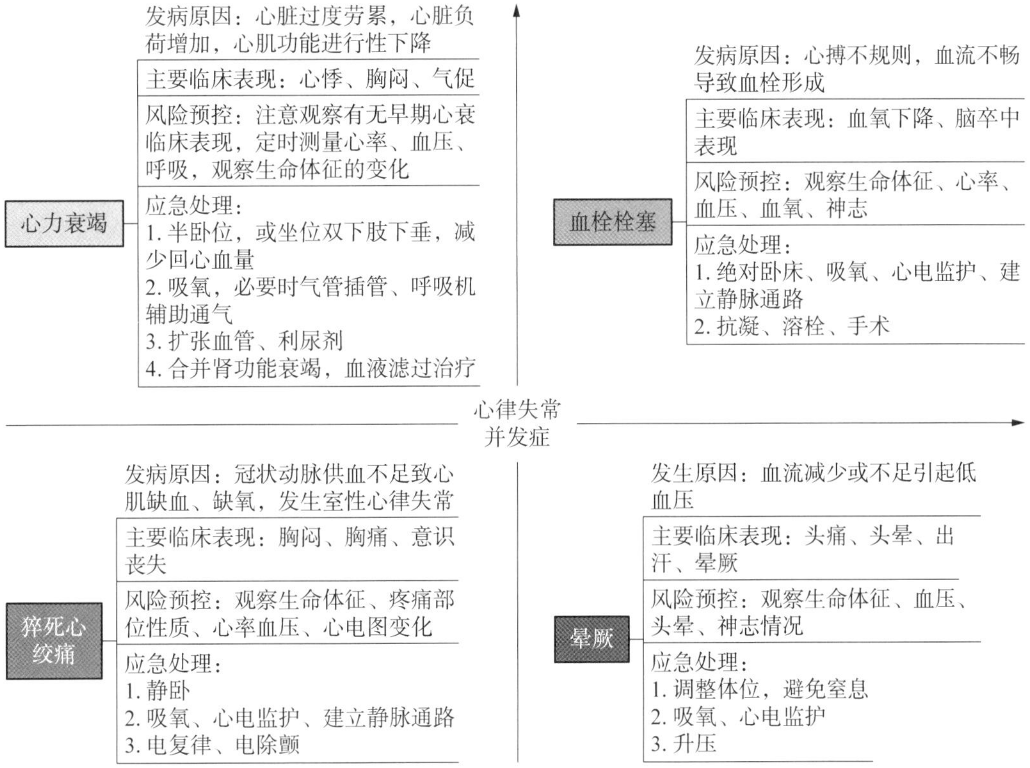

图 4-3-1　心律失常并发症趋势图

（二）出院后延伸护理管理

1. 休息与活动护理指导

（1）指导患者劳逸结合，生活有规律，保证充足的休息与睡眠。

（2）指导患者采用动静结合的运动方式，如散步、太极拳、保健操等，避免参加剧烈活动，活动中应保证自我感觉良好，不伴有胸闷、胸痛、气急和疲劳。一旦出现以上不适症状，立即停止活动。

（3）告知有晕厥史者避免从事驾驶、高空作业等危险的工作，避免单独外出，防止意外。告知患者有头昏、黑矇时立即平卧或扶牢旁边物体，以免晕厥发作时摔伤。

（4）指导患者养成良好的排便习惯，保持排便通畅；如有便秘者，不要强行排便，可采取一些通便措施，如使用开塞露或口服缓泻剂等。

2. 用药护理

（1）指导严格按医嘱使用抗心律药物，口服药应按时按量服用，不可自行减药、停药或擅自更换其他药物。

（2）告知胺碘酮可致眼角膜沉淀、肺纤维化、老年人甲状腺功能减退或年轻人甲状腺功能亢进。

（3）告知洋地黄类易致各种心律失常。消化道症状如恶心、呕吐等；神经系统多表现为黄、绿视。

3. 定期复查

（1）告知定期复查心电图，发现异常及时就诊。

（2）教会患者及家属测量脉搏和心律的方法。将手臂轻放在桌面上，将示指和中指压在桡动脉处，力度适中，能感觉到脉搏搏动就行，测量60秒。每天至少1次，每次至少1分钟。如有脉搏变慢、头晕等症状应及时就诊。

（3）指导患者阵发性室上性心动过速发生时，可采取一些自行终止的方法（机械刺激法），若不能终止，应尽快来医院就诊。

4. 社区管理

1）心律失常老年患者的发现

（1）机会性筛查。在医生诊疗过程中，通过主诉及心电图发现或确诊心律失常老年患者。

（2）健康档案建立。在建立健康档案时通过心电图和询问，发现患者。对严重心律失常的老年患者，及时转诊。

（3）健康体检。在老年居民健康体检查出的心律失常老年患者。

（4）通过健康教育或健康咨询发现心律失常老年患者。

2）心律失常高危人群的管理　建立心律失常老年患者健康档案、填写随访表。对纳入管理的心律失常老年患者进行系统的管理，包括饮食、运动等生活方式及符合老年患者病因和临床分型制订个体化治疗方案，以便有效控制患者的心律失常。

3）心律失常老年患者的随访　健康管理医师团队和社区卫生服务中心每年要提供4～6次面对面随访，每次随访要询问病情、进行血压、体重、心率等检查和评估，做好随访记录。认真填写居民健康档案各类表单,如心律失常老年患者随访服务登记表、双向转诊单等,不缺项、漏项,做好备案。对心律失常老年患者每年至少进行一次健康检查,可与随访结合。

(三) 居家管理健康干预

1. 注意睡姿

俯卧是最不宜采取的睡姿,因为俯卧会压迫心脏和肺部,影响呼吸。心律失常患者以及心脏病患者,应采取右侧卧的睡姿,保持身体自然屈曲,这种姿势有利于血液的回流,以减轻心脏的负担。如果出现胸闷、呼吸困难,可采取半卧位或 30°坡度卧位,从而减少心律失常的发生。

2. 注意健康饮食

老年人应注意健康饮食,不要暴饮暴食,要多吃新鲜水果、蔬菜,少喝咖啡、浓茶等饮品。还要注意不能过量饮酒。因为这些因素都可能使交感神经兴奋,导致心脏传导异常。

3. 注意适当运动

老年人要多参加一些运动,但是运动要注意适量。特别是对心律失常患者而言,绝不是运动量越大对身体越好。因此,老年人们要本着“量力而动”的原则,不可勉强运动或活动过量。中老年人适合进行散步、打太极拳等较柔和的运动。

4. 保持良好的情绪

保持良好、稳定的情绪,精神放松,不过度紧张。精神因素中尤其紧张的情绪易诱发心律失常。所以患者要保持平和的心态,避免过喜、过悲、过怒,不计较小事,遇事自己能宽慰自己,不看紧张刺激的电影、球赛等。

5. 定期进行体检

不要忽视定期体检,很多心律失常患者平时没有心慌、胸闷等典型症状,是在体检时才发现心律失常的。但暂时没有症状的心律失常对身体一样有害,会伤害心脏或引发脑卒中,在严重疲劳状态下可能突然发生严重的心律失常,甚至猝死。

🔵 案例与思考 》》

一、患者基本情况

1. 基本信息

姓名:黄××　　性别:男　　年龄:67 岁　　学历:初中

民族:汉族　　职业:退休　　入院日期:2023.3.18

2. 主诉

反复发作心悸 2 年,加重 1 个月。

3. 现病史

患者 2 年前晨练时出现心悸,持续约 2 小时后自行缓解,以后类似发作反复出现。近 1 个月心悸发作较前频繁,伴胸闷,持续时间延长至 4～6 小时方能自行缓解,发作时多次查心电图均提示左室肥厚。既往高血压病史 10 余年,最高血压 160/100 mmHg,坚持服药治疗,血压控制尚可。今为全面诊治来我院,以“心律失常”收入我科。

4. 既往史

高血压病史 10 余年。过敏史：青霉素。外伤史：无。

5. 个人史

吸烟 30 年，15～20 支/日。睡眠欠佳。

6. 婚育史

育有一子。

7. 家族史

无。

二、体格检查

体温 36.2℃，脉搏 98 次/分，呼吸 18 次/分，血压 156/96 mmHg。神志清楚。口唇无发绀，甲状腺无肿大。双肺未闻及干湿性啰音。心界不大，心率 112 次/分，律不齐，各瓣膜听诊区未闻及杂音。腹平软，无压痛，肝脾肋下未触及。双下肢无水肿。

● 思考题 》》》

1. 依据上述案例，患者的初步诊断及诊断依据是什么？

2. 心律失常的治疗基本原则是什么？

3. 心律失常的临床表现？

4. ［单选］对心律失常发生频率不高的患者，应做什么检查？（　　　）

A. 心电图　　　　　　　　　　　B. 动态心电图

C. 超声心电图　　　　　　　　　D. 心电图运动负荷试验

5. ［多选］居家管理健康干预措施（　　　）

A. 注意睡姿　　　　　　　　　　B. 注意健康饮食

C. 注意适当运动　　　　　　　　D. 保持良好情绪

E. 定期体检

参考答案

1. 该患者的初步诊断及诊断依据为：

1）初步诊断　①心律失常：阵发性心房颤动。②高血压 2 级（高危）。

2）诊断依据

（1）心律失常：阵发性心房颤动。①老年男性，慢性病程，反复发作心悸 2 年，加重 1 个月，数小时后可自行缓解。②查体：示血压升高，心率 112 次/分，脉搏 98 次/分，心率＞脉率，脉搏短绌，且律不齐，双肺未闻及干湿性啰音，下肢无水肿。③实验室检查，心电图均提示左室肥厚。④既往高血压病史 10 余年，服药后血压控制尚可。吸烟 30 年，无遗传病家族史。

（2）高血压 2 级（高危）：①患者最高血压 160/100 mmHg，属于 2 级高血压（收缩压 160～179 mmHg，舒张压 100～109 mmHg）。②危险因素：患者年龄＞55 岁；吸烟。靶器官损害包括左心室肥厚。综上所述，患者血压为 2 级，有两个危险因素，存在靶器官受损，故为危险分层属于高危。

2. 血流动力学状态不稳定的异位快速心律失常应尽早采用电复律终止,对严重的缓慢性心律失常要尽快采用临时起搏治疗。血流动力学相对稳定者,可根据心电图的特点、结合病史及体检进行诊断及鉴别诊断,选择相应治疗措施。

3. 各种心律失常都可以诱发或加重心肌缺血,主要表现为心绞痛、气短、周围血管衰竭、急性心力衰竭、急性心肌梗死等。脑血管发生病变时,导致脑供血不足,其表现为头晕、乏力、视物模糊、暂时性全盲,甚至于失语、瘫痪、抽搐、昏迷等一过性或永久性的脑损害。肾血流量减少,临床表现有少尿、蛋白尿、氮质血症等。血流量降低,肠系膜动脉痉挛,产生胃肠道缺血的临床表现,如腹胀、腹痛、腹泻,甚至发生出血、溃疡或麻痹。

4. B

5. ABCD

第四节　心力衰竭患者的管理

学习目标

　　(1) 能阐述心力衰竭的定义、病因、相关概念,描述典型症状、体征、并发症、治疗原则和要点。

　　(2) 能按照护理程序为老年心力衰竭患者进行心功能及其他方面的评估、制订护理计划并实施。

　　(3) 能为老年心力衰竭患者及其家属进行运动与休息、氧疗、药物、饮食、突发情况应急处理等方面的居家健康指导,帮助其缓解病情的发展和预防并发症的发生。

　　(4) 树立尊重生命、关注健康的理念,以高度的责任心为老年患者服务。

　　心力衰竭(heart failure,HF)是各种心脏结构或功能性疾病导致心室充盈和(或)射血功能受损,心输出量不能满足机体组织代谢需要,以肺循环和(或)体循环淤血,器官、组织血液灌注不足为临床表现的一组综合征,主要表现为呼吸困难、体力活动受限和体液潴留。心功能不全(cardiac insufficiency)或心功能障碍理论上是一个更广泛的概念,伴有临床症状的心功能不全称为心力衰竭。

　　心力衰竭发病率在50～59岁为1‰,50岁以后,每增加10岁,患病率增加1倍,心力衰竭是年龄>65岁老年人住院的主要原因。老年心力衰竭预后差,5年生存率为25%～50%,低于多数的恶性肿瘤,也是老年人死亡的最常见原因,猝死发生率是正常人的5倍。截至2015年底,我国年龄>60岁老年人口已达2.22亿,其中年龄>80岁者占13.9%,年龄>80岁人群心力衰竭患病率近12%。

一、发病原因

（一）基本病因

1. 原发性心肌损害

包括缺血性心肌损害如冠心病心肌缺血或心肌梗死、心肌炎和心肌病；心肌代谢障碍性疾病以糖尿病心肌病最常见，其他如继发于甲状腺功能亢进或减退的心肌病、心肌淀粉样变性等。

2. 心脏负荷过重

（1）压力负荷（后负荷）过重。见于高血压、主动脉瓣狭窄、肺动脉高压、肺动脉瓣狭窄等左、右心室收缩期射血阻力增加的疾病。

（2）容量负荷（前负荷）过重。见于瓣膜关闭不全等引起的血液反流，先天性心脏病如间隔缺损、动脉导管未闭等引起的血液分流。此外，伴有全身循环血量增多的疾病如慢性贫血、甲状腺功能亢进、围生期心肌病等。

（二）诱因

有基础心脏病的患者，其心力衰竭症状常由一些增加心脏负荷的因素所诱发。

（1）感染。呼吸道感染是最常见、最重要的诱因，感染性心内膜炎较为多见。

（2）心律失常。心房颤动是诱发心力衰竭的重要因素。其他各种类型的快速性心律失常及严重的缓慢性心律失常亦可诱发心力衰竭。

（3）生理或心理压力过大。如过度劳累、剧烈运动、情绪激动、精神过于紧张等。

（4）妊娠和分娩。妊娠和分娩可加重心脏负荷，诱发心力衰竭。

（5）血容量增加。如钠盐摄入过多，输液或输血过快、过多。

（6）其他。治疗不当（如不恰当停用利尿药物）；风湿性心脏瓣膜病出现风湿活动等。

二、临床表现

不同程度的呼吸困难依然是老年心力衰竭的主要症状，但可能因同时合并肺部疾病、去适应状态、肥胖等，使这一症状的特异性下降。老年心力衰竭因肺血管代偿性变化可以不产生端坐呼吸及夜间阵发性呼吸困难，表现为呼吸系统症状（20.54％），如咳嗽、咳痰、胸闷；神经系统症状（5.47％），因明显低心输出量和低氧血症，脑组织供血和供氧减少，表现为头痛、头晕、困倦等；消化道症状（13.69％），因肝和胃肠淤血所致腹痛、恶心及呕吐等。这些非典型表现的老年患者较中青年患者更多见。

老年心力衰竭患者以射血分数保留的心力衰竭多见（40％～80％），常合并冠心病，临床上易误诊。

三、诊断性评估

（一）病史

应全面详细了解患者病史,包括以下内容。

1. 现病史

（1）症状。①呼吸困难,可表现为劳力性呼吸困难、端坐呼吸、夜间阵发性呼吸困难、休息时呼吸困难和急性肺水肿。②乏力。③水肿,常在身体的下垂部位首先出现。④泌尿系统症状,在心力衰竭早期可以出现夜尿症,晚期可出现少尿。⑤脑部症状,心力衰竭晚期,尤其伴有脑动脉硬化可以出现意识模糊、记忆力减退、焦虑、头痛、失眠和噩梦,偶尔还会出现定向力障碍、谵妄甚至幻觉等精神症状。

（2）治疗情况。洋地黄、利尿剂的使用情况,特别是血管紧张素转换酶抑制剂和β受体阻滞剂使用剂量。

2. 既往史

（1）询问可能发现以往或现在心肌梗死、瓣膜疾病或先天性心脏病的证据。

（2）应当询问高血压、糖尿病、高脂血症、冠心病、瓣膜病或周围血管疾病、风湿热等病史,以及胸部放射史、心脏毒性药物服用史。

（3）应当仔细询问患者服用违禁药物情况、酒精摄入量、性病接触史等,以及非心脏疾病,如胶原血管疾病、细菌或寄生虫感染、甲状腺功能亢进或甲状腺功能减退及嗜铬细胞瘤。

3. 个人史

烟酒嗜好等。

4. 家族史

直系亲属类似病史。

（二）体格检查

1. 全身体征

当存在多种心力衰竭体征,包括心尖搏动移位、下垂部位水肿、静脉压升高及明确听到第三心音,加上心力衰竭相关症状,在临床上可以做出初步的心力衰竭诊断。应当注意外周水肿、静脉压增高和肝大是体循环静脉淤血特征性体征。应当通过仔细的临床检查包括视诊、触诊和听诊发现心力衰竭体征。外周水肿和肝大的阳性预测价值较低,而对颈静脉压的检测较困难,经过治疗的心力衰竭和以左室功能不全为主的心力衰竭,即使很严重,外周水肿也不明显。

2. 肺部体征

两肺底闻及啰音是充血性心力衰竭的特征,至少是中等程度的心力衰竭。急性肺水肿时两肺满布水泡音和喘鸣音,伴咳粉红色泡沫样痰。然而无啰音不能排除肺毛细血管压有明显的升高。支气管黏膜充血,分泌过多或痉挛会引起干啰音和喘鸣音。啰音通常在两肺底都可听到,如果是单侧的则常见于右侧。心力衰竭的患者如果只在左肺闻及啰音则提示该肺有肺栓塞。另外,可有胸腔积液、腹腔积液。

3. 心脏体征

临床检查充血性心力衰竭患者时通常容易发现明显的心脏疾病证据。心脏扩大、奔马律、交替脉、P2 亢进和收缩期杂音。

(三)实验室检查

(1)基本项目。血、尿、便常规,血电解质(钾、钠、氯),血生化(总蛋白、白蛋白、肝功能、肾功能、血糖等)。注意由于老年患者肾功能不全,可能导致血浆脑利尿钠肽(brain natriuretic peptide,BNP)及 N 末端 B 型钠尿肽原(N-terminal pro-B-type natriuretic peptide,NT - proBNP)水平随年龄及肾功能不全增加而升高。

(2)二维超声心动图。二维超声心动图是心力衰竭诊断中最有价值的单项检查,可以快速、安全地检测心腔直径、室壁厚度和几何形状。评价局部或整体的、收缩或舒张的心室功能不全。左室射血分数(left ventricular ejection fraction,LVEF)小于 40% 可诊断为收缩性心力衰竭。

(3)胸部 X 线。心力衰竭初步诊断手段之一。胸部 X 线检查可以发现心脏扩大和肺淤血的程度,还可发现肺部疾病。

(4)首次通过平衡法核素心室造影及放射性核素心肌血流灌注显像。前者可准确测定左室容量、LVEF 及室壁运动。后者可诊断心肌缺血和心肌梗死,对鉴别扩张型心肌病和缺血性心肌病有一定帮助。但是不能直接发现瓣膜的异常或心脏肥厚。

(5)放射核素血管造影。可以准确评价 LVEF,也可评价右室射血分数及心脏容积,还可分析左室充盈动力学变化。但这些指标在对房颤患者的检查中不可靠。

(6)心脏核磁共振。检查心脏容积、壁厚度和左室质量最准确的方法,并可以准确发现心包的增厚及心肌坏死的范围及再灌注和心功能情况。

(7)Holter。

(8)右心漂浮导管。

(9)脑钠素。> 100 pg/ml 诊断为心力衰竭,确诊后按美国纽约心脏病协会(NewYork Heart Association,NYHA)分级。

四、治疗原则

(一)心力衰竭治疗的基本原则

积极改善心力衰竭症状、控制危险因素、积极治疗原发疾病,能够使病情得到有效的控制。

(二)非药物治疗

1. 饮食搭配

要控制总热量的摄入,控制饮食的脂肪、氟化物含量,多吃含高纤维素、低脂肪的蔬菜、水果、全谷类食品,高蛋白质、低脂肪的牛奶、鸡肉、鱼类等食品。

2. 运动锻炼

进行适当的有氧运动,如快步走、游泳、骑自行车等,不仅可以帮助增强心肺功能,还能减轻体重、控制血压,改善症状。

3. 心理调适

心力衰竭患者应保持心理稳定,避免情绪波动大,应与家人朋友沟通交流,建立良好的亲密关系,减轻心理压力。

4. 日常照护

心力衰竭患者应避免过度劳累,安排好作息时间,以免影响健康。同时,要保持居室空气流通,防止受到温度过高或过低的影响,避免接触某些刺激物,如尘埃、烟雾、污染气体等,以保证一个健康的环境。

(三) 高血压的药物治疗

1. 药物治疗

目前中国及欧美指南推荐的心力衰竭治疗方案对老年心力衰竭患者同样适合,2009年《欧洲心脏病杂志》公布的调查数据显示,年龄≥80 岁的心力衰竭患者常用药物主要是利尿剂和洋地黄等改善症状的药物,而 ACEI、β 受体阻滞剂及醛固酮拮抗剂等真正改善预后的药物应用较少。

《2018 年中国心力衰竭诊断和治疗指南》特别指出:①老年人合并用药多,易发生药物相互作用和不良反应。老年心力衰竭患者治疗既强调以指南为导向,也要注意个体化。②衰弱在老年心力衰竭患者中很普遍,应寻找原因并处理,相关心力衰竭指南推荐的药物对衰弱老年人获益尚不确定。③年龄≥80 岁心力衰竭患者中有 1/3 的患者合并痴呆,不能及时识别心力衰竭症状,治疗依从性差。因此对老年患者进行综合评估和多学科管理有助于识别上述情况,并尽可能避免其不利影响。

2. 手术治疗

老年心力衰竭主要考虑药物治疗,但对于合适的射血分数降低的心力衰竭(heart failure with reduced ejection fraction,HFrEF)患者仍然可以考虑进行心脏再同步化治疗。高龄老年人面临预期寿命短、手术风险大等问题,故选择非药物治疗需严格掌握适应证,仔细评估获益及风险。

五、专病相关评估

(一) 心功能分级

心力衰竭的严重程度常采用 NYHA 的心功能分级方法(表 4 - 4 - 1)。这种分级方案简单易行,临床应用最广,但缺点是仅凭患者的主观感受进行评价,其结果与客观检查发现并不一定一致,且个体间的差异较大。

表4-4-1 NYHA心功能分级

心功能分级	依据及特点
Ⅰ级	患者患有心脏病,但日常活动量不受限制,一般活动不引起乏力、呼吸困难等心力衰竭症状
Ⅱ级	体力活动轻度受限。休息时无自觉症状,但平时一般活动可出现上述症状,休息后很快缓解
Ⅲ级	体力活动明显受限。休息时无症状,低于平时一般活动量时即可引起上述症状,休息较长时间后症状方可缓解
Ⅳ级	任何体力活动均会引起不适。休息时亦有心力衰竭的症状,稍有体力活动后症状即加重。如无须静脉给药,可在室内或床边活动者为Ⅳa级,不能下床并需静脉给药支持者为Ⅳb级

(二) 心力衰竭分期

美国心脏病学会和美国心脏协会于2001年提出心力衰竭分期,是以心力衰竭相关的危险因素、心脏的器质性及功能性改变、心力衰竭的症状等为依据将心力衰竭分为两个阶段和4个等级(表4-4-2)。此评估方法是以客观检查发现为主要依据,揭示心力衰竭发生发展的基本过程,有利于指导临床工作,尽早地、更具针对性地进行防治性干预,减少心力衰竭的发生,控制其发展。例如,在心力衰竭高危阶段的A期对各种高危因素进行有效治疗,在B期进行有效干预,才能有效减少或延缓进入有症状的心力衰竭阶段(C期、D期)。

表4-4-2 心力衰竭分期

心力衰竭分期	依据及特点
A期	无心脏结构或功能异常,也无心力衰竭症状体征,但有发生心力衰竭的高危因素如高血压、冠心病、代谢综合征等
B期	已发展成结构性心脏病,如左心室肥厚、无症状性心脏瓣膜病,但无心力衰竭症状体征
C期	已有结构性心脏病,且目前或既往有心力衰竭症状体征
D期	有进行性结构性心脏病,虽经积极的内科治疗,休息时仍有症状,因心力衰竭反复住院,需要特殊干预

(三) 6分钟步行试验

6分钟步行试验(6 minutes walk test,6MWT)让患者在平直走廊里尽可能快地行走,测定其6分钟的步行距离<150 m为重度心力衰竭;150~425 m为中度心力衰竭;426~550 m为轻度心力衰竭。该评估方法简单易行,安全方便。通过评定慢性心力衰竭患者的运动耐力来评价心力衰竭严重程度和治疗效果。

六、护理管理计划

(一) 住院期间护理管理

1. 无症状心力衰竭期与心力衰竭易患期的护理

约90％的心力衰竭加重或发作是有诱因的,最常见的有感染、心律失常、电解质紊乱、过度体力活动、情绪激动、气候骤变、治疗护理不当等。早期纠正危险因素,减少心力衰竭的发生和加重是护理的首要目标。①加强对原发病的治疗与护理。②减少和避免上述诱发因素。③改善不良生活方式,降低心脏发生新的损害的危险,如戒烟酒、减轻体重、低盐低脂饮食。饮水注意出入动态平衡,每日适量运动。根据体重变化及早发现液体潴留。

2. 有症状慢性心力衰竭护理

1) 休息 休息是减轻心脏负荷的重要方法,休息的方式和时间需根据心功能情况安排。长期卧床的患者,应定时翻身,做好皮肤护理,防止压疮;并鼓励其做自主下肢活动,预防下肢深静脉血栓形成。体力休息原则分为4级。

(1) Ⅰ级。不限制一般的体力活动,积极参加体育锻炼,但必须避免剧烈运动和重体力劳动。

(2) Ⅱ级。适当限制体力活动,增加午睡时间,强调下午多休息,可做轻体力工作和家务劳动。

(3) Ⅲ级。严格限制一般的体力活动,每天有充分的休息时间,但日常生活可以自理或在他人协助下自理。

(4) Ⅳ级。绝对卧床休息,取舒适体位,生活由他人照顾,待病情好转后活动量逐渐增加。

2) 饮食护理原则 低热量、低盐、高蛋白、高维生素、高纤维素、清淡的食物。少食多餐,不宜过饱,否则会加重心脏负担,诱发心力衰竭。根据患者情况限制每日的摄入液体量。限盐及高钠食品,心功能Ⅰ～Ⅱ级患者<5 g/d,心功能Ⅲ级患者2.5～3 g/d,心功能Ⅳ级患者<1 g/d。在应用利尿剂的情况下,密切观察电解质变化,防止低氯低钠血症。

3) 排便的护理 指导患者养成每日定时排便的习惯,排便时勿过度用力。长期卧床的患者定期变换体位,多做腹部顺时针按摩,必要时给予润肠药或缓泻剂。

4) 吸氧 病情轻者间断吸氧,病情重者采用持续吸氧,流量2～4 L/分,注意观察患者呼吸频率、节律、深度的改变,随时评估呼吸困难的改善情况并及时记录。

5) 用药护理

(1) 使用利尿剂的护理。①每日体重变化是最可靠的监测利尿效果和调整利尿剂剂量的指标。每日测量体重的时间应在晨起排空膀胱后,以保准确。②准确记录出入量,观察水肿消退情况,以判断利尿效果。③应用噻嗪类利尿剂应注意有无电解质紊乱、高尿酸血症和高血糖。④应用袢利尿剂应注意电解质紊乱、消化道症状、听力障碍等。⑤应用保钾利尿剂应注意胃肠道反应、嗜睡、乏力、皮疹等,监测血钾浓度,高血钾者禁用。

（2）使用β受体阻滞剂的护理。①严密监测心率、心律,注意有无心率减慢、房室传导阻滞。②注意水钠潴留情况,通知医生及时增用利尿剂,防止心力衰竭加重。③防止首剂低血压。④静脉推注时必须在心电血压监护下进行,推药后密切观察生命体征。⑤观察有无低血糖、高血脂及支气管痉挛情况发生。

（3）ACEI可以引起刺激性干咳、低血压、高血钾、肾功能减退及血管性水肿,血管性水肿较为罕见,但可出现声带水肿,甚至喉头水肿,危险性较大,应予注意,多见于首次用药或治疗最初24小时内,应注意观察,发现不良反应,及时通知医师对症处理。

（4）使用洋地黄制剂的护理。①洋地黄用量个体差异很大,心肌缺血缺氧、重度心力衰竭、低钾、低镁血症、肾功能减退等情况对洋地黄较敏感,使用时应严密观察患者用药后反应。②注意不与奎尼丁、普罗帕酮、维拉帕米、胺碘酮等药物合用,以免增加药物毒性。③必要时监测血清地高辛浓度。④严格按医嘱给药,教会患者服用地高辛时应自测脉搏,当脉搏<60次/分或节律不规则时应暂停服药并告诉医师,用毛花苷C或毒毛花苷K时务必稀释后缓慢静注,并同时监测心率、心律及心电图变化。⑤密切观察洋地黄毒性反应。⑥出现洋地黄中毒时,停用洋地黄,补充钾盐,停用排钾利尿剂,纠正心律失常。

（5）使用血管扩张剂的护理。①严密观察血压、心率及药物不良反应,如体位性低血压、头痛、干渴、皮疹等,出现晕厥、恶心、乏力时,立即平卧,取头低足高位,以促进静脉回流,增加脑部血流量。②指导患者改变体位时动作要缓慢。③每日监测中心静脉压,有条件情况下应采用有创方法,监测肺毛细血管压力变化。④应用硝普钠时应注意严格掌握静脉滴速,严密监测血压,现配现用,每6小时更换一次,避光使用,防止久用致氰化物中毒,应严密观察肾功能变化,适时改用乌拉地尔等药物治疗。

（6）使用非洋地黄类正性肌力药物的护理。长期应用非洋地黄类正性肌力药物可引起心律失常,应密切观察心律变化,发现异常应及时处理。如患者出现持续体液潴留、低血压是心力衰竭恶化的表现。一般应用多巴酚丁胺、米力农等正性肌力药,加强心肌收缩力,升高血压,一般短期应用3～5天。

6）病情观察　①观察呼吸困难、紫绀有无减轻,体位是否适宜。②水肿的部位、程度有无变化。③输液的量及速度是否适宜。④每日的出入量情况。⑤卧床时间长、水肿严重、营养不良的患者应注意皮肤情况,保持床单位清洁、干燥、无渣,并定期变换体位。

7）心理护理　加强与患者的沟通,指导患者进行自我心理调整,减轻患者因长期疾病带来的焦虑,对患者积极配合治疗给予鼓励,增强战胜疾病的信心。

8）健康指导　①每日醒后、早餐前,同样衣着条件下自测体重。②报告1周内在无饮食变更时,体重增加超过3kg的情况。③保持低盐饮食,包括低钠食物,忌用含钠量高的食物。④严格按处方服用所有药物,了解其名称、剂量、不良反应。⑤报告用药过程中的任何不良反应与问题。⑥了解慢性心力衰竭的症状,及时报告呼吸困难、疲乏、踝部水肿、腹胀、多汗等情况。注意并发症。见图4-4-1。⑦按康复计划参加经常性的运动训练和压力松弛技术训练。⑧为保存能量,应预先计划好一天的活动量。

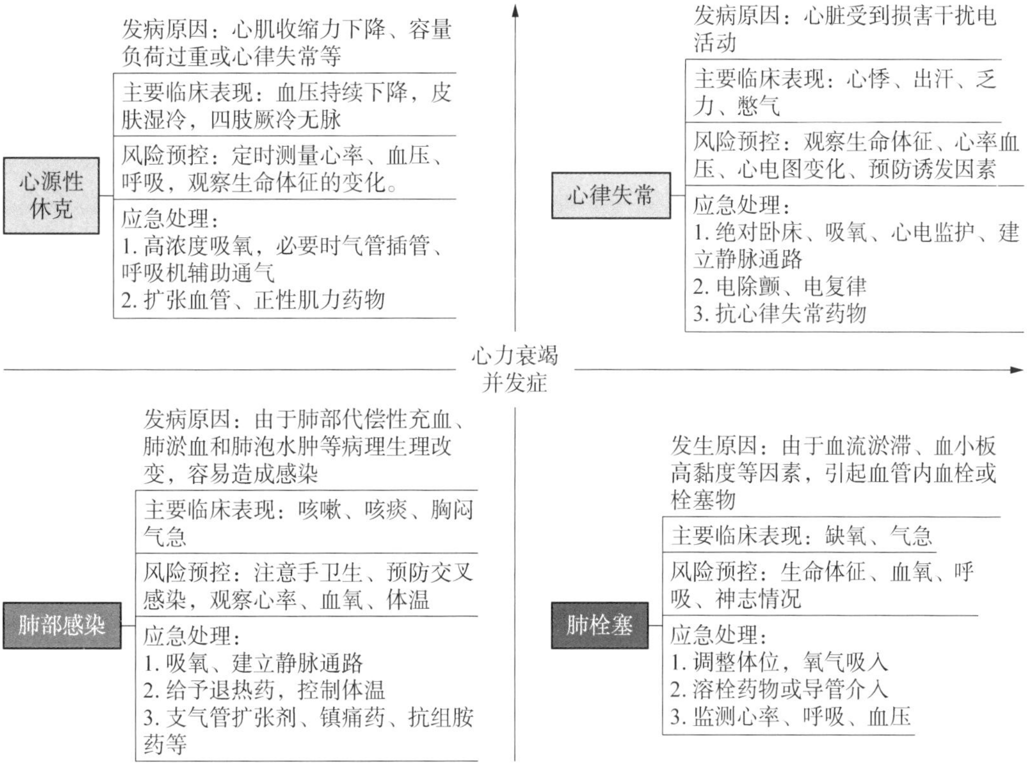

发病原因：心肌收缩力下降、容量负荷过重或心律失常等

主要临床表现：血压持续下降，皮肤湿冷，四肢厥冷无脉

风险预控：定时测量心率、血压、呼吸，观察生命体征的变化。

心源性休克

应急处理：
1. 高浓度吸氧，必要时气管插管、呼吸机辅助通气
2. 扩张血管、正性肌力药物

发病原因：心脏受到损害干扰电活动

主要临床表现：心悸、出汗、乏力、憋气

风险预控：观察生命体征、心率血压、心电图变化、预防诱发因素

心律失常

应急处理：
1. 绝对卧床、吸氧、心电监护、建立静脉通路
2. 电除颤、电复律
3. 抗心律失常药物

心力衰竭并发症

发病原因：由于肺部代偿性充血、肺淤血和肺泡水肿等病理生理改变，容易造成感染

主要临床表现：咳嗽、咳痰、胸闷气急

风险预控：注意手卫生、预防交叉感染，观察心率、血氧、体温

肺部感染

应急处理：
1. 吸氧、建立静脉通路
2. 给予退热药，控制体温
3. 支气管扩张剂、镇痛药、抗组胺药等

发生原因：由于血流淤滞、血小板高黏度等因素，引起血管内血栓或栓塞物

主要临床表现：缺氧、气急

风险预控：生命体征、血氧、呼吸、神志情况

肺栓塞

应急处理：
1. 调整体位，氧气吸入
2. 溶栓药物或导管介入
3. 监测心率、呼吸、血压

图 4-4-1　心力衰竭并发症趋势图

（二）出院后延伸护理管理

1. 饮食护理

注意合理膳食，以免增加心脏负荷或引起便秘。应进食低热量、易消化的清淡饮食，以流质或半流质为宜，少吃多餐，每日 4～6 餐。特别要注意晚餐不宜过饱，饭后不再进食和过多饮水，避免发生夜间左心功能不全。每日控制总热量在 1 500 kal 左右，可降低新陈代谢，减轻心脏负担。钠和水的潴留及其在体内的异常分布是心力衰竭的重要病理改变，控制钠盐有助于减轻或消除水肿。因此，心功能Ⅱ级患者应控制食盐＜5 g/d，心功能Ⅲ级＜2.5 g/d，心功能Ⅳ级＜1 g/d 或忌盐，少吃肥肉及动物内脏，多吃蔬菜水果，还应限制食用面包、腌制的小菜。老年患者胃肠功能低下，加上卧床，容易引起便秘，用力排便可增加心脏负担，引起心律失常和猝死等恶性事件发生，指导患者饮水，增加膳食纤维，必要时服用缓泻剂，如番泻叶、酚酞片、乳果糖溶液等，以保持大便通畅。

2. 运动护理

（1）运动康复疗法。患者处于病情稳定状态时应进行体力和休闲活动，这些活动以不引起症状为准，这样可以预防肌肉萎缩。

（2）规律运动。增加体力耐受性 15％～25％，改善心功能Ⅱ～Ⅲ级心力衰竭患者的症状，提高生活质量。①心功能Ⅰ～Ⅱ级患者可从步行运动法逐渐过渡到其他运动量较

大的运动。如健身操、骑自行车、登山、太极拳、舞蹈、手臂运动器械等。②心功能Ⅲ级患者可采用床边坐立法,每日 2 次,每次 10～30 min,逐渐增加,直至步行、爬楼梯等肢体活动。③心功能Ⅳ级的患者需每日被动运动肢体,定时协助患者翻身。

3. 药物护理

患者服用洋地黄类制剂时,应严格遵守医嘱,不可随意增减剂量或停药,服用前要数脉搏,若脉搏<60 次/分,应立即停药并前往医院,如出现恶心、呕吐、食欲减退、黄视或绿视等毒性反应时,及时报告医护人员给予处理。

应用利尿剂之前测量体重,利尿剂应上午服用,以使利尿作用发生在白天,避免影响夜间睡眠。

强效或排钾利尿剂易引起电解质紊乱及酸碱平衡失调。患者应监测电解质变化,并多吃红枣、橘子、香蕉、韭菜等含钾高的食物,当出现倦睡、肌肉无力、腹胀、恶心等低钾血症时,应报告医生并遵医嘱给予补钾。

4. 去除诱因

应告知患者不要到拥挤的公共场所,以防止被别人传染疾病,同时应注意适时添衣,避免风寒,如出现感染先兆需及时治疗。室内注意开窗通风,减少病菌滋生。良好的睡眠具有解除疲劳和恢复体力的作用,还能有效防止心肌缺血、心律失常、猝死等事件的发生。应为患者提供安静舒适的环境,保持良好的心理状态,保证充足睡眠,避免劳累。难以入眠者可给予地西泮或艾司唑仑以助睡眠。

5. 社区管理

(1)建立登记制度。建立健康档案并进行登记,以便观察、治疗和随访。

(2)建立随访制度。冠心病患者的治疗方案确定后,应进行长期随访。不稳定心绞痛患者出院后,低危组患者应 1～2 月随访一次;中、高危组患者无论是否进行介入治疗,都应至少 1 个月随访一次。并与患者预约下次复诊时间。

(三)居家管理健康干预

1. 用药指导与病情监测

坚持遵医嘱服药,告知患者药物的名称、剂量、用法、作用与不良反应。掌握自我调整基本治疗药物的方法:每天测量体重,若 3 天内体重增加 2 kg 以上,应考虑已有水钠潴留,需要使用利尿剂或加大利尿剂的剂量,并根据心率和血压调整受体阻断药 ACEI 或 ARB 的剂量。患者一般 1～2 个月随访 1 次,病情加重时(如疲乏加重、水肿再现或加重静息心率增加 15～20 次/分、活动后气急加重等)及时就诊。

2. 生活方式指导

饮食宜低盐、低脂、易消化、富营养,每餐不宜过饱。肥胖者应控制体重,消瘦者应增强营养支持。运动锻炼可以减少神经激素系统的激活和延缓心室重塑的进程,对减缓心力衰竭患者自然病程有利,是一种能改善患者临床状态的辅助治疗手段。所有稳定性慢性心力衰竭并且还能够参加体力适应计划者,都应当考虑运动锻炼。运动前应进行医学与运动评估,根据心肺运动试验制订个体化运动处方,运动方式以有氧运动为主,抗阻运动可作为有氧运动的有效补充。运动过程中应做好监测,随时调整运动量。

3. 心理行为干预

随着年龄的增长,老年人强迫症状增强,加之老年人易偏执,更容易产生惊恐、抑郁、发怒的表现,这些心理因素会使交感神经兴奋,加重心脏负担而发生心源性猝死。因此应针对患者存在的心理障碍,采用疏导化解等形式解决。护理人员要致力于观察病情,善于发现病情变化,主动询问,关心体贴患者,重视他们的感受,鼓励他们表达,用积极的态度和语言鼓励患者,恰当地运用肢体语言,使患者有安全感和信任感,消除患者顾虑和恐惧心理,减轻他们的心理压力,增强战胜疾病的信心和勇气。

4. 照顾者指导

教育家属给予患者积极的支持,帮助患者树立战胜疾病的信心,保持情绪稳定,积极配合治疗。必要时主要照顾者应掌握心肺复苏术。

● 案例与思考 》》

一、患者基本情况

1. 基本信息

姓名:陈×× 　　　性别:男　　　年龄:68 岁　　　学历:高中

民族:汉族　　　职业:退休　　　入院日期:2023.5.14

2. 主诉

反复呼吸困难 2 年,加重 3 个月,体重增加 8 kg。

3. 现病史

入院前 2 年,在上一层楼后出现呼吸困难,端坐呼吸,踝部水肿。此后症状逐渐加重,尽管间断服用氢氯噻嗪治疗。因阵发性夜间呼吸困难于半年前住院治疗 3 周。近 3 个月只能是端坐入睡。夜尿(2~3 次/夜),有重度水肿,以"心力衰竭"收入我科。

4. 既往史

胃溃疡病史 4 年,高血压史 10 年,用普萘洛尔和氢氯噻嗪治疗效果欠佳,糖尿病 5 年,有慢性关节炎史,有糖尿病家族史。过敏史:无。外伤史:无。

5. 个人史

吸烟史 20 年,每日 1 包。睡眠欠佳。

6. 婚育史

育有一子一女。

7. 家族史

父母均有糖尿病史。

8. 诊断

心力衰竭。

二、体格检查

呼吸 28 次/分,脉搏 100 次/分,血压 160/100 mmHg,体重 78 kg,颈静脉怒张。胸部检查可闻及吸气相湿啰音和双侧干啰音。心脏检查可闻及舒张早期奔马律;最强搏动点位于第六肋间,距胸骨正中线 12 cm。肝大,可触及;肝颈静脉回流征阳性。四肢 3＋凹陷性水肿。

思考题

1. 上述病史中,你认为患者发生心力衰竭的因素有哪些?

2. 该患者目前是心功能几级? 为什么?

3. 目前患者使用洋地黄类药品,用药时该注意什么?

4. [多选]心力衰竭发病机制有哪些?（　　　）

A. 心脏负荷过重　　　　　　　　　B. 感染

C. 心律失常　　　　　　　　　　　D. 原发性心肌损害

5. [多选]心力衰竭治疗的基本原则（　　　）

A. 积极改善心力衰竭症状　　　　　B. 控制危险因素

C. 积极治疗原发疾病　　　　　　　D. 能够使病情得到有效的控制

参考答案

1. 年龄、高血压且药物控制不佳、糖尿病、吸烟史、精神不佳、家族史。

2. 心功能Ⅲ级,体力活动明显受限。休息时无症状,低于平时一般活动量时即可引起上述症状,休息较长时间后症状方可缓解。

3. 严格按医嘱给药,教会患者服用洋地黄药物时应自测脉搏,当脉搏<60 次/分或节律不规则应暂停服药并告诉医师,用毛花苷 C 或毒毛花苷 K 时务必稀释后缓慢静注,并同时监测心率、心律及心电图变化。密切观察洋地黄毒性反应。

4. ABCD

5. ABCD

第五章

老年人消化系统常见疾病管理

第一节　消化性溃疡患者的管理

学习目标

（1）能阐述消化性溃疡的定义、病因及相关概念，描述典型症状、体征和并发症、治疗原则和要点。

（2）能按照护理程序为老年消化性溃疡患者进行评估、制订护理计划并实施。

（3）能为老年消化性溃疡患者及其家属进行饮食、药物、休息、突发情况应急处理等方面的居家健康指导，帮助其缓解病情的发展和预防并发症的发生。

消化性溃疡是一类由细菌感染、细菌性肠道疾病、慢性营养不良、慢性酒精性肝脏疾病等疾病，引起的慢性疾病。这类疾病通常会侵袭到消化道的某些部位，如食道、胃、十二指肠，甚至是胃-空肠吻合口周围的麦克尔憩室。

近年来，尽管消化性溃疡的发病率已经显著减少，但依然是当今最普遍的消化系统疾病。据研究，消化性溃疡的发病率为 6%～15%。十二指肠溃疡的发生率则要高出胃溃疡，其占比大概是 3∶1。消化性溃疡的病情会反复出现，其中 1 年内的病情会有 60%～80%的变化。但是，一旦幽门螺杆菌（helicobacter pylori，Hp）被成功控制，病情的复发率就会下降至 3%～7%。而当 Hp 控制不当时，溃疡的病情会升至 60%～95%。

一、发病原因

（一）幽门螺杆菌感染

Hp 感染已被证实是消化性溃疡的重大原因，尤其在发达地区，其传染率极高。它不仅会加剧疾病的传播，还会破坏口腔溃疡处的免疫系统，从而影响口腔溃疡的治疗效果。研究表明，消化性溃疡的 Hp 感染率达到 80%～90%，而十二指肠溃疡的 Hp 感染率则介于90%～100%之间。

（二）长期服用非甾体抗炎药

持续服用非甾体抗炎药（nonsteroidal anti-inflammatory drug，NSAID）可能引起消化性溃疡的出现，因其在肠道内的暴露时间较十二指肠黏膜的暴露时间更久，从而大大增加了其危害性。此外，非甾体抗炎药的药理活性也可能影响消化道的正常功能，如降低内源性前列腺素的产生，削弱消化道的抗炎能力，从而加重消化道溃疡的症状。非甾体抗炎药物的过量摄入会引起消化性溃疡的恶化，进而影响溃疡的痊愈，使溃疡再次发作几乎成为必然，还会引起严重的出血和穿孔。

溃疡的风险取决于使用的非甾体抗炎药物的品牌、用药次数和治疗周期，此外，溃疡的严重程度也会受到患者的年龄、既往溃疡的历史和进展，以及 Hp 的传染、抽烟、使用抗凝药物及肾上腺皮质兴奋剂的情况的影响。联合使用非甾体抗炎药、西罗莫司、5-羟色胺选择性再摄取抑制剂（serotonin-selective reuptake inhibitor，SSRI），以及一些抗癌药物，例如5-氟尿嘧啶（5-fluorouracil，5-FU），都能够有效加速溃疡的发展。

（三）胃酸分泌过多

研究表明，胃蛋白酶的功能是消化性溃疡的关键，其能够被有效激活（pH<4.0），并且能够有效保护其功能。因此，胃酸与胃蛋白酶的协同作用对于消化性溃疡的治疗具有至关重要的意义。佐林格-埃利森综合征是一种由于胃泌素瘤引起的病症，会使胃泌素水平大幅度增高，引起胃酸的大量分泌，从而出现多个溃疡，甚至难以治愈的溃疡，同时还会出现腹泻。

（四）其他危险因素

1. 抽烟

抽烟是一种危险的行为，会导致消化性溃疡的风险大大提升，而且这种风险的具体原理仍然未被完全弄清楚。研究表明，抽烟会导致胃酸的分泌量减少，十二指肠的碳酸氢盐含量也会相应减少，而且会使幽门括约肌的紧缩性更强，从而产生更多的氧自由基，从而导致消化性溃疡的出现。

2. 血型

O 型血的人群更容易发生消化性溃疡，这一现象的确切性尚未得到确定。

3. 十二指肠运动异常

一些胃溃疡患者的消化道排空过程会变慢，导致十二指肠液逆向进入消化道，从而破坏消化道的结构和功能；另一些十二指肠溃疡患者的消化道排空会变得更快，从而使十二指肠酸的消耗量大大提高。

4. 应激

非甾体抗炎药的不良反应，以及患者持续的心理压力，都会导致患者出现应激性溃疡，从而影响到十二指肠的正常功能，包括胃液的排出、肠蠕动及黏膜的血液循环，从而导致溃疡的复发或恶化。

二、临床表现

患者的临床表现各异,有些患者甚至没有任何征兆,而有些患者则会先有出血或其他并发症。消化性溃疡的典型症状包括:①持续性的疾病,其持续时间可能从数年到数十年。②周期性的症状,其症状的出现和消退的时间间隔通常是数周到数月,消退的时间间隔则各异,其症状的出现往往是由于秋冬和冬春的变化,以及心理压力、疲惫和饮酒等原因所致。③症状发作时的上腹部疼痛具有规律性。

1. 症状

1)腹痛　上腹部疼痛是本病的主要症状,可为钝痛、灼痛、胀痛甚至剧痛,或呈饥饿样不适。疼痛部位多位于上腹中部、偏右或偏左。多数患者疼痛有典型的节律,十二指肠溃疡表现为空腹痛,即餐后 2~4 小时和(或)午夜痛,进食或服用抗酸剂后可缓解;胃溃疡的疼痛多在餐后 1 小时内出现,经 1~2 小时后逐渐缓解,至下餐进食后再次出现疼痛,午夜痛也可发生,但较十二指肠溃疡少见。部分患者无上述典型疼痛,而仅表现为无规律性的上腹隐痛不适。也可因并发症而发生疼痛性质及节律的改变。

2)常见症状　上腹部的剧烈疼痛,以及胃部的不适感,如反胃、打嗝、恶心、呕吐和食欲下降。此外,还会出现睡眠障碍、出汗增加和血压升高。

在溃疡发展的早期,患者会感到上腹部的一些微弱的疼痛,十二指肠溃疡的疼痛通常在左侧。在溃疡的晚期,这些症状不会出现。

(1)无症状性溃疡指一种典型的消化吸收体系疾患,大部分患者不会有明确的表现,但也有少部分患者会有不同程度的不适应感。可能在进行胃镜和 X 线胃肠钡餐检查的过程中,偶然发现消化性溃疡,也可能在患者发生重大的疾病并发症(如大出血和穿孔)时被发现。

(2)复合性溃疡指的是一种特殊的病理类型,它可能会导致患者的胃部和十二指肠的损伤,其中十二指肠溃疡的病变可能会比胃溃疡的病变更早。

(3)老年人的消化性溃疡通常比较严重,而且通常缺乏特定的表现,可出现胃口减退、恶心、呕吐、贫血。

(4)幽门管溃疡并不是很罕见,它的典型症状是在进食之后会突然感到剧烈的中上腹部不适,且不能很好地抵御消化道内的化学物质。此外,幽门管溃疡还可能导致严重的并发症,如溃烂、穿孔和出血。

(5)球后溃疡是一种典型的十二指肠疾患,它通常位于十二指肠乳头的附近。这种疾患通常伴有夜间或背部的放射状疼痛,还可能导致严重的出血。目前,常规的抗炎方法的疗效不佳。

2. 并发症

(1)出血。消化性溃疡的一个主要危险因素就是出血。据估计,50%的严重上消化道出血都会导致严重的后果。不同的患者会有不同的临床表征,有的会有腹痛、腹泻等,有的会有血液滞留,甚至会导致休克。因此,在出现出血时需要及时采取措施。

(2)穿孔。溃疡穿孔是一种严重的疾病,它会引起溃疡的进一步扩散,可穿过十二指肠的前部及胃的前部,进而引起严重弥漫性腹膜炎。严重穿孔会引起严重腹部疼痛,从上腹部开始，会快速扩散到整个腹部，腹部会变得僵硬，伴随着明显的压迫感、疼痛感，还会出现肝脏的浊音变化。急性穿孔的症状通常是严重的，但也有亚急性的溃疡贯穿，这种情况通常不会引起严重的症状。慢性穿孔指的是当穿洞出现在浆膜层以下，并且贯穿过程中胃肠道的液体无法进入腹腔，也就是所谓的渗透性溃疡。亚急性穿孔指的是穿孔出现在后壁，但穿孔相对较小。

（3）胃梗阻。十二指肠溃疡或幽门管溃疡是导致胃梗阻的常见原因。急性梗阻通常是由急性炎性胃溃疡引起的，这种梗阻通常是短期的，会在胃溃疡恢复正常之前逐渐消失。慢性梗阻则是由溃疡愈合之后形成的持久性梗阻。这种梗阻会造成胃排空延迟，患者会出现胃部饱满、疼痛，在进食后会更严重，并伴有频繁的恶心。长时间剧烈的恶心会引起大规模的脱水、低氯低钾性碱中毒，并且还会引起营养性贫血。在进行体格检查时，会观察到胃部形态、蠕动波动。清晨空腹时，会听到胃部的振动声，并且抽取的胃液超过200 ml。

（4）胃溃疡的患病率较高，但是十二指肠的患病率却很低。如果患有胃溃疡的患者，其患病时间超过45岁，并且接受了4～6周的严格的内科治疗，但是患者的症状仍然没有改善，而且粪便隐血试验仍然呈现出阳性，那么就要考虑是否疾病有变。

三、诊断性评估

（一）病史

应全面详细了解患者病史，包括以下内容。

1. 家族史

询问患者家族中有无溃疡病患者。

2. 病程

请患者描述疾病情况，包括可能的诱因、症状、诊断、治疗、预防措施。请患者描述首次感到疼痛的持续时长，并描述在饮酒或饥饿状态下的身体反应。请患者描述使用哪些药物或技术来减轻这些症状。

3. 症状及既往史

询问患者的症状和过去的经历，并评估这种疾病的严重程度。注意询问患者的胃部和呼吸系统的情况，以确定患者的饮食习惯和运动情况。

4. 生活方式

患者的疾病可能源于其日常生活方式，包括环境因素的影响、饮食的调整、嗜好的调节。

5. 药物引起

是否服用非甾体抗炎药。

6. 心理社会因素

包括家庭情况、工作环境、文化程度及有无精神压力。

(二) 体格检查

1. 全身状况

有无痛苦表情,有无消瘦、贫血貌,生命体征是否正常。

2. 腹部体征

上腹部有无固定压痛点,有无胃蠕动波,全腹有无压痛、反跳痛,有无腹肌紧张,有无空腹振水音,有无肠鸣音减弱或消失等。

(三) 实验室检查

1. 基本项目

(1) 血常规。有无红细胞计数、血红蛋白减少。

(2) 粪便隐血试验。是否为阳性。

2. 推荐项目

Hp 检测,胃液分析,X 线钡餐造影,胃镜和胃黏膜活组织检查。

四、治疗原则

(一) 消化性溃疡治疗的基本原则

治疗的目的在于消除病因、缓解症状、愈合溃疡、防止复发和防治并发。

抗酸药可以将酸转化为可溶于液体的化合物来减少胃酸的产生,而这些化合物可以通过氢氧化铝、铝碳酸镁及它们的混合液来达到这一目的,这些化合物可以显著减轻患者的酸痛感。然而,由于抗酸药的持续使用会带来严重的不良反应,目前仅使用抗酸药进行治疗已非常罕见。

目前,硫糖铝和枸橼酸铋钾被认为是最佳的消化性溃疡预防剂,它们能够抑制 Hp 的生成,从而达到预防溃疡的目的。然而,枸橼酸铋钾的剂量超标,容易导致神经毒性,所以应该避免长期大剂量的摄入。

对患者来说,不管是新出现的还是已经出现的消化性溃疡,不管是运动性的还是休息性的,不管是否还有其他的疾病,都应该考虑清除 Hp 的措施。目前,建议使用质子泵抑制剂(proton pump inhibitor, PPI)胶体铋剂和两类抗生素的三联治疗方法。按照奥美拉唑(40 mg/d)、枸橼酸铋钾(480 mg/d)、克拉霉素(500～1 000 mg/d)、阿莫西林(2 000 mg/d)、甲硝唑(800 mg/d)的标准,将这些治疗剂量按照 2 次的顺序执行,治疗时间 7～14 天。治愈 Hp 的患者,应按照治愈方案的标准,按照 PPI 2～4 周、4～6 周的治疗时间,持续 1 个疗程。为了确保患者的健康,建议患者接受 Hp 根除治疗,且每 4 周完成一次检查。

(二) 非药物治疗

1. 心理干预

此病病程较长,应在患者腹痛时予以鼓励,转移患者对疼痛的注意力,积极治疗,避免并发症的出现。

2. 饮食护理

为了确保患者的健康,应该按照患者的具体病情来安排饮食,包括摄入适量的碱性食品(如苏打饼干)和使用抗酸剂。同时,应该尽量提供营养均衡、容易消化的膳食,以避免引起严重的出血和其他不适。对于患有严重疾病的患者,应该尽量选择容易被消化的面食,这样能有效缓解胃部的疼痛。如果患者对此感到厌烦,可选择软米饭、稀饭来取代。此外,应尽量摄取脱脂牛奶,这样能够有效减少牛奶中的钙质对胃部的刺激。脂肪流入十二指肠会促使小肠发生抗消化吸收酶,从而降低消化道内的消化吸收酶,并且会导致消化道内的消化过程变得缓慢,使得消化道内的消化吸收酶数量也会相对升高,因此,在饮食中,需要注意控制脂肪的摄入。嘱患者食用富含碳水化合物的蔬菜、水果,比如洋葱、白菜、芹菜;减少摄入肉汤、咖啡、浓茶及辛香调料。

3. 活动与休息

对于那些处于溃疡发作阶段的患者,需要卧床休养1~2周,以减轻病情。对于那些病情比较轻的患者,建议他们参加一些有益的运动,以帮助他们转移注意力。

4. 用药指导与病情监测

药物使用建议遵循医嘱,并进行药效监测。对于 H_2 受体拮抗药,建议立即进食,并将一天的药效维持到睡前。如果必须使用两种药,建议每两种药之间保持至少1小时的间隙。如果采取静脉滴药,请注意控制滴药的速率,避免造成低血压和心律不齐。西咪替丁具有强烈的雌激素依赖性,会引起男性的乳房增大、勃起障碍、性功能障碍,而这些病症大多数是由于西咪替丁的不良反应所引起的。因此,在服用西咪替丁的同时,必须密切关注患者的肾脏状况,并定期检查。少数患者也会出现轻微的肝损伤、粒细胞减少、头晕、拉肚子、皮肤瘙痒等病症,若出现这些病症,必须立即寻求专业的治疗。由于奥美拉唑会影响婴幼儿的健康,孕期、哺乳期的患者建议暂停服用。此外,奥美拉唑具有质子泵抑制剂的效果,服用期间患者最好不要驾驶汽车,也不要从事需要专心致志的活动。此外,奥美拉唑还会抑制地西泮和苯妥英钠的新陈代谢,所以在使用这两种药品的同时,要格外小心。兰索拉唑的不良反应通常表现在皮肤红斑、瘙痒、头晕、恶心、食欲减退、消化道出血、肾脏疾病。如果症状比较明显,建议立即停止使用。相比之下,泮托拉唑的不良反应相对较小。

五、专病相关评估

(一) 幽门螺杆菌检测

Hp 的定性与定量分析对消化性溃疡的诊断至关重要,诊断结果将成为制订根除 Hp 的治疗策略的重要参考。此外,还有一些特殊的诊断手段,如碳-13 尿素呼气试验、粪便 Hp 抗原检查等,也能够有效地发现 Hp 的存在。碳-13 尿素呼气试验是一种检测 Hp 感染的有效手段,它的敏感度和独特性都很强,被广泛用于根除病毒的治疗和随访。

（二）粪便隐血实验

隐血实验结果显示溃疡存在发展，特别是胃溃疡患者，若一直呈阳性反应，则需要警惕肿瘤的发生。

（三）胃镜及黏膜活检

胃镜检查是诊断消化性溃疡的最佳手段，它能够清晰地显示溃疡的位置、大小和性质，而且还能够通过直视的方式取出活组织进行病理检查，还可以进行 Hp 的检测。

六、护理管理计划

（一）住院期间护理管理

1. 一般护理

（1）为了确保患者获得充足的热量、蛋白质和维生素，医务人员应该帮助患者选择适当的膳食，以满足他们的日常健康要求。患者应该尽可能减少晚餐的摄入量，并且保证每日 4～5 次的膳食，从而促进胃肠道的蠕动。如果病情已经被控制，须立即调整饮食习惯。在吃饭的时候，需保持适量。这样，胃窦部就会变小，从而减少胃蛋白酶的产生。在吃饭的同时，需缓慢吞下，能够促使唾液的分泌，从而减少胃酸的浓度。

（2）记录腹痛的持续时间，患者能够掌握缓解疼痛的方法和技巧。

（3）通过科学的膳食管理，确保患者的身心状态良好，包括定时检测血清蛋白、血红蛋白及其他营养成分，并且按照医嘱安排适当的膳食，从而保证患者的身心状态良好。

（4）保证充足睡眠，尽早消除 Hp。

2. 病情观察及护理

为了有效地缓解患者的病情，需要采取一系列措施。首先，要深入了解患者的病情，并给予患者有关疼痛的基本知识。其次，要给予患者有效的治疗，根据患者的具体病情，合理调整治疗。再次，要给予患者有效的护理，包括：①给予患者有效治疗，并尽快改善患者的病情。②提醒患者尽量不吃辛辣、油腻的食品，并尽快改善身体状况。③建议患者尽量不抽烟、喝酒，尤其是对于那些喜欢酗酒的患者，否则会增加患者的身心压力。

治疗方面，建议根据医师的指导选用药品，并密切关注药品的不良反应。抗酸药，例如氢氧化铝凝胶，建议患者饭后 1 小时或睡前应用。在应用抗酸药的过程中，需要尽量保持口腔的清洁，并且在应用药液之前要彻底摇匀。此外，抗酸药也要尽量避开酸性的食物和饮料，以防止它们之间的结合。另外，氢氧化铝凝胶会抑制人体对钙的摄取，从而引发钙缺乏症，如食欲减退、肌肉酸痛、贫血等症。如果持续过多地应用，就会导致严重的便秘、代谢性碱中毒和钠潴留，从而导致肾脏的破坏。此外，过度使用镁也会导致腹泻。

3. 心理护理

为了帮助老年人更有效地应对日常生活中的挑战，医护人员应该努力营造一个友善、互助、支持的环境，以便他们能够更有效地应对日常生活中的各种情绪，并且能够从中获得更多的快乐。

4. 并发症的预防以及护理

（1）消化道穿孔。让患者保持半躺姿势。在发现患者出现休克时，立刻开启静脉通路，并进行胃肠降压。注意检查引流液的颜色、数量和特性，若发现是鲜红的血状，立刻报告医生进一步的诊断和治疗。按照医嘱进行输液，保持水电解质平衡，并使用抗生素药品，以预防和治疗休克。应该对患者的健康状况进行严格监测，包括但不限于腹部症状、腹痛、腹膜刺激征、肠鸣音变化，并且要实时记录 24 小时的进食、进水量，以便在手术之前进行充分的准备。同时，应该给予患者及其家人良好的心理支持，并且要及时、精细地记录病情与急诊进展。

（2）消化道大出血。立即呼叫医生，嘱患者平卧，头偏向一侧。迅速建立两条以上静脉通路，置入 2 个大口径（18G 或更大）的外周静脉导管或 1 个中心静脉导管，一路输生理盐水，遵医嘱做好配血、输血准备；另一路用代血浆或平衡液＋止血药或升压药。常用止血药有氨甲环酸、酚磺乙胺、巴曲亭等。升压药有多巴胺、间羟胺。根据病情采取止血措施，非手术治疗食管-胃底静脉曲张破裂用三腔管局部压迫止血或纤维胃镜下止血，手术治疗胃溃疡或贲门撕裂大出血时，做好术前准备，遵医嘱送手术室。观察病情变化，监测生命体征，血压、脉搏、呼吸、血氧，观察神志变化。如果血压进行性下降，继续出血应加快输液速度，遵医嘱增加补液量，手术患者及时送手术室。同时给予吸氧，保暖，必要时测中心静脉压。具体并发症趋势图见图 5-1-1。

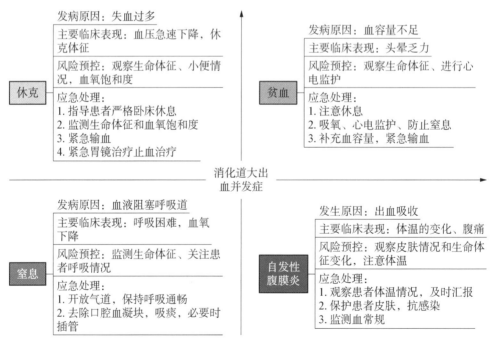

图 5-1-1　消化道大出血并发症趋势图

(二) 出院后延伸护理管理

1. 饮食护理

为了健康,建议每天按时就餐,并且要注意控制食量,避免食用太油腻、太甜及太凉的食品,如冰激凌、汽水、啤酒、巧克力、果汁、花生酱、花生油等。

2. 运动护理

避免暴饮暴食和进食刺激性饮食,以免加重对胃肠道黏膜的损伤;有烟酒嗜好者劝其戒除。

3. 药物护理

向患者及其家属详细说明药品的性质、剂型、使用方式、疗效、不良反应,并严格按照医生的指示进行治疗。例如 PPI 可有效减少胃酸分泌,但服用期间可能出现皮肤红肿、发热、眩晕、失眠等不良反应,常用药物有奥美拉唑、兰索拉唑等。H_2 受体拮抗剂也可较少胃酸分泌,不良反应较少,主要为乏力、头昏、嗜睡和腹泻,常用药物有西咪替丁、雷尼替丁和法莫替丁,最好在饭前或饭后立即使用,也可睡前服,若需合用抗酸药,两药之间最好间隔 1 小时。胃黏膜保护剂会引起便秘等不良反应,应多喝水,必要时给予缓泻剂,常用的药物有枸橼酸铋钾、硫糖铝等。合并 Hp 阳性患者,可在 PPI 或铋剂基础上,加服两种抗生素,它们需要持续用药 7 天。早上和晚上睡前都要使用 PPI,而两种抗生素则需要饭后使用。这种方法可能会导致恶心、呕吐、腹部不适等消化系统的不良反应。应该尽量减少口服可能伤害胃黏膜的药品,比如阿司匹林、吲哚美辛、糖皮质激素。

4. 定期复查

该病程长,有周期性发作和节律性疼痛的特点,如不重视预防和正规治疗,病情可反复发作并产生并发症,从而影响患者的工作和生活,使患者产生焦虑、急躁情绪。

5. 社区管理

在进行社区治疗时,需要仔细观察患者与其亲友的态度,以便更好地帮助他们。医护人员还需要关注患者是否存在焦虑、恐慌、贫困及其他不利因素,以便更好地为他们提供必要的医疗护理。

(三) 居家管理健康干预

1. 风险指标监测

观察生命体征、腹痛性质等,注意有无并发症,出现异常情况及时通知医生,以便采取紧急处理。

2. 生活方式指导

指导患者养成良好的生活规律,建立合理的饮食结构,进食富含营养、高热量、易消化、非刺激性食物。因豆浆、牛奶含钙和蛋白质较高,可刺激胃酸分泌,不宜多吃;五花肉、猪蹄等在胃内停留时间长,可使胃过度扩张,应少吃。

3. 心理行为干预

指导患者合理安排生活方式与工作,确保足够的睡眠与休息时间,切忌过度劳累。维持心境稳定,切忌精神状态过于紧张,尽可能规避或排除职场、家属中任何一种精神刺激物,利于病情得到康复。提升自身的环境适应程度,规避人与人之间的争执不休,营造轻松、和睦的家庭和社交氛围,建立和谐的人际关系。

4. 突发应急处理

老年患者易发生大出血,出血期护理。患者急性出血期间要快速建立 2~3 条静脉通路,快速扩容、补液,恢复血压,同时遵医嘱给予抑酸药物。密切监视患者血压水平,控制血压略低于正常水平,降低患者再出血风险。若突然出现大量呕血、黑便、头昏、心悸、出汗、口渴、黑蒙或晕厥等表现,说明并发上消化道大量出血。

案例与思考

一、患者基本情况

1. 基本信息

姓名:姜×× 　　性别:男 　　年龄:38 岁 　　学历:初中

民族:汉族 　　入院日期:2023.3.14

2. 主诉

反复腹胀 1 年。

3. 现病史

患者自 1 年前开始出现上腹胀痛,剑突下明显,呈间歇性,疼痛较轻,能忍受,疼痛多在餐后 1 小时内出现,无反酸、恶心、呕吐、纳差、腹泻、呕血等不适。排便后可缓解,排便结束后见少许血丝,无黏液血便、里急后重等不适。发病以来精神、睡眠、饮食可,大便如上述,小便未见异常,体重无明显减轻。

4. 既往史

曾行"混合痔外包内扎术""直肠黏膜环切术",均已治愈。

5. 个人史

吸烟史 8 多年。已婚,妻子身体健康。

6. 婚育史

育有一子。

7. 家族史

母亲有冠心病,父亲身体健康。

二、体格检查

体温 36.2℃,心率 74 次/分,呼吸 18 次/分,血压 104/76 mmHg。

思考题

1. 该患者的主要诊断是什么?诊断依据是什么?

2. 该疾病的发病原因有哪些?

3. 进一步的辅助检查有哪些?

4. 腹痛患者管理有哪些?

参考答案

1. 诊断:消化道溃疡。依据:患者自 1 年前开始出现上腹胀痛,剑突下明显,呈间歇性,疼痛较轻,能忍受,疼痛多在餐后 1 小时内出现,无反酸、恶心、呕吐、纳差、腹泻、呕血等不适。

2. Hp 感染,长期服用非甾体抗炎药,胃酸分泌过多,其他因素:吸烟,十二指肠运动异常,应激。

3. 进一步的辅助检查有:

(1) 血常规:有无红细胞计数、血红蛋白减少。

(2) 粪便隐血试验:是否为阳性。

(3) Hp 检测:是否为阳性。

(4) 胃液分析:基础胃酸分泌量和最大胃酸分泌量是增高、减少还是正常。

(5) X 线钡餐造影:有无典型的溃疡龛影及其部位。

(6) 胃镜和胃黏膜活组织检查。

4. 腹痛患者的管理有以下几点。

(1) 帮助患者认识和去除病因:①向患者解释疼痛的原因和机制,指导其减少或去除加重和诱发疼痛的因素。对服用 NSAD 者,若病情允许应停药;若必须用药,可遵医嘱换用对胃黏膜损伤少的非甾体抗炎药,如塞来昔布或罗非昔布。②避免暴食和进食刺激性饮食,以免加重对胃黏膜的损伤。③对嗜烟酒者,劝其戒除,但注意突然戒断烟酒可引起焦虑、烦躁,反过来也会刺激胃酸分泌,故应与患者共同制订切实可行的戒烟酒计划,并督促其执行。

(2) 指导缓解疼痛:注意观察及详细了解患者疼痛的规律和特点,并按其疼痛特点指导缓解疼痛的方法。如十二指肠溃疡表现为空腹痛或午夜痛,指导患者在疼痛前或疼痛时进食碱性食物(如苏打饼干等),或服用制酸剂,也可采用局部热敷或针灸止痛。

第二节 上消化道出血患者的管理

学习目标

(1) 能阐述上消化道出血的定义、病因、典型症状、体征、并发症、治疗原则和要点。

(2) 能按照护理程序为老年上消化道出血患者进行评估、制订护理计划并实施。

(3) 能为老年上消化道出血患者及其家属进行饮食、运动、药物、突发情况应急处理等方面的居家健康指导,帮助其缓解病情的发展和预防并发症的发生。

(4) 树立尊重生命、关注健康的理念,以高度的责任心为老年患者服务。

老年上消化道出血是指在 65 岁之后,由于某些原因导致的消化系统损伤,例如食管、胃、十二指肠、胰腺、胆囊的损伤引起的出血,也指在接受胃肠吻合手术后发生的肠系统损伤引起的出血。

上消化道出血一般指在数小时内失血量超过 1 000 ml 或循环血容量的 20%,主要临床表现呕血和(或)黑便,常伴有血容量减少而引起急性周围循环衰竭,严重者导致失血性休克而危及患者生命。本病是常见的临床急症,及早识别出血征象、严密观察周围循环状况的变化、迅速准确的抢救治疗、细致的临床护理均是抢救患者生命的关键环节。

一、发病原因

许多疾病可能会导致上消化道出血,包括胃溃疡、急性胃炎、胃底静脉曲张裂伤及胃癌。在所有出血原发疾病中,胃溃疡、胃炎、胃癌等疾病的比例在 80%~90%。此外,食管裂伤也是一种普遍存在的疾病。易致消化道出血的疾病有以下几种。

(一)上消化道疾病

1. 食管病变

①由多种原因引起的食管炎,包括逆流性食管炎、食管憩室炎、食管癌。②食管损伤,包括食管-贲门黏膜损伤、食管内放射性损伤,以及由于食用某些特定的食材、药剂等造成的损伤。

2. 胃、十二指肠疾病和损伤

消化性溃疡、胃泌素瘤、急性糜烂出血性胃炎、慢性胃炎、胃黏膜脱垂、胃癌或其他肿瘤,胃手术后病变如吻合口溃疡、吻合口或残胃黏膜糜烂、残胃癌血管瘤、息肉、恒径动脉破裂、十二指肠憩室、异物或放射性损伤。其他病变如急性胃扩张、胃扭转、重度钩虫病等,以及内镜诊断或治疗操作引起的损伤。

(二)门静脉高压引起食管-胃底静脉曲张破裂或门静脉高压性胃病

门静脉高压引起的食管-胃底静脉曲张或门静脉高压性胃病可引起大量迅速失血,会立即出现血流动力学改变,血容量迅速减少,回心血量也减少,心输出量减少,血压下降,脉压缩小,心率加快,体内各器官组织灌注不足、缺氧,导致功能和形态上的损伤,病情更加复杂。失血后,通过自身调节作用,首先出现交感神经兴奋,使容量血管收缩,血循环并不立即发生明显的血流动力学变化;如继续出血,阻力血管收缩,则见外周皮肤温度下降。但交感神经兴奋对内脏(心、脑等)血管的收缩作用不明显,这就使循环血容量能较多地供应生命器官。当这种代偿作用不能使血管床适应血容量减少时,心室充盈压降低,心输出量减少,中心静脉压下降,心率加速,各器官组织血液灌注不足,随之发生代谢障碍,酸性代谢产物积聚,阻力血管不能维持其高度张力,对肾上腺素能性刺激不再发生反应,使毛细血管通透性增加,液体漏出,进一步引起血流动力学变化,导致严重组织损伤。因而有心律失常、心力衰竭及肝功能进一步恶化,甚至出现黄疸、水肿和腹水增加及肝肾综合征。患者烦躁不安、淡漠或意识丧失,可能是因大量失血使脑血流量减少所致。

（三）上消化道邻近器官或组织的疾病

（1）胆道疾病可能导致胆道损伤，例如胆囊结石、癌症、蛔虫感染、术后胆总管引流管阻塞等。肝癌、肝脓肿或肝动脉瘤破裂可能会导致胆道出血，并通过十二指肠流向其他部位。

（2）胰腺癌和急性胰腺炎可能会导致十二指肠出现脓肿，从而影响患者的健康。

（3）除了上述情况外，还有可能出现胸腔、腹腔、脾脏、十二指肠、纵隔肿瘤和脓肿等病变，导致食管受损。

（四）全身性疾病

（1）血液疾病包括再生障碍性贫血、原发性免疫血小板减少症、血友病、血栓形成、血小板聚集和血小板细胞降低等。

（2）尿毒症。

（3）血管性疾病，如动脉粥样硬化、过敏性紫癜等。

（4）结核性多动脉炎和系统性红斑狼疮是常见的风湿性病症。

（5）在各种情况下，如遭受到严重的压迫、感冒、创伤、手术、受到心理上的冲击，或患有血液疾病、肺心病、呼吸窘迫综合征，以及心脏病发作，都会导致胃黏膜受到应激，从而出现糜烂出血性胃炎和溃疡，这些情况被统一归类为应激性胃黏膜损伤。由于应激反应，溃疡很容易导致严重的出血。

（6）病毒引起的病症包括肾病综合征、钩端螺旋体病、严重的慢性病毒感染和严重的病毒性肺病。

二、临床表现

上消化道出血的症状可以通过观察出血的程度、部位、失血量及发展速度来判断，而且还会受到患者的年龄、体征，以及心脏、肾脏、肝脏等器官的影响。

1. 呕血

呕血的颜色通常是棕褐色或咖啡色，但如果胃肠道疾病发展得很快，就会变成鲜红色，甚至会形成血块。

2. 黑便

大便出现柏油样，黏稠而发亮。

3. 便血

当消化道出血量超过1000 ml时，可能会出现便血，其表现为暗红色的血液，有时甚至会带有鲜血。

4. 失血性周围循环衰竭

上消化道大出血时，由于循环血容量急剧减少，静脉回心血量相应不足，导致心输出量降低，常发生急性周围循环衰竭，其程度因出血量大小和失血速度快慢而异。患者可出现头昏、心悸、乏力、出汗、口渴、晕厥等一系列组织缺血的表现。失血性休克早期体征有脉搏细速、脉压变小，血压可因机体代偿作用而正常，甚至一时偏高。此时应特别注意血压波动，并予以及时抢救，否则血压将迅速下降。呈现休克状态时，患者表现为面色苍白，口唇发绀，呼吸急促；皮肤湿冷，呈灰白色或紫灰色花斑，施压后褪色经久不能恢复，体表静脉塌陷；精神萎靡、烦躁不安，重者反应迟钝、意识模糊；收缩压降至 80 mmHg 以下，脉压小于 25 mmHg，心率加快至 120 次/分以上。休克时尿量减少，若补足血容量后仍少尿或无尿，应考虑并发急性肾损伤。老年人因器官储备功能低下，且常有脑动脉硬化、高血压、冠心病、COPD 等基础病变，即使出血量不大也可引起多器官衰竭，增加病死率。

5. 贫血

在贫血早期，血红蛋白的含量、红细胞的数目及血红蛋白的比例都没有太大的变化。但是随着病情的发展，4～5 小时之后，由于病毒的侵入，血液会被稀释，从而导致贫血的发生。贫血的严重性会受到多种因素的影响，包括病情的严重性、病情发展的速度及病情的持续性。24 小时之内，网织红细胞数量会显著上升，但一旦出血停止，这种上升就会迅速减缓，直至正常。白细胞计数会随着出血，在 2～5 小时之间会有所上涨，最多能达到 10～20 mg/m³，而当出血结束 2～3 天之后，白细胞数量会回落。对于患有肝硬化和脾脏功能亢进的患者，白细胞计数通常保持稳定。

6. 发热、氮质血症

当患者出现发热、氮质血症时，通常会导致血液中的氮水平升高。这些疾病通常会导致血液的蛋白质含量升高，并在患者的血液容量恢复到正常水平之前，导致血液的氮水平升高。这种情况称为肠源性氮质血症，它会导致患者的血液变得更加稀薄，并在患者的肾脏内部造成损害。由于血液流量的下降，肾脏的血流量及其血液滤过率都会受到影响，从而引起血尿素氮的升高，特别当血液量已经达到正常水平，但尿量却依然较低时，这就需要检查血尿素氮的升高是否与原发病有关。当患者患有严重的出血症状，通常会在 24 小时之内出现高热，但最高温度也只能达到 38.5C，而且这种高热的症状会维持 3～5 d。为了确定高热的真正原因，医生应该仔细检查是否存在肺炎或其他感染。

三、诊断性评估

（一）病史

1. 家族史

询问患者有无消化道疾病的家族史。

2. 病程

患者上消化道出血的时间、出血量、出血部位，是否接受过止血治疗及其疗效与不良反应。

3. 症状及既往史

目前及既往有无胃部疾病，并排除进食铁剂、铋剂、某些中药及禽畜血液引起的粪便变黑。

4. 有无提示继发性出血的症状

有创伤、颅脑手术、休克、严重感染等应激状态。

5. 生活方式

患者是否饮酒，以及生活是否规律。

6. 药物引起出血

评估患者服用阿司匹林、吲哚美辛、保泰松、糖皮质激素等损伤胃黏膜的药物史或酗酒史。

7. 心理社会因素

包括家庭情况、工作环境、文化程度等。

(二) 体格检查

(1) 常规生命体征查体，有无贫血貌。

(2) 测量体重指数、营养状况。

(3) 检查患者皮肤以及循环情况

(4) 观察有无氮质血症。观察呕血及便血的色、质、量。观察末梢循环及尿量，有无头晕、心悸、出冷汗等休克表现。

(5) 急诊胃肠镜检查。

(6) 全面详细了解患者病史。

(三) 实验室检查

1. 基本项目

红细胞、白细胞和血小板计数，血红蛋白浓度，血细胞比容，肝肾功能，大便隐血等。

2. 推荐项目

急诊胃镜检查，能够更加准确地诊断疾病，如是否存在活跃的出血，也能够更好地识别潜在的疾病原因，从而采取相关的措施，如止血、改善症状、调整心率等。急诊胃镜检查需要提供足够的血液供给，而且需要等到患者的生命体征恢复，才能够开始检查。对于那些不能接受内窥镜检查的人，如果没有找到明显的出血症状，而且十二指肠降段及其相关的小肠段也没有明显的异常，那么建议等疾病状况得到缓解，并且症状得到控制之后再考虑使用胶囊镜。放射性核扫描和选择性动脉造影，尤其是腹腔动脉和肠系膜动脉造影，也可以准确地识别出病灶，这对那些内窥镜和 X 线胃肠餐造影检查无法明显识别的患者尤为有效。

四、治疗原则

(一) 上消化道出血治疗的基本原则

对于上消化道大出血这种紧迫的疾病，必须立即采取有效的措施来挽救生命：快速恢复血液的流动，纠正水电解质的平衡，避免失血性休克，并有效地对其进行诊断与治疗。

为了确保正常的生理机制,应该在检测出缺乏血容量后,迅速采取措施,如检测血型、进行配血,并在必要的情况下使用平衡液、右旋糖酐,或其他血浆替代物,同时,应该尽可能地采集浓缩的红细胞或者整个血液,以加速血容量的恢复,并促进周边的循环,避免微循环阻塞。

(1)药物临床治疗常见的控制消化性溃疡、急性胃黏膜坏死的出血方案是使用 H_2 受体抑制剂、PPI 等,这些药物可抑制胃液的排出,从而维护胃内的正常水平。常见的西咪替丁剂量为 $200\sim400\,mg$,每 6 小时 1 次,雷尼替丁为 $40\,mg$,每 6 小时 1 次;法莫替丁为 $20\,mg$,每 12 小时 1 次;奥美拉为 $40\,mg$,每 12 小时 1 次。在急性出血的情况下,通常通过静脉注射来治疗。

(2)通过内镜检查,消化性溃疡出血可以得到有效的控制,其中 80% 的出血可以在无需特殊治疗的情况下得到有效的治疗。

(3)对于那些无法通过内镜止血或手术治疗的严重出血患者,可以通过选择性肠系膜动脉造影检查来确定出血病灶,并采取血管栓塞治疗来缓解症状。

(4)手术治疗。

(二)非药物治疗

(1)饮食调整。建议每天都保持良好的饮食习惯,尽量选择半流质食物或者柔软的食物,而且应该尽量减少食物的摄入量,以保证食物的健康。同时,应该尽量选择容易消化、营养丰富的食物,并且尽量保持适量的摄入。

(2)控制体重。注意饮食清淡易消化,规律进食,控制体重。禁生冷、坚硬、粗糙的食物,以及浓茶、咖啡等刺激性食物。

(3)戒烟限酒。

(4)体育运动。建议大家遵循良好的生物钟,定期进行有益的健身训练,加强身心健康。应该平衡工作和生活,避免过度劳累,并且在工作和生活中取得平衡。推荐进行慢速、舒缓、轻松、有益的健身活动,而不是过度激进的运动。为了预防发热、腹泻等疾病,应该注意饮食,以及戒除任何诱发疾病的因素。此外,还应该注意自己的身体健康,尽量做到早睡早起、适当锻炼、戒烟戒酒。

(5)减轻精神压力,保持心理平衡。要注意情绪的调节和稳定,要树立战胜疾病的信心,不良的情绪同样可诱发出血。加强与家属的沟通,提高家庭支持的有效性,争取家庭在心理上、经济上的支持和配合,免除后顾之忧。

(6)注意保暖。

(三)上消化道出血的药物治疗

1.生长抑素

药液输注时应建立单独的静脉通路。应使用输液泵或恒速调节器,并且严格控制速度。在连续给药过程中,应不断注入,换药间隔最好不超过 3 min。密切观察患者输液部位的情况,有无红肿热痛或药液外渗现象。每 $1\sim2$ 小时巡视病房一次,并做好记录。输液期间应监测患者血糖的变化情况,观察患者是否有低血糖现象。药物输注后观察患者有无面部潮红、眩晕、恶心呕吐、腹部痉挛、腹泻现象的发生,并做好解释工作。

2. 奥曲肽

在进行治疗之前,需要确保患者的体温处于正常范围,以避免出现各种不良反应。在医疗过程中,患者的刺痛、发热等症状通常会在 15 min 内消失。此外,患者还会发生消化吸收系统问题,如食欲不振、恶心、呕吐、痉挛性腹痛、胀气、泄泻和脂肪痢。尽管这种药物的效果有限,但它仍然有助于改善患者的症状,如急性上腹痛、腹部触痛、肌肉紧绷及腹胀等,而且它还有助于抑制生长激素、胰高血糖素及胰岛素的分泌,从而减少胆结石的发生。但是对一些人来说,如果长时间服用奥曲肽,就会导致严重的高血压,甚至会发生低血压。

五、专病相关评估

(一) 胶囊内镜

胶囊内镜的特点是通过一个微型摄像头与一个高速传输设备,实现对胃、小肠、结肠等多个部位的精确拍摄,而且可以通过安装在患者腰带上的无线感应接收器,实现对病灶的实时监测和快速诊断。

(二) X 线胃肠钡餐造影

适用于不愿意内镜检查的患者,一般主张在出血停止且病情稳定数日后进行检查。

六、护理管理计划

(一) 住院期间护理管理

1. 一般护理

(1) 嘱患者卧床休息,平卧位,抬高下肢。定时更换体位,注意保暖。

(2) 为了确保呼吸道的通畅,在出现呕血时,应将患者头部倾斜,以避免发生窒息或误吸的情况。如果需要,应使用负压吸收器去除气道内的异物、鲜血或呕出物。

(3) 通过监测生命体征、心理状态和意识水平,准确记录进食量和排泄量,并观察呕吐物的特征、颜色和数量。

(4) 在出院前几天,应该严格控制饮食,在出院 1～2 d 内,应该给予富含营养的低脂、低糖的饮料,同时尽量减少钠的摄入,防止增加肝性脑病的发病风险;同时,应该尽量少吃的刺激性食品。

2. 病情观察及护理

(1) 通过对外界的监测,包括检查皮肤、指甲的颜色、四肢的温度和湿度及静脉的充盈程度,可观察患者病情变化。当患者表现出焦虑、脸色发暗、皮肤变得潮湿时,可能表明微循环的供给量减少,需要立即进行抢救;而当患者的皮肤变得更加柔软、出汗减少时,则表明血流量有所改善。

（2）根据研究，可预测患者的血液流动情况。如果血液呈暗红色，则血液流速超过50～70 ml/d；如果患者有呕血，则血液流速在 250～300 ml/d 之间；如果不出现全身的全身症状，则血液流速低于 400 ml/d；如果患者有头晕、心悸、乏力等，则血液流速低于 400～500 ml/d；如果患者患有急性周围循环衰竭，或者出血性休克，则血液流速短时间内大于1 000 ml。

（3）如果发现以下症状，可以确定出血仍在继续。①持续的呕血，并且呕吐的液体从淡黄色变成了深棕色。②排泄的次数明显减少，排泄的液体变得更加浓稠，并且变成深棕色。肠鸣音亢进伴随着暗红色的肠道症状。③尽管进行了补充营养和输血治疗，但仍然无法看到明显的疗效，甚至可能会发生短期的缓解，血压变得剧烈波动，中央静脉压力变得不可控。④红细胞计数、血红蛋白含量和红细胞比重均呈逐渐减少的趋势，网织红细胞计数也会继续上升。⑤即使进行了充分的营养支持和适当的饮食，但仍然会发生血尿素氮的增加。⑥门静脉高压的患者，其本身的脾脏会因为出血症状短期内缩小，但随着病程的延长，脾脏体积会逐渐变得更加肿胀。若没有发现脾脏的明显膨胀，则表明出血仍在继续。

（4）肝硬化伴随出血应特别关注是否会引起其他疾病，如感染、腹部肿胀、肝性脑病的加重及其他不良反应的变化。

（5）在进行急诊时，应尽早开启静脉通路，按照医生的指示进行紧急的输血、输液、止血和其他急诊处置，同时密切关注治疗的结果和可能出现的不良反应。在使用垂体后叶素时，要特别关注是否出现头晕、脸部发红、恶心、腹泻或腹部疼痛的情况，而且在进行静脉滴注时，也要避免过度，以免导致严重的不良反应，特别是高血压和冠心病的患者。

3. 心理护理

关心、安慰患者，解释病情及治疗方案，耐心听取并解答患者及家属的提问，减轻他们的疑惑。

4. 并发症预防及护理

1）血容量不足

（1）在发生重症疾病时，应采取正确的治疗方式。①患者应采取平躺的姿势，使其下半身稍微抬高，以确保脑部得到充足的氧气。②在发生呕吐时，应使患者的头朝向一边，避免发生窒息和误吸。③应使用负压吸引器，清除气管中的痰、血和呕出物，并给予吸氧。

（2）急诊时，迅速建立两条或更多的静脉路径，使用直径较大的留置套管针。与此同时，协助医生进行紧急的输血、输液治疗，并监控患者的病情变化。如有必要，根据患者的情况来调节输液的剂量和流量。为了防止肺水肿的发生，特别是针对老年患者及患有心肺疾病的患者，建议采取适当的措施，如减少或停止使用输液、输血等方式，输血时尽量使用新鲜的血液。

（3）在急性大出血期间，如果患者出现恶心、呕吐等症状，则需要严格遵守禁忌。少量出血时，建议患者选择温凉、清淡的流体食物，以减轻胃收缩运动，同时也能够缓解胃酸，有助于溃疡的恢复。出血完全控制之后，患者需要转向半流体、软体的食物，饮食应遵循少量多次的原则,以便恢复健康。

(4) 通过心理护理可以帮助患者缓解焦虑、抑郁症状,尤其是患者自我否定和拒绝接受治疗。此外,还可以通过休息来恢复健康。在进行急诊护理时,要尽快采取行动,避免慌乱。定期进行监护,在发生重症疾病的情况下,要给予患者充分的关怀和支持。在患者呕吐或排泄完毕之后,要尽快处理掉残留的液体和粪便,避免给患者造成更多的痛苦。同时,要向患者和家属详细介绍诊断和治疗方法,并回答患者和家属的询问。

(5) 对患者的健康监控,重点关注以下几个方面。①生命体征,如心律、脉搏、血压、肺动力、呼吸等,如果没有改善,可能需要接受心脏支持治疗。②精神健康,如是否感到疲劳、焦虑、嗜睡、面部表情淡漠,以及可能存在的意识障碍,如果需要,可能需要接受心脏支持治疗。③患者的皮肤、甲床颜色,以及身体的温度,如果患者感到寒冷,可能需要接受输液治疗。为确保健康,建议在日常生活中,定期检测尿液的排泄情况,并确保尿液的排泄量大于 30 ml/h。④呕吐物的性状、颜色、数量,并检查血浆的健康状况,如血红蛋白浓度、红细胞计数、血细胞比容、尿素氮浓度、大便隐血等。⑤在急性出血的情况下,需要密切关注患者的情况,并采取必要的措施来补充体内的水分和电解质。

2) 活动耐力下降　活动耐力下降与失血性周围循环衰竭有关。①为了促使出血的控制,建议患者尽量保持心情平稳,同时尽量避免剧烈运动。如果发生了严重的出血,建议患者立即躺下,确保患处处在最佳的姿势,同时要及时调整患处的姿势,确保患处得到充分的温度,同时要制订合理的治疗方案,确保患者能够得到充足的休息。在疾病得到控制之后,应该适当地锻炼身体。②要给予患者足够的支持和照顾,以确保他们能够适当地进行日常生活。患者还需要遵循医嘱,尽量保持舒适的姿势,以防止眩晕。对重症患者的监护会使用隔离带。在患者不能自由活动的情况下,可帮助他们完成一些必要的清洁,比如牙齿刷洗、皮肤消毒。对那些长期卧床的患者,特别是老年患者,要特别提醒他们避免压疮,在呕吐之后立即漱口。

3) 失血性休克　失血性休克的患者可能会迅速出血,此时,他们可能会感到焦虑,甚至失去意识,脸部变得苍白,身体变得湿冷,嘴唇变紫,血压下降,血液流动变得缓慢。应该尽早吸氧和保温,并密切观察血压、心率、呼吸、血氧、意识和尿液。尽快联系专科医生,并在患者身边设置多条静脉路径,包括用生理盐水进行输液。积极扩容量:代血浆、平衡液+止血药/升压药。进行性出血,加快补液速度,增加补液量,尽快准备手术。具体并发症趋势图见图 5-2-1。

(二) 出院后延伸护理管理

1. 饮食护理

患者出院后宜吃质软、容易咀嚼、易消化的膳食。饮食需营养均衡,适当补充蛋白质。

2. 运动护理

应该合理安排休息和锻炼,并确保充足的睡眠。同时,应该尽可能减少体力活动,避免过度劳累。驾驶员、高空作业和其他精神压力较大的工作应该定期进行调整。

3. 药物护理

遵医嘱服药。

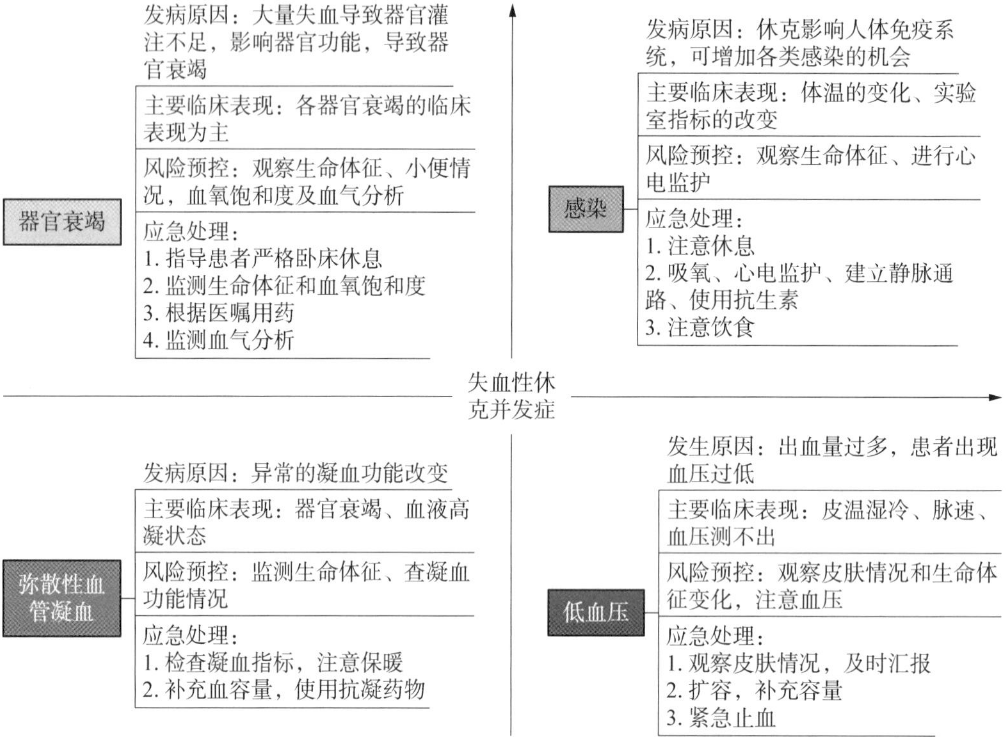

器官衰竭

发病原因：大量失血导致器官灌注不足，影响器官功能，导致器官衰竭

主要临床表现：各器官衰竭的临床表现为主

风险预控：观察生命体征、小便情况，血氧饱和度及血气分析

应急处理：
1. 指导患者严格卧床休息
2. 监测生命体征和血氧饱和度
3. 根据医嘱用药
4. 监测血气分析

感染

发病原因：休克影响人体免疫系统，可增加各类感染的机会

主要临床表现：体温的变化、实验室指标的改变

风险预控：观察生命体征、进行心电监护

应急处理：
1. 注意休息
2. 吸氧、心电监护、建立静脉通路、使用抗生素
3. 注意饮食

失血性休克并发症

弥散性血管凝血

发病原因：异常的凝血功能改变

主要临床表现：器官衰竭、血液高凝状态

风险预控：监测生命体征、查凝血功能情况

应急处理：
1. 检查凝血指标，注意保暖
2. 补充血容量，使用抗凝药物

低血压

发生原因：出血量过多，患者出现血压过低

主要临床表现：皮温湿冷、脉速、血压测不出

风险预控：观察皮肤情况和生命体征变化，注意血压

应急处理：
1. 观察皮肤情况，及时汇报
2. 扩容，补充容量
3. 紧急止血

图 5-2-1　失血性休克并发症趋势图

4. 定期复查

消化性溃疡引起的出血需遵医嘱随访胃镜。急性胃黏膜病变引起的出血停止后，可渐渐恢复饮食，若无再出血，痊愈后无须再查。腐蚀性胃炎患者需吃无渣食物，观察腹部体征。门静脉高压引起出血者，需在 1 个月内复查肝功能、肾功能及血色素，症状稳定后可改为每 3 个月 1 次。其他原因所致出血，应根据原发病的轻重缓急，按医生嘱咐复查。

5. 社区管理

根据慢性病的诊治要求进行随访。

（三）居家管理健康干预

1. 风险指标监测

教会患者识别异常大便的形式、观察呕吐物的性状，遇到特殊情况及时就医。

2. 生活方式指导

多吃蔬菜水果，保持大便通畅，防止便秘，避免腹压增加诱发反流。戒烟酒，少量多餐，避免饱餐及摄入过多促进胃酸过量分泌的高脂肪食物。避免过多进食刺激胃酸分泌的食物，如巧克力、薄荷、浓茶、碳酸饮料等。

3. 心理行为干预

倡导健康生活方式，保持心情舒畅，避免过喜过悲，勿急躁，减少不良情绪影响，心态平和。

4. 突发应急处理

患者及家属应学会早期识别出血征象及应急措施。出现头晕、心悸等不适,或呕血、黑便时,立即卧床休息,保持安静,减少身体活动,呕吐时取侧卧位以免误吸。

● 案例与思考 >>>

一、患者基本情况

1. 基本信息

姓名:姜××　　　性别:男　　　年龄:73 岁　　　学历:初中

民族:汉族　　　职业:退休　　　入院日期:2023.2.14

2. 主诉

2 天内解黑便 1 次,量约 200 g。

3. 现病史

患者昨日午后无明显诱因下出现解不成形黑便 1 次,量约 200 g,无头晕、乏力、心悸,无明显腹痛腹胀,无呕吐呕血,无胸闷胸痛,无发热,无肩背部放射痛,无畏寒,无皮肤瘙痒,无牙龈出血,无皮肤黄染。遂至我院急诊就诊,为进一步诊治拟"消化道出血"收入院。否认近期服非甾体类药物,否认嗜酒,否认进食动物血、铁剂、铋剂。患者自发病以来,神清,精神稍萎,禁食中,睡眠差,小便无异常,大便如上,体重无明显变化。

4. 既往史

有慢性心力衰竭、房颤史。

5. 个人史

无。

6. 婚育史

育有一子一女。

7. 家族史

无。

8. 诊断

上消化道出血。

二、体格检查

血压 90/50 mmHg,心率 96 次/分,心律齐,心音正常,未闻及杂音,双下肢无水肿。

● 思考题 >>>

1. 上述病史中,你认为患者发生上消化道出血的因素有哪些?

2. 生长抑素的使用原则?

3. 如何判断出血仍在断续?

4. [多选]上消化道出血发病机制有哪些?(　　　)

A. 上胃肠道疾病

B. 超重和肥胖以及门静脉高压引起食管-胃底静脉曲张破裂或门静脉高压性胃病

C. 饮酒,胃肠道邻近器官或组织的疾病

D．全身性疾病

5．［单选］出现失血性休克，出血量大于（　　）ml。

A．1 100

B．1 000

C．900

D．800

参考答案

1．年龄、抗凝药物、饮食。

2．药液输注时应建立单独的静脉通路。应使用输液泵或恒速调节器，并且严格控制速度。在连续给药过程中，应不断地注入，换药间隔最好不超过 3 min。密切观察患者输液部位的情况，有无红肿热痛或药液外渗现象。每 1～2 小时巡视病房一次，并做好记录。输液期间应监测患者血糖的变化情况，观察患者是否有低血糖现象的发生。药物输注后观察患者有无面部潮红、眩晕、恶心呕吐、腹部痉挛、腹泻现象的发生，并做好解释工作。

3．有下列迹象，认为有继续出血或者再出血，须及时处理：①反复呕血，甚至呕吐物由咖啡色转为鲜红色。②黑便次数增多，粪质稀薄，颜色转为暗红，伴有肠鸣音亢进。③周围循环衰竭的表现经补液、输血后未见明显改善，或者虽暂时好转而又恶化，血压波动，中心静脉压不稳定。④红细胞计数、血红蛋白测定与血细胞比容不断下降，网织红细胞计数持续增高。⑤在补液足量、尿量正常情况下，血尿素氮持续或再次增高。⑥门静脉高压的患者原有脾大，在出血后常暂时缩小，如不见脾恢复肿大也提示出血未止。

4．ABCD

5．B

第三节　肝硬化老年患者的管理

学习目标

（1）能阐述肝硬化的定义、病因、相关概念，描述典型症状、体征、并发症、治疗原则和要点。

（2）能按照护理程序为老年肝硬化患者进行评估、制订护理计划并实施。

（3）能为老年肝硬化患者及其家属进行饮食、药物、突发情况应急处理等方面的居家健康指导，帮助其缓解病情的发展和预防并发症的发生。

（4）树立尊重生命、关注健康的理念，以高度的责任心为老年患者服务。

老年肝硬化通常发生在 65 岁以上人群，可能源于多种原发疾病，表现出一种持续的、渐进的肝脏疾病。其主要症状包括肝脏内的细胞发生大量的损伤、出现大量新的肝纤维组织及肝脏内的肝小叶损伤。肝硬化早期没有任何特征性的症状，但是随着病情的发展，它会发生巨大的改变,从而导致肝脏的功能衰竭、门静脉高压、多个器官的病理改变,甚至会引发腹水、胃肠道大出血、病毒感染、肝性脑病、肝肾综合征及癌细胞的转移。随着病症的发展,如果病症未能被及早发现和治愈,肝硬化可能导致患者患上其他慢性疾病,如腹部肿胀、食管下段静脉阻塞、严重黄疸和肝性脑病。这种病情的表现可能导致患者病情加剧,药物难以达到合理的效果,甚至可能导致死亡。为了避免这种情况的发生,应尽早采用正确的治疗措施。

肝硬化作为消化系统中最具威胁性的疾病,其影响力日益增强,根据最近的研究,全球每年新增的肝硬化案例高达 36.2 万,其中大部分患者会恶化,甚至会演变成肝癌,这使得这些患者的预后极其不佳。这种疾病的发生可能由感染(特别是乙型肝炎)、酗酒、代谢紊乱和营养不良所致。近几十年来,肝硬化的患病率一直在不断增加,其中,城市和农村地区,肝硬化患者的比例达到了 38.64% 和 61.36%。

一、发病原因

1. 病毒性肝炎

乙型肝炎病毒的感染率高达 60%～80%,而慢性肝炎病毒感染会导致肝硬化的形成。此外,乙型、丙型及丁型肝炎病毒的交叉感染也会使病程更快恶化。

2. 酒精中毒

酒精中毒是一种常见的慢性疾病,它可能会造成严重的肝功能障碍,尤其是酒精性肝病。据估计,这种疾病的患者比例大概为 15%。

3. 营养障碍

肝硬化的发生与许多因素有关,包括饮食不当、慢性疾病、肥胖和糖尿病等。这些因素都可能导致非酒精性脂肪性肝炎的发生。

4. 药物或化学毒物

长期服用双醋酚丁、甲基多巴等药物,或长期接触四氯化碳、砷等化学毒物,可引起中毒性肝炎,最终演变为肝硬化。

5. 胆汁淤积

长期出现肝外胆道梗阻或肝脏内部的脂肪堆积,高浓度的脂肪酸和脂肪酸的有害物质会破坏肝脏的组织,从而引发胆汁性肝硬化。

6. 遗传和代谢性疾病

因为基因突变和新陈代谢紊乱,一系列有毒的物质和它们的代谢产物会在肝内累积,从而引发肝细胞的破坏,最终发展为血色病、肝豆状核变性、半乳糖血症等严重的肝病。

7. 循环障碍

慢性心力衰竭、缩窄性心包炎、肝静脉阻塞症及肝小静脉闭塞病可能会导致肝功能持续性的血液循环不畅,从而引起肝细胞的营养不良、组织损伤及纤维组织增生,进而导致肝硬化的形成。

8. 免疫疾病

肝硬化是由于慢性肝炎和其他损害肝脏的免疫性疾病导致的。

9. 寄生虫感染

反复或长期感染血吸虫病者,肝脏发生变化可导致肝硬化。

10. 隐源性肝硬化

发病原因不明确的肝硬化,占 5%～10%。

二、临床表现

肝硬化的病程发展通常比较缓慢,可隐伏 3～5 年或更长时间。临床上根据是否出现腹水、上消化道出血或肝性脑病等并发症,分为代偿期和失代偿期肝硬化。

1. 代偿期肝硬化

早期无症状或症状较轻,以乏力、食欲缺乏、低热为主要表现,可伴有腹胀、恶心、厌油腻、上腹隐痛及腹泻等。症状多呈间歇性,常因劳累或伴发其他病而出现,经休息或治疗可缓解。患者营养状态一般或消瘦,肝轻度肿大,质地偏硬,可有轻度压痛,脾轻至中度肿大。肝功能多在正常范围或轻度异常。

2. 失代偿期肝硬化

主要是由肝功能减退和门静脉高压所致的全身多系统症状和体征。

(1) 全身症状和体征。一般状况较差,疲倦、乏力、精神不振;营养状态较差。消瘦、面色灰暗黝黑(肝病面容)、皮肤及巩膜黄染、皮肤干枯粗糙、水肿、舌炎、口角炎等,部分患者有不规则发热。

(2) 消化系统症状。食欲减退为最常见症状,进食后上腹饱胀,有时伴恶心、呕吐,稍进油腻食物易引起腹泻。出血和贫血。

(3) 内分泌失调。男性患者常有性功能减退、不育、男性乳房发育、毛发脱落等,女性患者可有月经失调、闭经、不孕等。部分患者出现蜘蛛痣、肝掌。肾上腺皮质功能减退,表现为面部和其他暴露部位皮肤色素沉着。

三、诊断性评估

(一) 病史

应全面详细了解患者病史,包括以下内容。

1. 家族史

询问患者有无高血压、糖尿病、家族遗传性疾病史。

2. 病程

患者肝功能异常的时间。

3. 症状及既往史

与本病有关的病因,有无肝炎病史、输血史、胆道疾病、寄生虫感染。

4. 生活方式

饮食习惯、饮酒水平、营养状况、运动量和体重变化都会影响人们的健康。

5. 药物引起肝硬化

过量服用双醋酚丁、甲基多巴,或接触四氯化碳、砷等化学毒品,或服用药性未知的中草药,可能会导致肝硬化的发生。

6. 心理社会因素

家庭背景、职业环境、教育水平及是否经历过心理创伤。

(二) 体格检查

患者入院时给予相应的检查,神志、呼吸、定向力、计算力、查体合作度。慢性肝病的患者表现为脸色苍白、体态瘦弱、巩膜黄染,但没有发现任何皮疹、出血或瘀斑,也没有肝掌或蜘蛛痣。此外,还可以检查到腹内的情况,如腹壁的静脉曲张、是否存在压迫性反弹性疼痛、是否存在腹内的肿块、肝颈反流征、Murphy 征、肝区是否存在敲击性剧痛、肾区是否存在敲击性剧痛、胃振水音等。

(三) 实验室检查

1. 基本项目

血常规检查(白细胞、血小板),尿液检查(胆红素、尿胆原),肝功能试验,免疫功能检查,腹水检查(腹水颜色、比重、蛋白定量、血清-腹水白蛋白梯度),心电图。

2. 推荐项目

影像学检查、上消化道内镜检查、腹腔镜检查、B超引导下肝穿刺活组织检查。

四、治疗原则

(一) 肝硬化治疗的基本原则

目前,乙型肝炎肝硬化患者必须采用抗病毒治疗,而酒精性肝病患者则必须戒除不良饮食习惯,同时还必须采用综合治疗,以减轻病症,延长治疗周期,并维持正常的工作能力。此外,还必须慎重选择抗病毒药物、维生素等,而且要尽量减少对肝脏的伤害。在患者出现了失代偿的情况下,必须采用预防措施来减轻症状,明显改善患者的生存品质。

(二) 非药物治疗

1. 心理干预

肝硬化为慢性过程,护理人员应该给予家属一定的疾病的指导。护理人员应帮助患者及家属熟悉本病的相关知识,学会抢救技巧,积极预防并发症,及早发现,并采取有效措施来减少可能的不利影响。为了应对各种挑战,个人和家庭应该将治疗计划融入日常生活中。患者应该注意保持情绪的平衡和稳定,以便更好地完成治疗任务,除了积极配合医护工作,还要避免对疾病的担忧,坚定自己抵抗疾病的决心,并且要做到积极乐观,以免受到疾病的侵害。此外,家庭成员也要提供必要的护理,如提供温馨的住所、良好的饮食等。

通过仔细的监测和及时的评估,可以预测肝性脑病的潜在征兆。

2. 饮食护理

确保饮食营养充足,并严格遵守饮食限制,可以有效改善肝脏功能,减缓疾病的发展和恶化。采取有效的方法来改善患者的健康情况。首先,护理人员必须清楚地告诉患者及其家属,什么是影响患者健康的因素,什么是改善患者健康的方法。

其次,还要和患者一起制订一份符合健康标准的饮食方案,并且确保他们能够得到充分的照顾。对于那些营养不良的患者,建议每天摄入 30～35 kcal/kg 的能量,并且提供高质量的碳水化合物和低胆固醇的饮料。在进食动物脂肪的同时,也需注意随着疾病的发展而调整饮食。此外,蛋白质也非常重要,它可以帮助肝脏恢复健康,并维持血浆白蛋白的正常含量。因此,建议每日摄入 1.2～1.5 g/kg 的蛋白质,最佳的食材包括豆制品、蛋类、牛乳、鱼、鸡肉、瘦猪肉等。其中,豆制品的蛋白质中所包括的氨基酸种类更多。当血氨浓度上升时,最佳的饮食方式是限制蛋白质的摄入,直到疾病得到缓解,然后慢慢恢复正常。为了保证患者的健康,建议将钠的摄入量限定在 80～120 mmol/d(盐 4～6 g/d),同时将进水量限定在 1 000 ml/d,如果出现低钠血症,则建议将进水量限定在 500 ml/d。为了保护患者的健康,医生建议患者避免摄入富含盐的食物,比如咸肉、酱菜、罐头食品和含盐的调料。摄入富含纤维素的蔬菜和水果可以帮助患者减轻体重。

最后,为了确保患者的健康,应该定期检查他们的膳食情况,并确保他们能够正确地控制钠和水的摄入。可在患者的膳食中多放一些水果,并且在其中添加一些柠檬汁、食醋等,来提高患者的食欲。由于食管和胃部曲张静脉的管壁较脆,没有足够的弹力来进行收缩,因此容易受到损害。对于患有静脉曲张的患者,建议选择菜泥、肉末、柔软的饮料,在食用过程中要保持缓慢咀嚼,并将食物分成较小的块状,同时要避免将其与过于黏稠或粗糙的食品混合,以免造成出血。

3. 活动与休息

在肝硬化的治疗中,对于没有明显的身心衰竭的患者,建议进行一些轻松的运动。对于那些需要长时间治疗的患者,要注意控制运动的强度,以防止增强疲惫感。为了帮助患者恢复健康,建议他们保证良好的休息和日常生活。

4. 皮肤护理

患者因皮肤干燥、水肿、黄疸而出现皮肤瘙痒,以及长期卧床等因素,易发生皮肤破损和继发感染。沐浴时应注意避免水温过高,并使用无刺激性的皂类和沐浴液,沐浴后可使用性质柔和的润肤品;皮肤瘙痒者给予止痒处理,嘱患者勿用手抓搔,以免皮肤破损。

5. 用药指导与病情监测

在使用药品的过程中,患者必须遵循医嘱,这样才可避免因使用过多的药品而增加患者的身体负担并降低肝肾功能。为了确保患者的安全,护理人员必须对患者进行全面的用药指导,包括药品的种类、剂量、使用时机及操作步骤。对那些使用了利尿剂的患者,建议每天测量他们的尿液,一旦发生虚弱、心慌、乏力、低钠血症或低钾血症,建议立即前往医院。

（三）肝硬化的基本治疗

1. 腹水治疗

为了更好地控制腹水，应该采取措施来减少患者的饮食，特别是在控制钠的情况下。对于某些患者，应该考虑采取更为宽松的饮食方式，比如在血液中的盐浓度低于125 mmol/L 的情况下，应该减少对水的摄入。此外，还应该定期给患者输入血液，比如新鲜的血液及白蛋白，这些会对患者的恢复产生积极的影响。针对难治性腹水，应采取有针对性的措施，包括限制摄入的液体、使用有效的利尿药物，尽管这些措施有助于改善病情，但若患者未发生传染性疾病、上消化道出血、肝性脑病等，且肝脏的代谢和凝血功能良好，则应采取更有针对性的措施，例如，放腹水和输入白蛋白。为了有效地控制病情，可采用经颈静脉肝内门体分流术。这种技术利用介入的方式，在颈静脉内安装了导管，从而在门静脉和肝内门静脉中间进行分流，有效地控制了腹水的产生。

2. 利尿药物应用的基本原则

利尿药已成为当今医学界中最常见的治疗腹水的手段，其中保钾利尿药如螺内酯，而排钾利尿药则以呋塞米为主。通常，初期使用螺内酯 60 mg/d，呋塞米 20 mg/d，随着治疗的进展，应该慢慢调整至螺内酯 100 mg/d，呋塞米 40 mg/d。如果治疗效果仍然不理想，应该继续调整，但是螺内酯的剂量应该控制在 400 mg/d 以下，呋塞米的剂量也应该控制在 160 mg/d 以下，当腹水消失后，应该适当降低剂量。

五、专病相关评估

1. 病史采集

患有肝硬化的患者，通常有以下症状：厌食、恶心、呕吐、腹部肿块、疼痛等。此外，患者的体育锻炼也较少，导致他们的身体健康受到严重损害。由于患有肝硬化，患者的工作能力受到了严重的损害，导致他们的家庭生活受到了严重的影响，并且承受了巨大的经济压力。在诊断过程中，需要关注患者的心理健康，包括他们的个性和行为是否发生了改变，是否存在焦虑、抑郁、愤怒和悲伤。如果患者有肝脏损伤，还会表现出嗜睡、激动和昼夜颠倒的神经系统症状，因此需要进一步诊断。此外，还需要考察患者和家属的认知和态度，以及他们的家庭财务情况。

2. 身体评估

在进行身体检查时，应特别关注病患的心理健康，仔细检查他们的目光、思维和活动范围。如果病患的脸色苍白、性格发生明显的转变，可能预示着肝性脑病的发生。此外，还应检查病患的体重，看看他们的皮肤和肌肉的健康状况，并排除可疑的病症。检查患者是否存在皮肤干燥、脱屑、黄染、出血、斑疹、手指肿胀、腹部静脉扩大或者膨胀。检查患者的呼吸是否正常，是否存在慢性阻塞、气喘、肺部水肿等症状，是否存在胸部水肿。可能需要进行更多的检测，包括但不限于：是否存在腹部膨隆、腹壁紧绷、脐部缺损、腹部呼吸困难、移动性浊音等症状；是否存在腹膜刺激征。此外，还需要注意肝脏和脾脏的尺寸、形态、外观和是否存在压痛。

六、护理管理计划

（一）住院期间护理管理

1. 一般护理

（1）护理人员为患者提供全面的饮食指导，确保他们每日获得充足的热量、蛋白质、维生素等营养元素，以满足其健康需求。

（2）通过准确的数据分析，可以明显改善水钠潴留的情况，包括降低患者的体重、腹部脂肪含量、皮下水肿并缓解由此带来的身心负担。

（3）为了预防便秘，在必要时使用润滑剂或轻泻剂。

（4）保证充足睡眠，不能进行重体力劳动；出现并发症时，应卧床休息。

2. 病情观察及护理

（1）为了保证身体健康，建议患者保持良好的睡眠姿势。保持正确的姿势能够帮助促进血液循环，促进肝脏、肾脏的健康。如果患者有严重的水肿，建议将患侧的腿部放低，并在患侧的膝部放置支撑物。如果患者有严重的腹部疾病，建议采取半卧的姿势，这样能够帮助患者更好地控制呼吸，缓解心脏压力。为了防止腹部压力急剧上升，在出现较多的腹水的情况下，最好不要做出任何可能导致腹部压力急剧上升的动作，比如剧烈的咳嗽、打喷嚏或者过度拉伸。

（2）限制钠和水的摄入。

（3）医务人员需要对患者的腹腔穿刺放腹水的过程做好全面的准备工作。首先，要提醒患者遵守手术操作指南。其次，要准确检查患者的体重、腹围、生命体征等。再次，要确保患者的膀胱已经完全清空，避免发生误伤。最后，要密切关注患者的病情变化，并定期检查患者的身心状态，并随时做好相关的治疗，标本及时送检。

（4）在服用利尿药物的过程中，要保证水分、电解质、酸碱的均衡。此外，要密切关注患者的病情变化，如腹水、下肢水肿的变化，及时准确地记录患者的数据，以及检查患者的腹围、体重，并指导患者如何进行测量与记录。对于那些经常出现饮食减少、恶心、腹痛等症状的患者，尤其是利尿剂排出体外之前，要特别注意，定期检查血液电解质、酸碱度的变化，及早发现、校正电解质、酸碱失调，防止肝性脑病、肝肾综合征的发生。

3. 心理护理

安慰、理解、开导患者，使患者及家属树立战胜疾病的信心。在治疗过程中，要进行心理疏导，防止患者情绪波动，使患者树立战胜疾病的信心。经常与患者聊天、谈心，让患者把医护人员当成自己的亲人，愿意倾诉。让患者把思想顾虑的原因表达出来，深入了解其错误认知的根源。通过积极向上的说辞、耐心的安慰、仔细的解释，可以让患者解开心灵的疑团，达到精神上的解脱，以取得患者的积极配合，树立战胜疾病的信心，提高护理质量，有利于早日康复。

4. 并发症预防及护理

潜在并发症包括上消化道出血、感染、肝性脑病。

1）上消化道出血

（1）补充血容量。立即查血型、配血，等待配血时先输入平衡液或葡萄糖盐水、右旋糖水或其他血浆代用品，尽早输入浓缩红细胞或全血，以尽快恢复和维持血容量及改善周围循环，防止微循环障碍引起脏器功能衰竭。

（2）止血。尽早内镜下止血。

2）感染

（1）合理使用抗生素，规范手卫生。

（2）监测生命体征，尤其是体温的情况。

3）肝性脑病

（1）病情观察。肝性脑病的早期征象，如患者有无冷漠或欣快，理解力和近期记忆力减退，行为异常，以及扑翼样震颤。监测并记录患者生命体征、定期复查血氨、肝功能、肾功能、电解质，及时协助医生处理。发生感染时，应及时应用抗菌药物，以有效控制感染，应尽早开始经验性抗菌药物治疗，以减轻肠道细菌移位、内毒素水平的炎症状态。

（2）清除胃肠道内积血，减少氨的吸收，可用生理盐水或弱酸性溶液灌肠，忌用肥皂水灌肠。

（3）避免快速利尿和大量放腹水，以防止有效循环血量减少、大量蛋白质丢失及钾血症，从而加重病情。可在放腹水的同时补充血浆白蛋白。

（4）慎用催眠镇静药、麻醉药等。患者狂躁不安，禁用阿片类、巴比妥类药物，可遵医嘱使用丙泊酚、纳洛酮、氟马西尼、异丙嗪、氯苯那敏等

（5）监测患者排便情况，保持排便通畅，防止便秘。加强巡视，及早发现异常情况，尽量安排专人护理。患者以卧床休息为主，减轻负担以利于肝细胞再生。根据患者情况，落实保护措施，防止患者走失、伤人或自残。必要时加床挡、使用约束带，防止发生坠床或撞伤等意外。

（6）昏迷患者的护理。患者取仰卧位，头略偏向一侧以防舌后坠阻塞呼吸道。保持呼吸道通畅，深昏迷患者应做气管切开以排痰，保证氧气的供给。做好基础护理，保持床褥干燥、平整，定时协助患者翻身，防止压疮发生。眼睑闭合不全、角膜外露的患者可用生理盐水纱布覆盖眼睛。尿潴留患者给予留置导尿，并记录尿量、颜色、气味。协助患者做肢体的被动运动，防止静脉血栓形成及肌肉萎缩。具体并发症趋势图见图 5 - 3 - 1。

（二）出院后延伸护理管理

1. 饮食护理

在进行饮食护理时，应遵循以下原则。①保持健康的体重，并尽可能多地提供蛋白质和其他营养物质。②针对血氨浓度较高的患者，应该暂时避免蛋白质的摄入量，直到疾病得到缓解。③应该选择富含蛋白质、维生素和适当脂肪的膳食。当患者出现明显的肝脏疾病、血清尿素氮升高及肝性脑病的征象，为了保证患病的安全，建议患者尽可能地控制蛋白质的摄入量，并且尽可能地避免摄食含钠的食品。④当发现食管静脉存在问题时，应该嘱患者吃柔软的食物，同时应该避免饮酒。

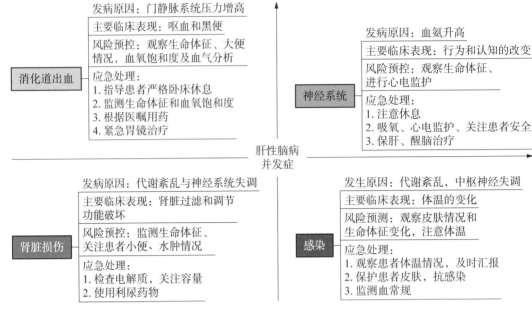

图 5-3-1　肝性脑病并发症趋势图

2. 运动护理

正确指导患者生活规律,注意劳逸结合。

3. 药物护理

嘱患者按时、正确服药,避免阿司匹林、易致肝脏损伤的药物和影响凝血功能的药物。

4. 定期复查

嘱患者定期复诊,发现双下肢水肿、腹部膨隆、腹痛、呕血、黑便等及时就诊。按医嘱服药,不能随便停药或减药、加药,一有不适,立即告知医护人员。指导患者学会观察药物疗效和不良反应,如服用利尿药者,应记录尿量,如出现心悸、软弱无力,须及时告知医护人员。

5. 社区管理

纳入慢性病管理,进行随访治疗。

(三)居家管理健康干预

1. 风险指标监测

指导患者观察生命体征、尿量等,注意有无并发症发生,出现异常情况及时通知医生,以便采取紧急处理。

2. 生活方式指导

处于肝硬化代偿期的患者,建议遵循健康的生活规律,尽量保持与普通人的相似的日程安排,适当的运动,避免过量的体力消耗。对于那些出现了严重的肝功能障碍的病例,建议尽量保持安静,多加休息。为了保证健康,应该给予患者充足的休息时间,并让他们参加一些有益的运动。在没有治疗的时候,应该卧床休息,这样有助于康复。

3. 心理行为干预

对于腹水患者,建议采取一些措施来帮助他们恢复健康。①建议保持半卧位,并且提供低钠或不含钠的饮食。②建议遵循医嘱,如适当使用利尿药物,并且注意监测他们的摄液情况。③建议定期监测腹围、体重,并及时采取措施来保持健康。④建议患者使用温暖的洗澡水,并定期清洗皮肤。

4. 突发应急处理

出血期护理。患者急性出血期间要快速建立 2～3 条静脉通路,快速扩容、补液,恢复血压,同时遵医嘱给予抑酸药物。密切监视患者血压水平,控制血压略低于正常水平,降低患者再出血风险。若突然出现大量呕血、黑便、头昏、心悸、出汗、口渴、黑矇或晕厥等表现时,说明并发上消化道大量出血,如出现性格、行为异常及意识障碍、双手扑动样震颤等,应考虑肝性脑病的发生。

案例与思考

一、患者基本情况

1. 基本信息

姓名:姜××　　　性别:女　　　年龄:78 岁　　　学历:初中

民族:汉族　　　职业:退休　　　入院日期:2023.3.14

2. 主诉

腹胀伴下肢水肿 2 周。

3. 现病史

患者 2 周前无明显诱因下出现腹胀伴下肢水肿,腹胀逐渐加重,伴有腹围进行性增加。下肢水肿为两侧对称、凹陷性水肿,晨轻暮重,劳累后加重。患者无发热,无腹痛,无恶心呕吐,无纳差,无腹泻,无头晕,无胸闷胸痛,无活动后气促,无咳嗽咳痰,无血便、黑便,无呕吐咖啡色液体,无皮肤巩膜黄染等不适。血常规:白细胞 1.58×10^9/L,中性粒细胞比值 68.1%,红细胞 3.63×10^{12}/L,血红蛋白 69 g/L,血小板 29×10^9/L。生化:总胆红素 31.7 μmol/L,直接胆红素 17.0 μmol/L,间接胆红素 14.7 μmol/L,丙氨酸氨基转移酶 55 U/L,天门冬氨酸氨基转移酶 69 U/L,γ-谷氨酰基转移酶 43 U/L,碱性磷酸酶 231 U/L,总胆汁酸 30.49 μmol/L,前白蛋白 71 mg/L,甘油三酯 0.49 mmol/L,总胆固醇 1.59 mmol/L,高密度脂蛋白胆固醇 0.87 mmol/L,低密度脂蛋白胆固醇 0.460 mmol/L。今为行进一步诊治收入我科。追问病史,患者有高血压病史 10 年余,最高收缩压达 180 mmHg,目前服用氨氯地平 5 mg 每日 1 次降压治疗。门诊随访,予以卡维地洛 5 mg 每日 2 次降低门静脉压力,服药 1 月后患者因下肢水肿停药,停药后当时下肢水肿好转。目前服用水飞蓟宾、利可君片、地榆升白片保肝升白细胞,替诺福韦二吡呋酯 300 mg 每日 1 次抗乙肝病毒治疗。患者在院期间发现血糖升高,出院后内分泌科门诊随访,诊断为"2 型糖尿病",予以米格列醇 50 mg 每日 3 次＋利格列汀 5 mg 每日一次降糖治疗,近期因低血糖发作利格列汀减量至 5 mg 一周 2 次。否认心脏病史。患者自发病以来,神清,精神尚可,睡眠可,小便及大便无殊,体重无明显变化。

4. 既往史

乙肝病史 30 余年,未规范诊治,高血压病史,糖尿病史。

5. 个人史

有 40 年饮酒史,常饮黄酒,每日饮约 500 g,酒精量约 80 g/d,6 个月前戒酒;睡眠欠佳。

6. 婚育史

育有一子。

7. 家族史

无。

8. 诊断

乙肝后肝硬化失代偿期。

二、体格检查

血压 130/80 mmHg,心率 106 次/分,心律齐,心音正常,未闻及杂音,双下肢水肿。

思考题 》》》

1. 上述病史中,你认为患者发生肝硬化的因素有哪些?

2. 患者发生出血应如何处理?

3. 腹水的护理?

4. [单选]有腹水者应限制摄入钠盐(　　　　)

A. 6~8 g/d　　　　　　　　　　　　　B. 4~6 g/d

C. 2~4 g/d　　　　　　　　　　　　　D. 1~2 g/d

参考答案

1. 病毒性肝炎、饮酒。

2. 患者急性出血期间要快速建立 2~3 条静脉通路,快速扩容、补液,恢复血压,同时遵医嘱给予抑酸药物。密切监视患者血压水平,控制血压略低于正常水平,降低患者再出血风险。若突然出现大量呕血、黑便、头昏、心悸、出汗、口渴、黑矇或晕厥等表现时,说明并发上消化道大量出血,如出现性格、行为异常及意识障碍、双手扑动样震颤等,应考虑肝性脑病的发生。

3. 腹水患者应给予半卧位;给予低盐或无盐饮食,限制进水量;正确服用利尿剂,准确记录出入量;观察腹围、体重。每天用温水擦浴,避免搓拭、肥皂水等;衣服宜柔软、宽松;床铺要平整、洁净,按时更换体位,防止局部组织长期受压、皮肤损伤,发生压疮感染;皮肤瘙痒时勿挠抓,可涂抹止痒剂,以免皮肤破损和继发感染。

4. B

第六章

老年人泌尿系统常见疾病管理

第一节　尿路感染患者的管理

🔘 **学习目标** 》》》

（1）能阐述尿路感染的定义、病因、相关概念，描述典型症状、体征、并发症、治疗原则和要点。

（2）能按照护理程序为老年尿路感染患者进行评估、制订护理计划并实施。

（3）能为老年尿路感染患者及其家属进行饮食、个人卫生等方面的居家健康管理指导，帮助其减缓病情的发展和预防并发症的发生。

（4）树立尊重生命、关注健康的理念，以高度的责任心为老年患者服务。

在老年感染性疾病中，尿路感染（urinary tract infection，UTI）是仅次于呼吸道感染的第二种常见感染性疾病。65 岁以上老年人患病率达 20%，70 岁以上老年人患病率达 33.3%，80 岁以上老年人患病率可高达 50%。在养老院的院内感染患者中，尿路感染占 30% 以上，而在社区老年人中则为 15%～20%。老年人尿路感染患病率随年龄增加而明显增高，且出现明显的性别差异，小于 65 岁的男性患病率为女性的 1/10～1/5，大于 65 岁两性间的差异就逐渐缩小，70 岁两性间的患病率几乎相同。老年男性前列腺增生肥大及老年女性膀胱颈梗阻是老年人膀胱残余尿量增多及尿液不畅的最常见原因，是老年人尿路感染的根源。

一、病因与发病机制

（一）病因

老年人由于机体免疫功能退化，生理防御功能下降，同时生殖腺及肾功能的退行性病变，使得老年人尿路感染的患病率随年龄增加而增高。

（二）发病机制

正常男性前列腺液有抗菌作用，老年男性前列腺液分泌减少而降低了尿道抗菌能力。而老年女性体内雌激素减少，尿道黏膜发生退行性改变，阴道 pH 值升高，难以抑制局部细菌生长，易引起上行性感染。不仅如此，由于泌尿系统解剖生理特点，老年人易发生尿路梗阻，引起排尿不畅、膀胱残余尿增多，继而尿潴留，都易使细菌生长繁殖而造成感染。此外，由于老年人多伴有高血压、糖尿病、脑血管病等基础疾病，这些都会使其机体的免疫功能下降，很容易受病原体侵袭而发生感染。

二、临床表现

尿路感染有多种类型，一般分为膀胱炎和肾盂肾炎。根据发病的急缓和临床症状又可分为急性和慢性两种类型。膀胱炎可单独存在，而肾盂肾炎一般都伴有膀胱炎。老年人由于机体的衰老，各器官的反应性、敏感性减退，以及膀胱功能变化，尿路感染的临床表现常缺乏特异性，或被原发病的症状所掩盖。

1. 膀胱炎

急性膀胱炎的典型症状是尿频、尿急、尿痛，甚至尿失禁，下腹痛，偶有血尿，一般不发热。但不少老年人急性膀胱炎的症状表现不典型，有的仅表现为尿急和排尿困难。慢性膀胱炎的症状与急性膀胱炎相似，但较轻，有的患者临床症状不明显而仅有菌尿，这在原发病（糖尿病、神经性膀胱功能障碍等）和泌尿生殖系统结构或功能异常及留置尿管的老年患者中特别常见。

2. 肾盂肾炎

急性肾盂肾炎发病急，表现为寒战、发热、疲乏无力、恶心、呕吐、腰部酸痛、肾区叩击痛。肾盂肾炎合并膀胱炎者，可伴有膀胱刺激症状，如尿频、尿急和尿痛等。老年慢性肾盂肾炎多因急性肾盂肾炎治疗不彻底，或继发于肾结石、输尿管狭窄等疾病。常见症状为食欲不振、疲乏、不规则发热、腰部不适或酸痛、轻度尿频、尿痛。有的反复急性发作，出现急性肾盂肾炎症状，也有的全无自觉症状。慢性肾盂肾炎患者早期尿浓缩功能可减退，出现多尿，晚期可发生肾功能不全甚至尿毒症。

三、诊断性评估

老年人尿路感染的诊断主要根据病史和尿液检查结果，但老年人的尿液检查结果往往与症状并不一致，综合分析判断才能避免误诊、漏诊。对于反复发作的泌尿系感染则要查明有无原发疾病的存在。

1. 病史

询问患者既往史、药物史及相关疾病史等，寻找发病的可能原因、伴随疾病、曾经的药物治疗史及可能影响疾病发展、转归的因素等。

2. 体格检查

检查患者体温、是否有肾区叩痛,直肠指诊对鉴别是否合并其他疾病有意义。

3. 实验室及其他检查

（1）实验室检查。尿常规及尿细菌培养。由于老年人泌尿道炎性细胞非特异性渗出增多,使其相关检查的判断标准也相应提高。年轻人尿沉渣白细胞>4个/高倍视野即有病理意义,而老年人则要求尿沉渣白细胞>20个/高倍视野才有病理意义。

（2）影像学检查。影像学检查如B超、CT、MRI或膀胱镜检查,以确定尿路有无发病诱因及肾实质损害,这对长期治疗不愈、反复发作的尿路感染患者更为必要。

四、治疗原则

1. 泌尿系统感染的基本原则

控制原发病及去除诱因。老年人尿路感染原因复杂,复发率高,应积极控制原发病、去除诱发因素。对于老年男性患者,应注意早期发现与积极处理因前列腺增生所致的尿路梗阻;而老年女性患者局部使用雌激素可恢复绝经前的尿路及阴道生理状态,提高局部抵抗力。尽量减少诊疗时的泌尿道内操作,避免医源性感染等。

2. 泌尿系统感染的非药物治疗

适当调节尿液酸度。老年人肾小管的泌酸功能减退,使得尿液pH值上升,利于病菌生长繁殖,故可适当使用药物降低尿液pH值,发挥酸性尿的抗菌作用,对于在酸性环境下才能发挥最大抗菌效能的抗生素也可增加其药效。

3. 泌尿系统感染的药物治疗

合理应用抗生素。尽量根据尿液细菌培养和药敏试验结果选用敏感药物,强调短程、高效控制感染。对有发热者应静脉给药,争取早日控制感染,对于慢性反复发作者则可在控制急性发作后长期小剂量交替、间歇使用抗生素以巩固疗效。尽可能选择不易产生肾毒性作用的药物,长期使用时应根据肾功能来调整剂量。

五、护理管理计划

（一）住院期间护理管理

1. 一般护理

嘱患者于急性发作期尽量卧床休息以减轻不适,按需要给予相应的生活护理。各项护理操作最好能集中进行,以提供充足的休息和睡眠时间,利于疾病的康复。

2. 用药护理

遵医嘱使用抗生素,注意观察其治疗反应及有无出现不良反应。

3. 配合检查

协助患者正确留取尿液标本送尿常规检查或中段尿培养。定期复查血生化项目,了解病情有无变化,以便及时调整治疗方案。

（二）出院后延伸护理管理

1. 日常护理

注意会阴部卫生。不论男女，应做好个人的全身及外阴部的清洁卫生，每天都要清洗外阴部，保持外阴部的清洁与干燥，勤换内裤，内裤与其他衣服分开洗，注意杀菌，防止细菌从尿道口侵入而引发感染，尽量避免导尿或使用尿路器械。

2. 饮食护理

嘱咐患者多饮水，每 2～3 小时排尿一次，起到对膀胱和尿道的冲刷作用，尤其天热、出汗多，更要适当增加饮水量，保证每天饮水量有大约 2 000 ml。患者可用热敷或按摩的方法来缓解肾区或膀胱区疼痛，也可做一些自己感兴趣的事情来分散注意力，减轻不适。坚持按时、按量、按疗程服药，切勿随意停药，以保证治疗效果。少吃辛辣、刺激食物，减少对膀胱黏膜的刺激。治疗期间避免饮酒，以防酒与头孢类药物发生双硫仑样反应，造成患者生命危险。

3. 运动护理

适当运动增强机体免疫力。在制订运动方案前应进行心、肺、肝、肾等功能检查。运动的强度及种类要依病情、并发症、体力及运动史等而定，鼓励老年人多参加集体活动，散步、打太极拳等形式，强度要适中，以不出现心脏症状、心率不超过（170－年龄）/min。增强体质，提高免疫力，培养保健意识，养成健康的运动习惯。如局部有炎症（如女性阴道炎、男性前列腺炎等）应及时治疗，如果炎症与性生活有关，应注意房事后排尿并口服抗菌药物。

4. 其他护理

及时治疗各种感染性疾病，如上呼吸道感染、龋齿、皮肤感染等，以免细菌随血液播散到泌尿系统，如果诊断出有其他类型的感染，应尽早去医院进行治疗。

● 案例与思考 ≫

一、患者基本信息

1. 基本信息

姓名：王×× 　　性别：女 　　年龄：72 岁

民族：汉族 　　职业：退休 　　入院日期：2023.4.15

2. 现病史

于 4 天前外出旅游后出现尿频、尿急、尿痛，伴肉眼血尿，无血凝块，自服"热淋清颗粒"后，上述症状缓解不明显。1 天前患者出现右侧腰痛，伴发热、畏寒，偶感恶心，无呕吐、腹痛。血常规：白细胞 $18.5×10^9$/L，中性粒细胞百分比 95%，血红蛋白 130 g/L，血小板计数 $200×10^9$/L。尿常规：尿蛋白（±），白细胞 30～35/HP，红细胞 12～15/HP。腹部 B 超示：肝、胆、脾、胰、肾、输尿管、膀胱未见异常。

二、体格检查

体温 38.9℃，心率 109 次/分，呼吸 25 次/分，血压 120/65 mmHg。体型正常，无贫血貌，浅表淋巴结不大，心肺无异常，腹平软，无压痛、反跳痛、肌紧张，肝脾肋下未及，

Murphy 征阴性,右肾区叩痛。双下肢不肿。青霉素过敏。无既往史,无吸烟、饮酒史。

思考题

1. 该患者的初步诊断是什么? 并写出诊断依据。
2. 该患者的鉴别诊断有哪些?
3. 该患者的治疗原则有哪些?
4. 该患者还需哪些进一步检查?

参考答案

1. 初步诊断:急性肾盂肾炎。诊断依据:①急性起病,尿频、尿急、尿痛、肉眼血尿 4 天,腰痛、发热、恶心 1 天。②查体,体温 38.9℃,右肾区叩痛,③辅助检查,血常规、尿常规均提示感染,腹部 B 超未见异常。
2. 鉴别诊断:①尿路结石。②泌尿系结核。③泌尿系肿瘤。
3. 治疗原则:①一般治疗。卧床休息,多饮水,进食易消化食物。②药物治疗。合理使用抗生素,抗感染治疗,碱化尿液。③预防复发。注意个人卫生,多饮水,勤排尿。
4. 需要进一步检查:①尿培养。②血培养。

第二节 前列腺增生患者的管理

学习目标

(1) 能阐述前列腺增生的定义及相关概念,描述典型症状、体征、并发症、治疗原则和要点。

(2) 能按照护理程序为前列腺增生患者进行评估、制订护理计划并实施。

(3) 能为前列腺增生患者及其家属进行药物、运动、生活方式、突发情况应急处理等方面的居家健康指导,帮助其缓解病情的发展和预防并发症的发生。

(4) 树立尊重生命、关注健康的理念,以高度的责任心为老年患者服务。

良性前列腺增生是由于前列腺细胞增生导致以排尿障碍为主要特征的老年男性常见病。男性在 35 岁以后前列腺可有不同程度的增生,一般在 50 岁以后出现临床症状。

一、病因和发病机制

1. 病因

前列腺增生发生的具体机制尚不明确,但前列腺增生必须具备两个重要条件:①年龄在 50 岁以上。②有功能的睾丸。

2. 发病机制

（1）性激素的变化。雄激素下降、雌/雄激素比值上升、睾丸内非雄激素类物质的作用。

（2）生长因子的作用。通过自分泌、细胞内分泌、旁分泌三种形式，影响前列腺细胞的增殖。

（3）饮食与环境。根据流行病学研究表明，城市居民前列腺增生的发病率明显高于乡村居民。其原因可能是长期以来城乡居民对鱼类、蛋类、肉类的摄入量差异很大，说明食物和环境对前列腺增生的发病有明显的影响。

二、高危因素与预防

1. 高危因素

气候变化、劳累、便秘、糖尿病、泌尿系感染、尿 pH≥6 等都被认为是可能的危险因素。

2. 预防方法

前列腺增生症的病情发展缓慢。良好的生活起居方式和饮食调理对防止疾病进一步发展起着重要的作用。患者应注意：①保持心情舒畅，适度体育锻炼。②饮食上应禁酒，少饮咖啡，少食辛辣食品。③积极治疗泌尿系炎症，不要因尿频而减少饮水量，多饮水可稀释尿液，防止泌尿系感染及形成膀胱结石，饮水以白开水为佳，少饮浓茶。④避免久坐，经常改变坐姿，以免局部受压过久，影响局部血液循环。⑤性生活要节制，防止前列腺过度充血。⑥定期复查，每 2～3 个月做一次直肠指检，半年复查 B 超，以了解前列腺变化情况。

三、临床表现

前列腺增生症状与前列腺增生大小不完全成比例，其取决于梗阻的程度、病变发展速度及是否合并感染，基本分为两大类：储尿期膀胱刺激症状和排尿期膀胱梗阻症状。

（一）储尿期刺激症状

尿频、夜尿次数增多是前列腺增生最常见的早期症状。

1. 尿频

早期因前列腺充血刺激引起，随梗阻加重，残余尿量增多，膀胱的有效容量减少，尿频症状更为明显。

2. 夜尿增多

支配逼尿肌收缩的副交感神经夜间兴奋性增高，加之逼尿肌不稳定，使夜尿次数增多。

（二）排尿期梗阻症状

1. 进行性排尿困难

进行性排尿困难是前列腺增生最重要的症状,病情发展缓慢。轻者表现为排尿迟缓,尿线变细;梗阻加重后表现为排尿费力,尿线细而无力,射程缩短,终末滴沥,排尿时间延长。

2. 尿潴留

当梗阻加重到一定程度时,过多的残余尿可使膀胱逼尿肌功能受损、收缩力减弱,逐渐发生尿潴留并出现尿失禁。

3. 充盈性尿失禁

由于膀胱过度充盈,膀胱内压力超过尿道阻力,迫使少量尿液从尿道口溢出。

（三）继发症状

1. 尿路感染、结石及肾功能损害

尿潴留可导致尿路感染、结石及肾功能损害,而急性尿潴留及肾功能损害是评价前列腺增生进展的主要指标。

2. 并发症

长期排尿困难可导致腹压增高,并发内痔、脱肛、疝气等。

四、诊断

1. 病史

凡 50 岁以上男性出现进行性排尿困难等症状,可做初步诊断,但应除外神经系统疾病、前列腺癌等引起的排尿异常症状。

2. 症状评估

（1）国际前列腺症状评分。国际前列腺症状评分（International Prostate Symptom Score，IPSS）的患者分类:0～7 分为轻度;8～19 分为中度;20～35 分为重度。评分值大于 7 分,需到医院确诊(表 6-2-1)。

表 6-2-1　国际前列腺症状评分

过去 1 个月,您是否有以下症状	在 5 次中						症状评分
	无	少于一次	少于半数	大约半数	多于半数	几乎每次	
1. 是否经常有排尿不尽感	0	1	2	3	4	5	
2. 两次排尿时间是否常小于 2 小时	0	1	2	3	4	5	
3. 是否经常有间断性排尿	0	1	2	3	4	5	
4. 是否经常有憋尿困难的现象	0	1	2	3	4	5	
5. 是否经常有尿线变细的现象	0	1	2	3	4	5	
6. 是否经常需要用力才能开始排尿	0	1	2	3	4	5	

(续表)

过去1个月,您是否有以下症状	在5次中						症状评分
	无	少于一次	少于半数	大约半数	多于半数	几乎每次	
7. 从入睡到早起一般需起来排尿几次	没有 0	1次 1	2次 2	3次 3	4次 4	5次 5	
				IPSS 总分＝			

（2）泌尿症状困扰评分。泌尿症状困扰评分(Bother of Score，BS)与 IPSS 相结合,并作为独立的部分可了解患者对其目前症状的主观感受(表6-2-2)。

表6-2-2　泌尿症状困扰评分

	非常好	好	多数满意	满意和不满意各半	多数不满意	不愉快	很痛苦	评分
假如在你的有生之年将伴有目前的泌尿系症状,你认为如何	0	1	2	3	4	5	6	

3. 体格检查

（1）一般检查。有无贫血、嗜睡、呼吸变深等尿毒症症状。双肾有无积水,膀胱是否充盈。

（2）直肠指诊。为简便而重要的诊断方法。直肠指诊可对前列腺大小进行估计,指检时较大的前列腺,表面光滑、质韧而有弹性,中央沟变浅或消失,即可作出初步诊断。

4. 尿流率检查

尿流率是客观检查排尿功能的方法。检查时要求一次排尿量在 150～200 ml,正常最大尿流率＞15 ml/s。如果最大尿流率＜15 ml/s,表示排尿不畅;如最大尿流率＜10 ml/s,说明有梗阻。

5. 残余尿量测定

对治疗方法的选择和疗效的评估很重要。

（1）B超检查。有经腹、尿道或直肠测定,以直肠测定为最好,无创伤,对诊断前列腺增生及判断前列腺内部结构更为精确,故目前普遍应用。

（2）导尿。测定残余尿结果最可靠,若残余尿量超过 150 ml,可作为严重梗阻的指标之一。

6. 血清前列腺特异抗原

前列腺特异抗原(prostate specific antigen，PSA)是目前鉴别前列腺增生和前列腺癌的重要指标。血清 PSA 正常值是 0～4 ng/ml。

7. 内镜检查

内镜检查用于排除膀胱内有憩室、结石、肿瘤等病变。

五、治疗原则

前列腺增生是老年男性常见疾病,可影响老年人的生活质量,但较少危及生命,而且有相当数量的患者症状无明显进展,在选择治疗方法时,应向患者介绍治疗方案,使之参与选择。

(一)非药物治疗

随访观察许多前列腺增生患者的症状在相当长的时间内很少有进展。而且个体耐受程度不同。因此,对前列腺增生症状轻和无残余尿者,应门诊随访观察。随访中每年复查一次尿流率、直肠指诊,超声波检查前列腺及残余尿,血、尿常规,肾功能检查和 IPSS,必要时检查血清 PSA,以了解病情有无发展,明确是否需要手术治疗。

(二)药物治疗

药物治疗适用于临床症状轻、残余尿<50 ml 者。
(1)α肾上腺素能受体阻滞剂。常用药物:①短效,哌唑嗪。②长效,坦索罗辛、特拉唑嗪。
(2)5α-还原酶抑制剂。目前应用最广的是非那雄胺,在前列腺内阻止睾酮转变为双氢睾酮,使前列腺缩小,改善排尿症状。一般在服药后 3 个月见效,停药后症状易复发,需长期服药,至少需要连续服用 6 个月才有较好的效果。

(三)手术治疗

无论是开放性手术还是经尿道前列腺切除手术都是解决前列腺增生症状和尿路梗阻最有效的治疗方法。

1. 适应证
适用于药物治疗无效或残余尿量>60 ml,最大尿流率<10 ml/s,梗阻症状严重者。如屡发急性尿潴留或并发膀胱结石、肿瘤、肾积水、肾功能不全者,宜先留置导尿管或膀胱造瘘引流尿液,并抗感染治疗,待症状明显改善或恢复后再择期手术。

2. 手术范围
手术摘除增生的前列腺腺体,而并非整个前列腺。

3. 手术方法
有耻骨上经膀胱、经耻骨后、经会阴、经尿道前列腺切除术四种。

六、护理管理计划

(一)住院期间护理管理

1. 护理评估
(1)患者及家属对本病及其治疗方法、预后的认知程度、心理状态和承受能力。
(2)患者年龄、营养状态、重要脏器的功能,有无严重伴发病,了解有无诱发本病的高危因素存在,对评估患者接受手术或药物的耐受力及治疗效果有重要价值。

（3）根据患者临床表现、体格检查和 IPSS,评估前列腺增生的程度,为针对性护理、判断预后提供依据。

（4）患者症状是否进行性加重,评估患者对心理和社会支持的需求。

（5）评估患者输出性行为,以促进患者适应性反应。

（6）评估患者术后自理能力,以便采用不同的护理系统满足其治疗性护理的需要。

（7）术后尿液引流管是否保持通畅,膀胱冲洗液的颜色,有无出血、尿漏等情况。

（8）经尿道前列腺电切术后有无发生稀释性低钠血症和脑水肿情况。

（9）评估患者出院前的心理反应,以及患者及家属对疾病相关知识和康复期保健知识的掌握程度。

2. 病情观察及护理

（1）术前护理。充分了解患者的心理及身体情况,有针对性地向患者及家属详细讲解手术的必要性、手术方式、注意事项,介绍康复良好的病例以增强患者的信心,消除其恐惧情绪,积极配合。

（2）用药指导。选用坦索罗辛、非那雄胺等药物治疗时的注意事项。

（3）患者排尿情况。有尿潴留时及时留置尿管或耻骨上膀胱造瘘。观察尿液性状及颜色,有血尿时可行持续膀胱冲洗。

3. 术前常规准备

（1）协助完善相关术前检查:心电图、胸部 X 线片、B 超、凝血试验、PSA、肛门指检、尿流动力学等。

（2）预防尿潴留:忌辛辣刺激饮食,如烟酒及咖啡,预防感冒和便秘。

（3）术前行抗生素皮试,术晨遵医嘱带入术中用药。

（4）饮食指导:术前一天进食易消化、高营养食物。术前禁食 8 小时,禁饮 4 小时。

（5）术前健康教育。指导患者提前练习床上大小便,教会提肛运动。术前一晚休息不佳者可遵医嘱适当给予安眠药物,高血压患者术晨按常规口服降压药,糖尿病患者术晨禁用降糖药防止低血糖,术晨需取下活动义齿及金属饰品。

（6）术前协助患者沐浴或清洁会阴部,术晨更换清洁病员服。

（7）术晨与手术室人员核对患者相关信息后,送入手术室。

4. 术后护理

（1）加强病情观察。定时观察血压、脉搏及尿色。严格做到:①根据尿色来调节冲洗速度,色深则快、色浅则慢。②确保冲洗及引流管通畅,经常挤压引流管,以免血块堵塞导管。③准确记录尿量、冲洗量和排出量,尿量＝排出量－冲洗量。

（2）疼痛评估。术后因逼尿肌不稳定、导管刺激、血块堵塞冲洗导管等原因引起膀胱痉挛,导致阵发性疼痛。应认真倾听患者对疼痛的描述,指导患者掌握减轻疼痛的方法,评估疼痛发生时间、性质和程度,疼痛与冲洗或导管护理之间的关系。应保持导管的正确引流位置,避免牵拉、扭曲、受压、脱落、堵塞;膀胱痉挛时可适当减慢冲洗液前速度;尿色较深时,应加快冲洗速度;有阻力时不要加压冲洗。指导并鼓励患者咳嗽或活动时按压伤口,运用放松疗法分散患者注意力,适当给予止痛药物或解痉药物。

（3）保持排尿通畅。①观察排尿情况,注意排尿次数和特点,特别是夜尿次数。②避免急性尿潴留的发生,安抚患者焦虑情绪,鼓励患者多饮水,勤排尿;同时多摄入粗纤维食物,忌酒及辛辣食物,以防便秘。③及时引流尿液,残余尿量多或有尿潴留致肾功能不全者,及时留置导尿管引流尿液,改善膀胱逼尿肌和肾功能。④避免膀胱内血块形成,术后鼓励患者多饮水,有助于稀释尿液,防止膀胱内血块的形成。

（4）预防术后并发症。详见图6-2-1。

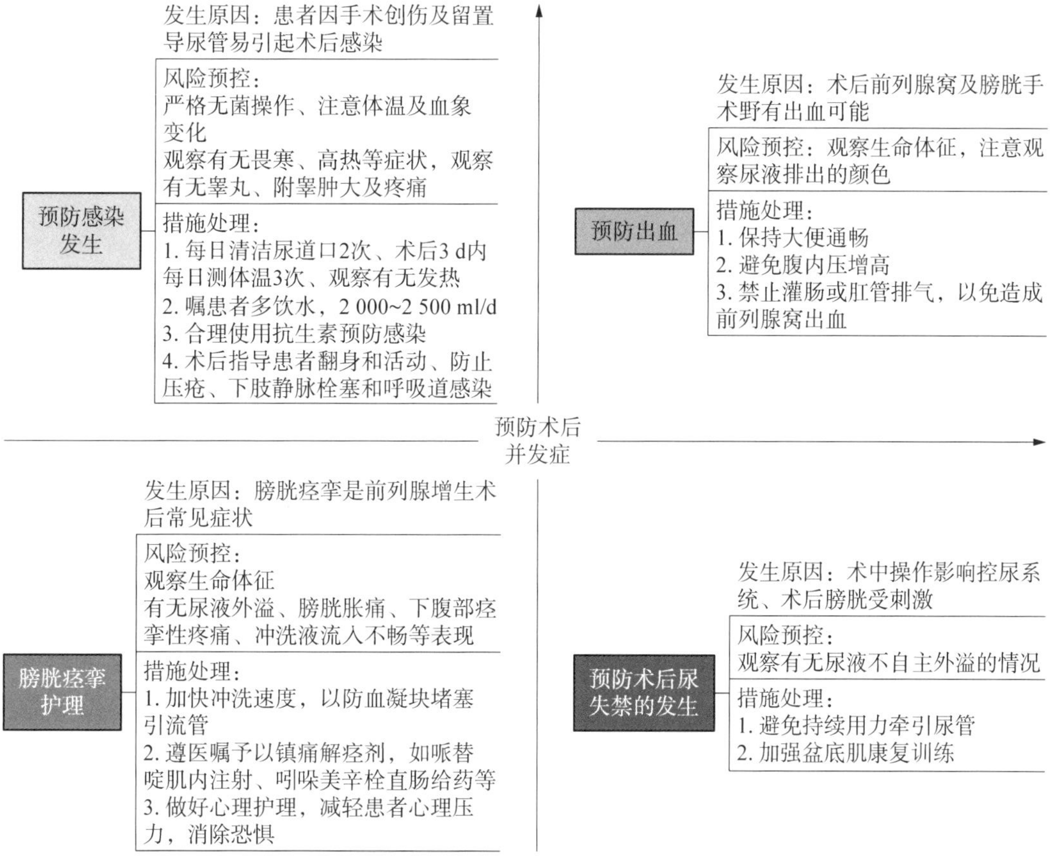

图6-2-1　预防术后并发症

（二）出院后延伸护理管理

1. 日常护理

避免各种诱发因素。注意休息,避免劳累、饮酒、受凉、久坐、便秘等引起急性尿潴留,一旦出现排尿困难、膀胱胀满、下腹疼痛难忍,应及时去医院急诊处理。前列腺电切除术后6周内应避免性生活、持重物、长途步行,禁烟酒,勤洗澡、勤换内衣裤,保持尿道口清洁卫生,预防呼吸道感染,及时增减衣物,以免咳嗽引起腹压增高。

2. 运动护理

术后1～2个月内避免剧烈活动,如跑步、骑自行车等,以免创面继发性出血;保持大便通畅,避免用力排便引起腹内压增高,导致继发性出血,便秘时可使用缓泻剂。

3. 自我监测

术后 2~3 周,多数患者尿液中可能有絮状物,50%的患者初始尿可有淡血尿,只要排尿通畅,多饮水,可自行消失。附睾炎常在术后 1~4 周发生,当出现阴囊肿大、疼痛、发热等症状,应及时就诊。

4. 功能训练

导尿管拔除后可有暂时性尿失禁现象,告知患者可能与手术或炎症有关。经常进行肛门括约肌收缩锻炼及盆底肌锻炼,以加强盆底肌及肛提肌的张力,使排尿阻力增加,促进控尿能力的恢复,同时适当参加体育锻炼,加强肌肉力量,尽快恢复排尿功能。

5. 门诊随访

定期复查尿液、尿流率及残余尿量。

案例与思考

一、患者基本情况

1. 基本信息

姓名:周××　　性别:男　　年龄:77 岁　　学历:高中

民族:汉族　　职业:退休　　入院日期:2023.3.16

2. 主诉

以"进行性排尿困难、下腹部胀痛、出现尿潴留"急诊入院。

3. 现病史

患者 5 年前开始出现排尿困难,伴下腹饱胀,排尿费力,不尽感,尿线无力、分叉、变细、终末滴沥,呈进行性加重,服用坦索罗辛、非那雄胺等药物治疗效果不佳。既往体质一般,有反复尿潴留史。

二、体格检查

体温 36.5℃,心率 76 次/分,呼吸 16 次/分,血压 126/76 mmHg,神志清,膀胱区充盈。

思考题

1. 上述病例中,该患者有可能的疾病诊断是什么?

2. 患者目前主要的护理诊断有哪些?

3. 针对患者的护理诊断,应采取哪些护理措施?

4. 该疾病的治疗要点有哪些?

参考答案

1. 可能的疾病诊断:前列腺增生。

2. 护理诊断:①恐惧、焦虑,与夜尿、排尿困难、留置尿管、手术有关。②排尿障碍,与尿路梗阻有关。③疼痛,与手术切口、术后膀胱痉挛有关。④知识缺乏,与缺乏治疗、康复知识有关。

3. ①恐惧焦虑,加强患者心理护理,帮助患者树立战胜疾病的信息。②排尿障碍,树立信心,必要时给予患者导尿治疗,留置尿管后做好会阴部消毒,做好管理护理。③疼痛,遵医嘱使用镇痛药,适当休息,对患者进行情绪支持和安抚。④知识缺乏,为患者和家属提供相关疾病知识的健康教育。

4. 治疗要点:随访观察,药物治疗,手术治疗。

第三节　膀胱肿瘤患者的管理

学习目标

（1）能阐述膀胱肿瘤的相关概念,描述典型症状、体征、并发症、治疗原则和要点。

（2）能按照护理程序为老年膀胱肿瘤患者进行评估、制订护理计划并实施。

（3）能为老年膀胱肿瘤患者及其家属进行饮食、运动、造口管理等方面的居家健康指导,帮助患者减缓病情的发展和预防并发症的发生。

（4）树立尊重生命、关注健康的理念,以高度的责任心为老年患者服务。

膀胱肿瘤是泌尿外科临床上最常见的肿瘤。男性膀胱癌的发病率是女性的3倍。在我国,男性膀胱癌发病率居全身恶性肿瘤的第七位,女性居第十位。膀胱肿瘤可发生在任何年龄,但主要发病年龄是在中年以后。

一、病因和病理

（一）病因

膀胱癌的病因复杂,其发生是多因素、多步骤的病理变化过程,既有内在遗传因素也有外在环境因素。目前比较明确的危险因素是吸烟和长期接触工业化学产品。其他可能的致病因素有:①慢性感染。②滥用含有非那西汀的止痛药。③应用化疗药物环磷酰胺。④近期及远期的盆腔放疗史。⑤长期大量饮用咖啡。⑥长期饮用砷含量高的水和含氯消毒水。⑦长期食用人造甜味剂。⑧染发。⑨遗传。

（二）病理

细胞分化程度和浸润程度与预后关系密切。

1. 组织学类型

分为上皮和非上皮细胞性肿瘤。

（1）上皮性肿瘤。最多见,占98%。其中95%为移行上皮细胞癌,鳞癌和腺癌各占

$2\%\sim3\%$。

（2）非上皮性肿瘤。极少见，仅占 2%，由间质组织发生，如肉瘤和横纹肌肉瘤，好发于婴幼儿。

2. 分化程度

近年来趋向采用三级法，表示肿瘤的恶性程度。

（1）Ⅰ级。细胞分化良好，属低度恶性。

（2）Ⅱ级。细胞中度分化，属中度恶性。

（3）Ⅲ级。细胞分化极差，属高度恶性。

3. 生长方式

分为原位癌、乳头状癌和浸润性癌。原位癌局限于黏膜内，易发展成浸润性癌；移行细胞癌多为乳头状；鳞癌和腺癌多有浸润。

4. 好发部位

以两侧壁及后壁多，其次为三角区和颈部，顶部及前壁较少。

5. 转移与复发

大多数患者的肿瘤仅局限于膀胱，只有 15% 的患者出现远处转移，淋巴转移是最主要的转移途径，约 50% 浸润至浅肌层者淋巴管内有癌细胞。

二、预防及临床表现

（一）预防

1. 避免诱发因素

避免接触染料中间产物和橡胶老化剂，戒烟，找出引起慢性膀胱炎的病因，及时有效的治疗和随访可降低膀胱癌的发病率。

2. 重视血尿

任何中老年患者出现肉眼血尿，都应想到膀胱癌的可能。可进行脱落细胞检查，经腹壁或尿道 B 超、膀胱镜和活组织检查及膀胱 X 线造影检查。

3. 坚持术后治疗

对保留膀胱的术后患者，应定期行膀胱内药物灌注，大量饮水以稀释致癌物质，内服酰胺等可起到一定的预防作用。

4. 定期随访

膀胱癌治疗后多有复发，所以凡是保留膀胱的患者都要严密随访，术后应定期作膀胱镜、B 超及尿细胞学检查，以便早期发现肿瘤复发。

（二）临床表现

1. 血尿

绝大多数患者的首发症状是间歇性、无痛性肉眼血尿；如肿瘤出血较多时，亦可出现全程血尿。

2. 膀胱刺激症状

可出现尿频、尿急、尿痛,常发生于血尿后,多为膀胱癌的晚期表现。

3. 排尿困难

肿瘤过大或肿瘤发生在膀胱颈部或出血严重形成血凝块时,可以发生排尿困难、排尿中断甚至尿潴留。

4. 疼痛

晚期肿瘤侵犯膀胱周围组织或有盆腔淋巴结转移者有膀胱区疼痛。

三、诊断与鉴别诊断

(一) 诊断

1. 症状与体征

凡 40 岁以上出现无痛性、间歇性肉眼血尿的患者应首先考虑泌尿系肿瘤的可能,尤以膀胱癌多见。

2. 尿脱落细胞学检查

尿脱落细胞学检查可作为血尿患者的初步筛选,必须留取患者新鲜尿液。

3. B超检查

B超已广泛应用于膀胱癌最初筛选和诊断。可发现直径 0.5 cm 以上的肿瘤,并可了解肿瘤对膀胱壁的浸润深度。

4. 膀胱镜检查

膀胱镜检查为最重要的检查方法。能直接观察肿瘤的部位、大小和数目,是诊断膀胱癌的可靠方法。

5. X 线检查

(1) 尿路造影。可了解双肾和输尿管有无肿瘤,以及膀胱癌对上尿路的影响,如有患侧肾积水或肾显影不良,常提示肿瘤已侵及输尿管口。

(2) 膀胱造影。可见充盈缺损,浸润膀胱壁时表现为僵硬、不整齐。肿瘤较大者,膀胱镜难窥全貌时行此检查有助于诊断。

6. CT、MRI 检查

CT、MRI 检查可了解肿瘤浸润的深度,局部及远处转移病灶,对评估肿瘤分期、治疗及预后有重要的临床意义。

(二) 鉴别诊断

主要是血尿的鉴别,泌尿系肿瘤的血尿多为无痛性、间歇性全程肉眼血尿。

1. 肾、输尿管肿瘤

全程均匀血尿,一般不伴有膀胱刺激征,有时有条状血块,肾区可触及肿块。可进行尿脱落细胞检查,配合泌尿系统造影和膀胱镜检查不难鉴别。

2. 前列腺癌

可出现终末血尿甚至全程血尿，出现血尿前常有排尿困难症状。经直肠指诊、B 超、血清 PSA 测定和活组织检查易鉴别。

3. 尿道肿瘤

可有尿道口流血或初始血尿。尿道触诊、尿道镜检有助鉴别。

四、治疗原则

需根据肿瘤复发或进展的风险制订治疗方案。

（一）手术治疗

1. 全膀胱根治性切除术及尿流改道术

适用于多发的、特别巨大的膀胱肿瘤及浸润肌层经尿道不可切除者，或肿瘤侵犯前列腺尿道、反复复发的高度恶性肿瘤、肿瘤发生于膀胱颈或后尿道等。

2. 不可控尿流改道术

输尿管皮肤造口术适用于预期寿命短、有远处转移、姑息性膀胱全切、肠道疾病无法利用肠管进行尿路改道或全身状况不能耐受手术者。回肠膀胱术是不可控尿流改道的常用方法，手术方式相对简单、安全、有效，主要的缺点是需腹壁造口、终身佩戴造口袋。

3. 可控膀胱腹壁造口术

由肠管做成可控性膀胱，由患者定期经腹壁输出道导尿。

4. 原位新膀胱术

先决条件是完整无损的尿道和外括约肌功能良好，术中尿道切缘阴性。前列腺尿道有侵犯、膀胱多发原位癌、骨盆淋巴结转移、高剂量术前放疗、复杂的尿道狭窄及不能忍受长期尿失禁的患者为原位新膀胱的禁忌证。

5. 其他

膀胱部分切除术等。

（二）辅助治疗

1. 膀胱灌注治疗

包括化疗药物和免疫制剂的膀胱灌注，用于非肌层浸润性膀胱癌术后预防复发，根据风险分级决定灌注时间和药物选择。

2. 全身化疗

肌层浸润性膀胱癌患者术前新辅助化疗可提高手术效果，术后辅助化疗有助于减少复发和延长生存期。对于已发生转移的膀胱癌患者，全身化疗是主要治疗手段。

3. 免疫疗法

近年来，免疫治疗在膀胱癌治疗中展现出显著疗效，特别是对于晚期或难治性膀胱癌患者。

4. 多学科综合治疗

膀胱肿瘤的治疗往往需要泌尿外科、肿瘤内科、放疗科、病理科、影像科等多学科团队的协作，制订个性化的综合治疗方案，以最大化治疗效果并减少不良反应。

五、护理管理计划

（一）住院期间护理管理

1. 护理评估

（1）患者及家属对本病的了解，对治疗方法、预后的认知程度，心理准备和承受能力。

（2）患者年龄、营养状况、重要脏器功能情况、有无严重的并发症，对评估患者接受手术、化疗、放疗的承受能力有重要价值。

（3）患者职业、吸烟状况、血尿性状，以及常规检查、膀胱镜检查结果。

（4）患者对手术置放在体内的各种导管的作用、放置部位、注意事项是否了解。

（5）患者治疗后排尿形态、血尿、膀胱刺激征的改善情况。

（6）患者治疗后的自理能力、是否能正确认识永久性和自我形象的改变。是否能够独立进行膀胱造口自我护理及适应尿流改道后的日常生活，以便采用不同的护理系统满足其自理的需求。

（7）患者全膀胱切除术后有无腹壁造瘘口血循环障碍、感染、尿漏情况。

（8）患者对膀胱癌的复发有无正确的认识，能否坚持膀胱内药物灌注。

（9）出院前患者的心理反应。患者及家属对疾病相关知识和康复保健知识的掌握程度。

2. 病情观察及护理

1）心理护理　讲解膀胱癌手术的必要性及注意事项，术后腹壁造口的相关知识等。鼓励患者表达自身感受，教会患者自我放松的方法。针对个体情况进行心理护理。鼓励患者家属和朋友给予患者关心与支持。

2）造口定位术前选择　造口位置对造口者是非常重要的，所以应根据患者造口手术的类别、患者腹部的形状，与患者一同选择一个适合的造口位置。通常回肠造口（泌尿造口）位于右下腹部。

3）肠造口应避开的部位　手术切口、陈旧的瘢痕、肚脐、皮肤皱褶、腰部、髂骨、肋骨、腹直肌外、现有疝气的部位、慢性皮肤病（如牛皮癣）等。

4）胃肠道准备　术前 3 d 进食少渣、半流质饮食，术前 2 d 进食流质饮食，术前 1 d 禁食，静脉补充水、电解质、维生素等营养物质，术前禁水 4 小时；术日晨遵医嘱留置胃管；术前 1 d 全肠道灌洗，术前晚及术晨清洁灌肠；术前 3 d 遵医嘱口服肠道抗菌药物，以抑制肠道细菌。

5）术前常规准备　术前行抗生素敏感试验。协助完善相关术前检查，如心电图、B超、出凝血试验等。指导患者正确咳嗽、咳痰的方法。术晨更换清洁病员服。术日与手术室人员核对患者相关信息后送患者入手术室。

6) 术后护理措施　加强病情观察，术后观察生命体征，定时测量血压、脉搏，维持水、电解质和酸碱平衡，记录 24 小时尿量。

（1）引流管护理。全膀胱切除患者应注意各种引流导管在体内引流的部位和作用并予以明确标记，两侧输尿管支架管经回肠膀胱将尿液直接引流出体外，对输尿管吻合口起支架保护作用，一般于术后 2 周拔除。术后应保持各引流管的有效引流，注意固定及保持引流通畅，观察和记录各引流管引流量和色泽。嘱患者多饮水，每日饮水量大于 2 000 ml。

（2）心理护理。术后早期，应协助患者管理尿液排泄。对缓解患者顾虑，学会自我管理，恢复正常生活自理能力有直接、积极的作用。通过正确的心理疏导，使患者对自我形象有健康、现实的认识。

（3）注意有无肠瘘、肠梗阻并发症。应保持回肠膀胱引流管引流通畅。如遇肠管分泌黏液堵塞引流管，可用 3‰碳酸氢钠冲洗（每日 3～4 次，每次 20～30 ml）或更换引流管。同时应用抗生素，预防感染。术后禁食，留置胃肠减压，观察肠鸣音的恢复，注意患者有无腹胀及肠蠕动，肠蠕动恢复正常后给予流质饮食。术后禁用促进肠蠕动恢复的药物，如新斯的明，以防输尿管吻合口漏。

（4）预防感染。观察体温变化，保持腹部伤口或造口清洁，敷料浸湿应及时更换。鼓励患者多饮水，以达到冲洗尿路的作用。应用广谱抗生素预防感染。

（5）预防术后并发症。详见图 6-3-1。

（二）出院后延伸护理管理

1. 饮食护理

加强营养，多饮水，保持每日尿量在 2 000 ml 以上，防止尿路感染和结石形成。

2. 运动护理

根据术前的爱好与身体的耐受力，选择一些力所能及的运动，避免贴身的运动，如摔跤。避免增加腹压的活动，如举重运动，减少造口旁疝的发生。进行某些球类运动或会有轻微碰撞的运动时，如篮球等，需要佩戴肠造口护罩来保护造口，以免肠造口意外受损。避免重体力劳动，尤其是术后第一年。

3. 日常护理

（1）衣着。避免穿紧身衣裤（裙），以免摩擦或压迫造口，影响肠造口的血液循环。

（2）沐浴。每次沐浴时在造口底板的边缘贴上防水胶布，以免沐浴时水渗入底板，影响造口底板的稳固性。沐浴后用软布将造口袋外层的水珠抹干或更换另一干净造口袋，也可以佩戴浴盖进行沐浴，沐浴后装上造口袋。

（3）旅行。旅行时要注意携带比平常外出时数量更多的造口用品。将造口用品放在随身行李内，以便随时更换，养成随身携带一瓶矿泉水的习惯，既可以保证饮水，也可在有意外时用于清洁造口及造口周围皮肤。

4. 复查

定期门诊复查，复查胸部 X 线片、B 超、尿常规、肾功能、尿囊造影等。

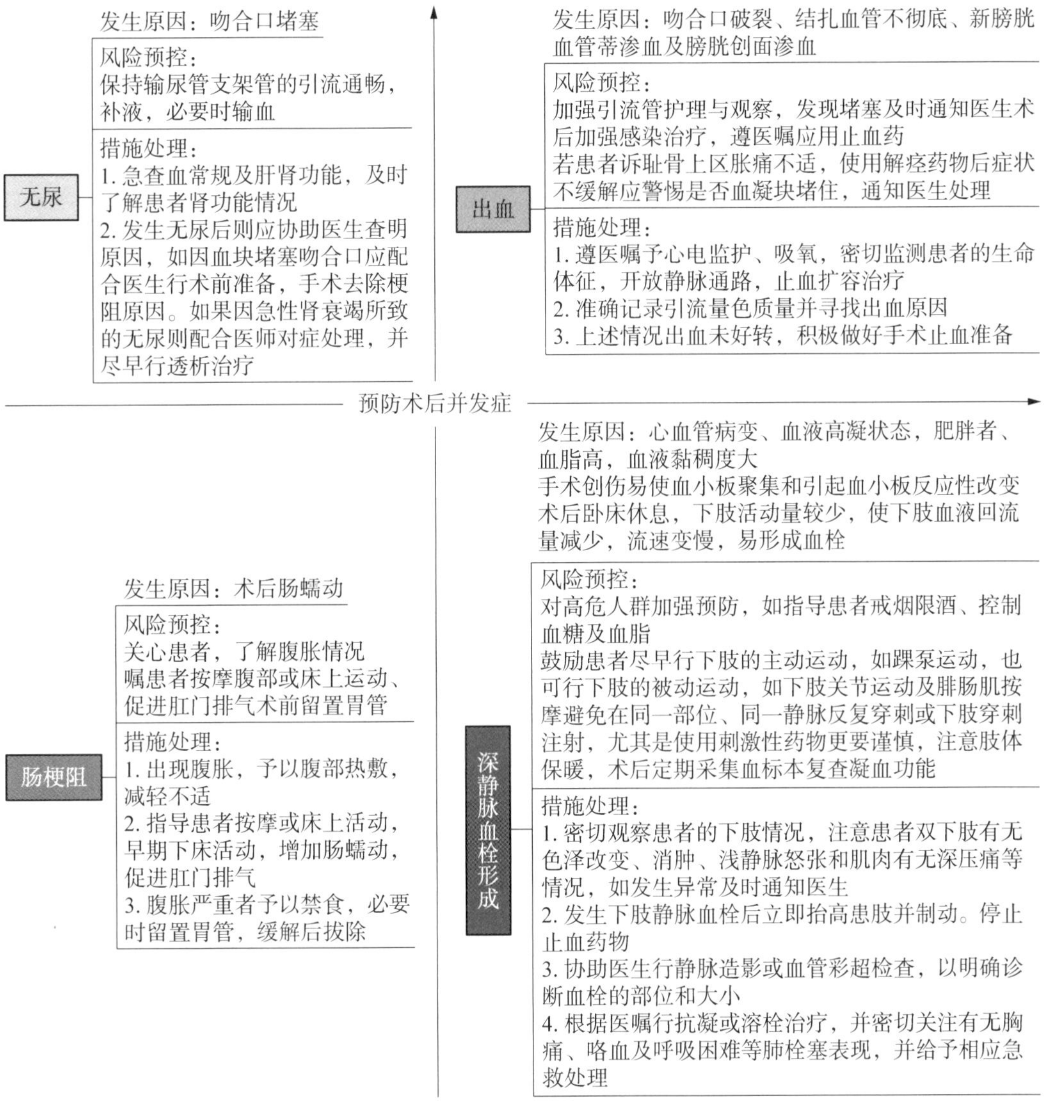

无尿

发生原因：吻合口堵塞

风险预控：
保持输尿管支架管的引流通畅，补液，必要时输血

措施处理：
1. 急查血常规及肝肾功能，及时了解患者肾功能情况
2. 发生无尿后则应协助医生查明原因，如因血块堵塞吻合口应配合医生行术前准备，手术去除梗阻原因。如果因急性肾衰竭所致的无尿则配合医师对症处理，并尽早行透析治疗

出血

发生原因：吻合口破裂、结扎血管不彻底、新膀胱血管蒂渗血及膀胱创面渗血

风险预控：
加强引流管护理与观察，发现堵塞及时通知医生术后加强感染治疗，遵医嘱应用止血药
若患者诉耻骨上区胀痛不适，使用解痉药物后症状不缓解应警惕是否血凝块堵住，通知医生处理

措施处理：
1. 遵医嘱予心电监护、吸氧，密切监测患者的生命体征，开放静脉通路，止血扩容治疗
2. 准确记录引流量色质量并寻找出血原因
3. 上述情况出血未好转，积极做好手术止血准备

—— 预防术后并发症 ——

肠梗阻

发生原因：术后肠蠕动

风险预控：
关心患者，了解腹胀情况
嘱患者按摩腹部或床上运动、促进肛门排气术前留置胃管

措施处理：
1. 出现腹胀，予以腹部热敷，减轻不适
2. 指导患者按摩或床上活动，早期下床活动，增加肠蠕动，促进肛门排气
3. 腹胀严重者予以禁食，必要时留置胃管，缓解后拔除

深静脉血栓形成

发生原因：心血管病变、血液高凝状态，肥胖者、血脂高，血液黏稠度大
手术创伤易使血小板聚集和引起血小板反应性改变
术后卧床休息，下肢活动量较少，使下肢血液回流量减少，流速变慢，易形成血栓

风险预控：
对高危人群加强预防，如指导患者戒烟限酒、控制血糖及血脂
鼓励患者尽早行下肢的主动运动，如踝泵运动，也可行下肢的被动运动，如下肢关节运动及腓肠肌按摩避免在同一部位、同一静脉反复穿刺或下肢穿刺注射，尤其是使用刺激性药物更要谨慎，注意肢体保暖，术后定期采集血标本复查凝血功能

措施处理：
1. 密切观察患者的下肢情况，注意患者双下肢有无色泽改变、消肿、浅静脉怒张和肌肉有无深压痛等情况，如发生异常及时通知医生
2. 发生下肢静脉血栓后立即抬高患肢并制动。停止止血药物
3. 协助医生行静脉造影或血管彩超检查，以明确诊断血栓的部位和大小
4. 根据医嘱行抗凝或溶栓治疗，并密切关注有无胸痛、咯血及呼吸困难等肺栓塞表现，并给予相应急救处理

图6-3-1　预防术后并发症

5. 社区管理

1）术后护理早期观察　术后初期造口会有水肿，6~8周将逐渐恢复。术后保证输尿导管妥善固定，尿液引流通畅。注意观察导管、尿袋引流液的色、质、量，术后尿液会立即由尿路造口流出，最初1~2 d呈少许红色，之后转为淡红色至正常的黄色。严密观察造口的血运情况，造口没有神经末梢，对疼痛没有感觉，如果损伤则不易被察觉。正常的造口一般是红色、湿润、有光泽，表面毛细管血管丰富。造口变为灰白颜色或为紫黑色，应及时通知医生。严密观察造口皮肤，尿液的腐蚀性很强，如直接接触周围皮肤，易引起皮肤炎症。如不注意造口护理，易出现各种并发症，影响生活质量。

2) 特殊情况处理

（1）尿酸结晶碱性。尿液引起尿酸结晶，呈白色粉末状黏附于造口及造口周围皮肤。可刺激造口引起炎症和或出血。可多饮水、保持良好的清洁、保持尿液酸性；可以使用防漏贴环、皮肤保护膜等附件，起到密闭和隔离作用。若结晶出现，可用白醋与水按 1：3 比例混合，湿敷数分钟后擦拭结晶，再用清水清洗。

（2）黏液。尿路造口的正常分泌物，通常呈浅黄色或白色。可用棉花或小毛巾蘸温水擦拭。日常应多喝水以增加尿量，可将黏液冲走。

（3）异味。尿路造口袋可以屏蔽气味。注意更换频率、及时排空、保持清洁及预防渗漏。如果发现强烈气味且较平常不同，或尿液颜色变暗，可能是饮水过少尿液浓缩或发生感染。请及时寻求专业帮助。

（4）尿路感染。若尿液混浊并伴有臭味，全身不适及发热，应请医生诊治。日常应多喝水、补充维生素 C，可使尿液保持酸性，减少尿路感染机会。使用有抗反流作用的造口袋，防止尿液倒流至造口。造口袋的尿液及时排放和清理，晚间床旁引流防止大量尿液积聚在造口袋内。

3) 日常生活护理　进食原则是少量多餐，循序渐进。恢复正常饮食后，注意饮食均衡，每日饮水 1 500～2 000 ml，以稀释尿液减轻尿液对皮肤的刺激。平时多喝果汁、吃新鲜的水果和蔬菜，以摄取维生素 C。一些食物可能影响尿液的颜色和气味改变，注意观察。如果存在肾功能问题，应注意蛋白质和盐分的摄入。

造口正常暴露在空气和水中都不会产生伤害。水不会流入造口，要避免强水流冲击造口。如果带着造口袋洗澡，洗澡后更换新的造口袋。衣服以柔软舒适宽松为宜，不需要制作特别的衣服。造口袋是一次性用品，当尿路造口袋内排泄物达 1/3～1/2 时，就应排空或更换，建议每日更换。更换步骤详见图 6-3-2。

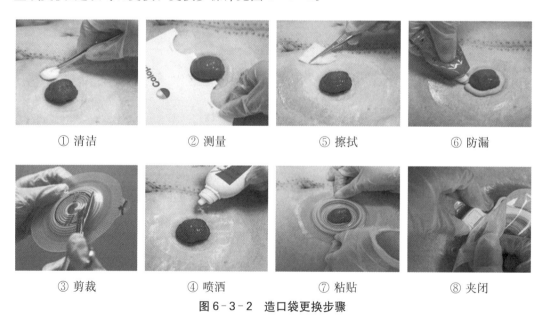

① 清洁　　② 测量　　⑤ 擦拭　　⑥ 防漏

③ 剪裁　　④ 喷洒　　⑦ 粘贴　　⑧ 夹闭

图 6-3-2　造口袋更换步骤

案例与思考 ▶▶▶

一、患者基本情况

1. 基本信息

姓名:赵×× 　　性别:男 　　年龄:70 岁 　　学历:初中

民族:汉族 　　职业:退休 　入院日期:2023.3.24

2. 现病史

3 个月来无明显诱因下出现间歇性、无痛性全程血尿,饮水后可减轻,近 5 天来加重伴有血块,无尿频、尿急、尿痛、高热、寒战等。B 超显示双肾正常,膀胱三角区可见大小 4.5 cm×3.5 cm 实性高回声肿块,外形规则,内回声不均。尿常规检查:白细胞 1～2 个/HP,红细胞满视野/HP。尿脱落细胞检查:可见肿瘤细胞。

二、体格检查

体温 36.3℃,心率 96 次/分,呼吸 32 次/分,血压 127/65 mmHg。神志清,患者入院时一般情况良好,大便无异常,体重未见明显变化。吸烟 20 余年,无酗酒史,无化工产品长期接触史。

思考题 ▶▶▶

1. 该患者的初步诊断是什么? 并写出诊断依据。

2. 膀胱癌的常见临床表现有哪些?

3. 患者目前主要的护理诊断有哪些?

4. [单选]治疗措施的选择主要是根据是(　　)

A. 肿瘤大小 　　　　　　　　　　B. 肿瘤类型

C. 肿瘤浸润程度 　　　　　　　　D. 肿瘤分化程度

参考答案

1. 该患者为老年男性,出现间歇性、无痛性全程血尿 3 个月,长期有吸烟史,尿脱落细胞检查提示阳性,影像学提示膀胱内有肿块,结合病史及诊断结果,初步诊断为膀胱肿瘤。

2. 临床表现:①血尿。②膀胱刺激征。③排尿困难。④疼痛。

3. 护理诊断:①恐惧、焦虑。与惧怕癌症、担心手术和预后有关。②自我形象紊乱。与术后尿流改道有关。③有排尿异常可能。与各导尿管置管位置、血块或黏液堵塞等有关。④自理缺陷。与术后置管限制,不能独立护理腹壁造瘘口有关。⑤知识缺乏。与缺乏术后预防复发和康复知识有关。

4. A

第四节　肾病综合征患者的管理

学习目标

（1）能阐述肾病综合征的定义、分类、相关概念，描述典型症状、体征、并发症、治疗原则和要点。

（2）能按照护理程序为老年肾病综合征患者进行评估、制订护理计划并实施。

（3）能为老年肾病综合征患者及其家属进行饮食、运动、药物、生活方式等方面的居家健康指导，帮助患者减缓病情的发展和预防并发症的发生。

（4）树立尊重生命、关注健康的理念，以高度的责任心为老年患者服务。

一、肾病综合征

1. 定义

肾病综合征（nephrotic syndrome，NS）指由各种肾脏疾病导致的一组综合征，临床表现为大量蛋白尿（尿蛋白＞3.5 g/d）、低蛋白血症（血清白蛋白＜30 g/L）、水肿和高脂血症。其中，尿液中丢失大量蛋白是导致肾病综合征临床症状的决定因素。老年肾病综合征临床症状常不典型，老年患者的疾病谱与年轻人不同，继发性肾病综合征发病率高，以糖尿病肾病、淀粉样变性、肿瘤相关性肾病综合征最多见，原发性因素中膜性肾病最常见。此外，老年肾病综合征患者的感染、血栓、急性肾损伤等并发症发病率高，治疗难度大，临床缓解时间长。

2. 流行病学

肾病综合征是临床常见的慢性肾脏病，随着社会经济发展、生活方式和环境因素变化，肾病综合征的流行病学特征也在发生改变。老年、糖尿病、肿瘤及妊娠患者的肾病综合征发生率呈增长趋势，急性肾损伤、血管栓塞事件及感染等并发症的发病情况也呈增长趋势，且治疗困难，预后差，应予以关注。由于老年人自身脏器功能逐渐衰退，大部分老年人均存在基础疾病，容易对其肾脏功能造成负担。老年肾病综合征患者会存在肾小球基底膜增生，导致治疗效果较差，影响患者后续生活质量。临床治疗中采取激素免疫制剂进行治疗，控制效果仅为 40％左右，若没有得到合理控制，会导致患者出现肾功能衰竭及尿毒症，威胁患者生命。

二、分类

肾病综合征可分为原发性和继发性两大类。原发性肾病综合征指原发于肾脏本身的肾小球疾病，常见于膜性肾病。继发性肾病综合征是指继发于其他疾病导致的肾损害，如系统性红斑狼疮、糖尿病、过敏性紫癜、多发性骨髓瘤、肾淀粉样变等。

三、临床表现

1. 大量蛋白尿

典型病例可有大量蛋白尿（尿蛋白＞3.5g/d）。肾小球滤过膜具有筛孔屏障及电荷屏障作用，当受损时通透性增加，导致大量血浆蛋白从尿中漏出，漏出量远超近曲小管回吸收量，形成大量蛋白尿。

2. 低蛋白血症

白蛋白从尿中丢失，刺激肝脏代偿性的合成蛋白增加，若代偿合成仍不能补足丢失和分解时，即出现低蛋白血症。肾病综合征患者多伴有胃肠道水肿，以致蛋白质摄入与吸收减少，进一步加重低蛋白血症。

3. 水肿

水肿往往是肾病综合征患者最常见体征，部位可因重心的移动而不同。久卧或清晨以眼睑、头枕部、骶尾部明显，起床活动后又以下肢的水肿较为明显，为凹陷性水肿，严重水肿者可出现胸腔积液、腹水和心包积液。

4. 高脂血症

肾病综合征常伴有高脂血症，其中以高胆固醇血症最为常见。与肝脏合成脂蛋白增加及脂蛋白分解减少有关。长期高脂血症易引起各种冠心病等心血管并发症，增加血液黏稠度，也促进肾小球系膜细胞增生及肾小球硬化。

四、辅助检查

1. 实验室检查

（1）尿液检查。尿蛋白定性一般为＋＋＋～＋＋＋＋，24 小时尿蛋白定量超过 3.5g，尿中可有红细胞、颗粒管型等。

（2）血液检查。血清白蛋白＜30 g/L，血中胆固醇、甘油三酯、低密度脂蛋白及极低密度脂蛋白均可增高，血 IgG 可降低。

（3）肾功能检查。内生肌酐清除率正常或降低，血肌酐、尿素氮可正常或升高。

2. B 超检查

双侧肾脏可正常或缩小。

3. 其他

肾活组织病理检查是诊断肾病综合征的"金标准"，可明确肾小球病变的病理类型，指导治疗及判断预后。

五、治疗原则

1. 一般治疗

注意休息,卧床期间保持适当的床上运动,防止下肢静脉血栓的形成。给予清淡易消化吸收的饮食,肾功能正常者给予正常量的优质蛋白饮食,肾功能不全者给予优质低蛋白饮食。

2. 药物治疗

抑制免疫及炎症反应,包括糖皮质激素、细胞毒性药物、环孢素等。

3. 对症治疗

(1)利尿消肿。在应用利尿剂效果差时,可改用渗透性利尿药如低分子右旋糖酐或706代血浆扩容后,再静脉注射利尿剂。

(2)减少蛋白尿。持续大量蛋白尿可致肾小球高滤过,加重肾脏病变,促进肾小球硬化。主要应用血管转化酶抑制药,肾功能不全的患者服药期间要监测血钾水平,防止高血钾的发生。

(3)降脂治疗。高脂血症可加速肾小球疾病的进展,增加心脑血管疾病的发生,应积极予以治疗,低脂饮食难以控制血脂的患者应加用降脂药物。

(4)防止并发症,预防感染发生。

(5)肾功能失代偿期,应尽早行肾脏替代治疗。

六、专病相关评估

1. 健康状况评估

(1)一般健康评估。患者的精神状态、营养状况、生命体征、生活自理能力、水肿情况等。如患者高龄、病情重、自理能力缺陷者应加强安全管理。全身高度水肿、卧床及有压疮者应做好皮肤动态观察及护理措施。

(2)病史评估。询问患者疾病的起始时间及主要症状,水肿的发生时间、部位、程度、特点及消长情况,有无胸闷、气促、夜间不能平卧等表现。发病前是否患有系统性红斑狼疮、糖尿病、过敏性紫癜、淀粉样变、多发性骨髓瘤等。

2. 疾病相关评估

(1)治疗与检查。详细了解患者既往检查结果及用药情况,尤其是利尿剂、激素、细胞毒性药物的类型、剂量、用法、疗程、疗效及不良反应等。

(2)实验室及其他检查。检测尿蛋白、血清白蛋白浓度、血脂浓度、肾功能等有无异常,肾活组织检查结果及病理类型。

3. 心理社会评估

由于该病病程长,易复发,长期应用激素或细胞毒性药物等,患者易出现悲观、焦虑等不良情绪,评估时注意了解患者的心理状况及家庭社会支持系统。

七、护理管理计划

(一) 住院期间护理管理

1. 基础护理

(1) 生活指导。老年肾病综合征的患者应注意多休息,养成良好的生活方式。重症患者应多卧床休息,高度水肿而致胸闷憋气者,可取半卧位,下肢水肿者适当抬高患肢,水肿减轻后可以适当活动,防止肢体血栓形成。病情逐渐平稳后,可逐渐增加活动量,以利于减少并发症的发生。

(2) 饮食护理。加强饮食管理,给予高热量、高维生素、优质蛋白饮食。

(3) 皮肤护理。水肿严重的患者应减少水钠摄入,加强皮肤护理,防止压疮的发生。保持皮肤黏膜清洁,使用软毛刷刷牙,饭后及时漱口。保持会阴部清洁,勤换衣裤,防止感染的发生。

2. 专科护理

(1) 疾病知识指导。①观察水肿的部位、范围、程度及消长情况。水肿时每日测体重,有腹水的患者必须每日测量腹围,并记录。②注意观察利尿药的治疗效果及有无电解质紊乱,正确记录 24 小时尿量。警惕低血钾的发生,表现为食欲减退、软弱无力、恶心、呕吐等,应定期检测电解质情况。③密切观察生命体征变化,使用免疫抑制药或者激素可掩盖患者感染的症状,因此应定期监测血常规、尿常规及做各种标本的培养,如痰培养、咽拭子、尿培养、血培养等,以便及早发现、及早治疗。④保持患者口腔清洁,每日用碳酸氢钠漱口至少 2 次。保持会阴部清洁,勤换内衣裤。注意保持皮肤的清洁完整。水肿患者尤其要保护好水肿处皮肤,护理时动作应轻柔,以免造成皮肤破损。卧床患者水肿明显者,应增加翻身次数。男性睾丸处水肿时应给予抬高,减轻水肿。⑤纠正低蛋白血症,必要时静脉输入白蛋白。

(2) 用药指导。使用药物时要注意观察疗效和药物不良反应。降压药使用时避免过快、过猛,利尿剂使用前可先使用一些胶体扩容剂,比如血浆、白蛋白提高血浆胶体渗透压来达到理想的利尿效果,同时注意水、电解质的平衡。使用抗凝药时注意患者有无出血倾向;使用糖皮质激素及细胞毒性药物时应严密观察药物不良反应如高血压、高血糖、消化道溃疡、骨质疏松等,环磷酰胺使用后要注意观察尿色,多喝水防止出血性膀胱炎的发生。

3. 康复护理

教会患者及家属饮食和生活管理方法,严格遵医嘱按时按量服药,不可少服、多服及漏服,不可随意停药或减量,以防疾病复发。保持房间洁净,保持居家环境清洁、舒适,按时开窗通风换气,出现症状时及时就医。

4. 心理护理

护理人员要有高度的责任心,热情解答患者的疑问,给患者安全感及信赖感,帮助患者克服不良情绪,解除思想顾虑。向患者及家属讲解本病的发生原因、临床表现、治疗及护理注意点,告知患者及家属本病治疗及恢复是一个长期、慢性的过程,树立患者战胜疾病的信心,取得患者及家属的配合。

5. 并发症预防及护理

(1)感染。老年肾病综合征患者抵抗能力较弱,一旦继发感染则可能威胁生命。患者应当避免外出至人口密集处,若需外出尽量戴口罩,不去人群集中处。生活中注重个人卫生,勤换衣物、床上用品,清洁皮肤。本病一般不建议预防性使用抗生素,但是一旦发生感染,应根据药敏结果选择合适的抗生素,足量、足疗程使用。

(2)血栓及栓塞。肾病综合征患者一旦出现高凝状态,应积极进行抗凝治疗,以防静脉血栓形成造成栓塞。

(3)急性肾衰竭。利尿治疗无效且达到透析指征时应进行透析治疗。

(4)蛋白质脂肪代谢紊乱。长期低蛋白血症导致营养不良,表现为免疫力下降、内分泌紊乱,应补充优质蛋白质,积极治疗原发病。具体并发症趋势图见图6-4-1。

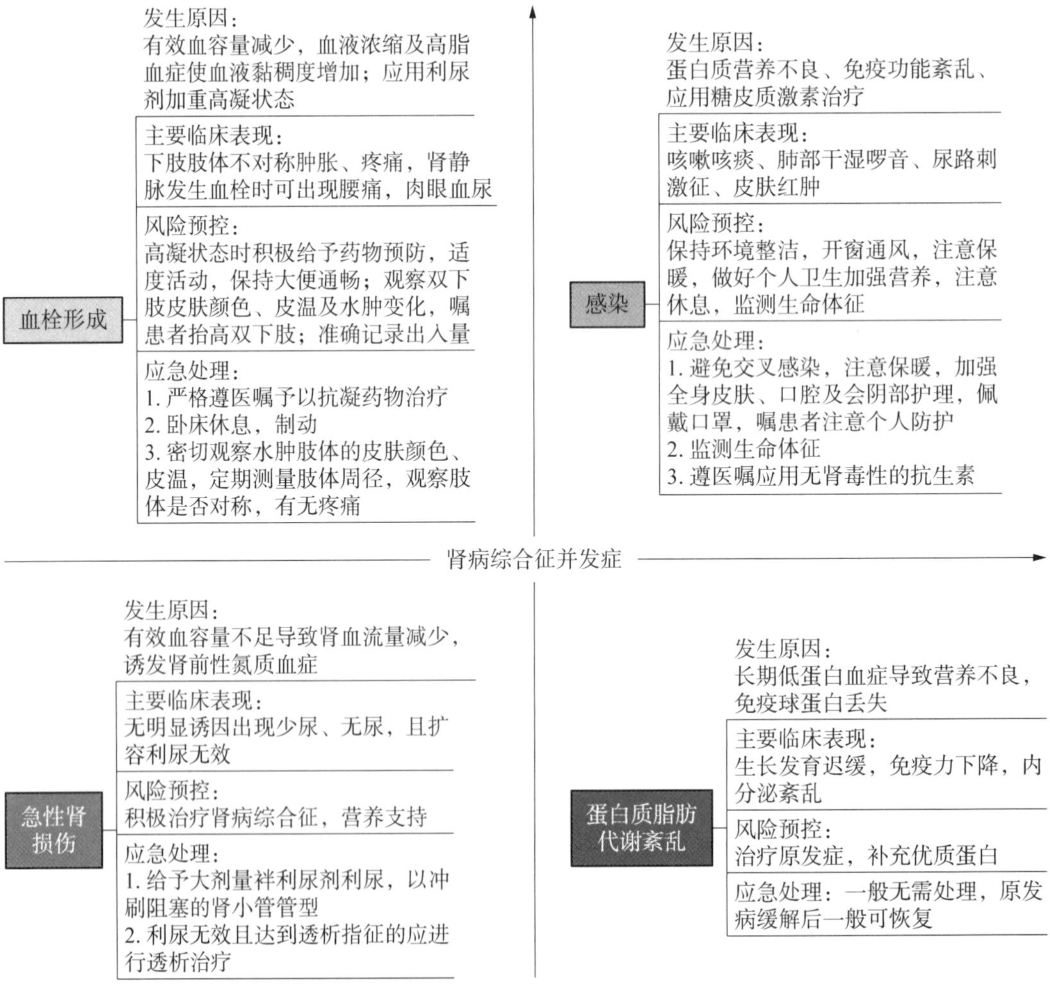

图6-4-1 肾病综合征并发症趋势图

（二）出院后延伸护理管理

1. 饮食护理

患者出院后，护理人员应将蛋白补充的重要性及时告知患者，且在治疗期间以优质蛋白为主，嘱咐患者加强对蛋类、鸡肉和鱼肉等食物的摄入，每日摄入蛋白量控制在 $1.2\sim1.5\,g/kg$。对于合并水肿患者，应对盐和水的摄入严格控制，防止水肿加剧。由于肾病综合征患者多伴高脂血症，建议以低脂饮食为主，防止胆固醇和血脂升高。

2. 运动护理

肾病综合征患者，由于高凝状态、高脂血症、长期制动等原因，易并发血栓形成，适量运动可以改善血液流变性、减少脂质在肾内沉积，促进血液循环，有效降低血栓的发生率。严重高血压和水肿时应卧床休息，轻者可适当运动，以不感觉疲劳为宜，避免剧烈的体育运动。

3. 药物护理

老年人记忆力差，易漏服、重复用药，家属需加强监督。部分药物会造成肝功能损伤、过度利尿等，治疗期间需加强肝功能、血钾、尿量检测，确保用药安全合理。护理人员还应当对患者说明遵循医嘱用药的重要性，指导患者用药，解释用药剂量、时间、方法。指导患者遵医嘱用药，特别是激素类药物，不可骤然停药，导致疾病复发。服药期间学会自我观察药物的不良反应，如高血压、高血糖、消化道溃疡、骨质疏松及有无血尿等症状。

4. 定期复查

肾病综合征患者出院后需要定期复诊，开始每周一次，一个月后改为每月一次，医务人员评估患者居家健康状况，包括饮食情况、用药情况、心理及生理状况等，提供居家期间健康教育指导。

5. 社区管理

目前，早期足量应用糖皮质激素是本病治疗的首选。但治疗周期长，患者需要长期在院外接受治疗，易导致患者的生活质量下降，加上无法接受标准化的院内干预，患者可能无法严格依从医嘱进行治疗，进而影响长期预后，甚至导致复发。因此，有效掌握患者出院后情况，保证护理的连续性对患者转归意义重大。患者出院后应转到社区，社区为其建立健康档案，综合评估患者饮食情况、是否掌握用药方式方法，患者是否掌握了如何观察用药疗效及不良反应，尤其是应用糖皮质激素的患者，教会患者识别治疗过程中的风险因素，如血糖、血压的监测，以及感染征兆的识别等。

（三）居家管理健康干预

1. 疾病相关知识

护理人员要定期对患者进行随访，介绍疾病相关知识并调节患者负面情绪，定期组织患者参加健康宣传活动，促进患者掌握肾病综合征相关知识及护理方法，掌握护理技巧，增强战胜疾病的信心。

2. 风险指标监测

指导患者学会对疾病的自我监测，监测水肿、尿蛋白及肾功能的变化。

3. 生活方式指导

避免过度劳累和精神紧张,保证充足睡眠。加强皮肤护理,保护骨突处皮肤。清淡、易消化饮食,保证充足热量。定期门诊复查,听从医生指导。预防感染及感冒。

4. 心理行为干预

老年患者身体功能退化,一时间难以接受,会出现非常严重的应激反应,肾病综合征发病时间比较长并且反复发作,患者会出现烦躁、抑郁等多种不良情绪。护理人员应该及时对其进行心理评估,鼓励患者进行倾诉,表达诉求,耐心鼓励安慰患者,共同建立信任。

5. 突发应急处理

(1) 消化道溃疡的处理。教会患者观察粪便性状及颜色,当出现黑便或者呕血时应及时就医。呕血时不要强行吞咽,以免发生呛咳,应头偏向一侧,保持呼吸道通畅,禁食、禁水,保留标本以便化验。

(2) 骨折的处理。肾病综合征患者需要长期服用激素,容易导致骨质疏松的发生,此类人群应注意防跌倒宣教。教会患者防跌倒措施,掌握起床"三部曲",步态不稳者加用助行器或者专人看护。一旦发生跌倒,不能排除骨折之前不要随意搬动患者,避免二次损伤,等待专业医务人员到达后,妥善固定受伤肢体再就诊。

(3) 血栓及栓塞的处理。如发生肢体不对称肿胀,疑似发生静脉血栓时静止按摩肢体,注意保暖,及时就医,遵医嘱使用抗凝药或者手术治疗。当突然发生胸痛、气急、呼吸困难、面色苍白甚至休克等肺栓塞表现时立即平卧,拨打 120 急救电话及时送医,按情况给予心肺复苏。

● 案例与思考 ▷▷▷

一、患者基本情况

1. 基本信息

姓名:薛××　　性别:男　　年龄:71 岁　　学历:小学

民族:汉族　　职业:退休　　入院日期:2023.1.28

2. 主诉

发现泡沫尿 1 月余,胸闷 2 周余伴双下肢水肿 1 周。

3. 现病史

患者 1 月余前无明显诱因下出现尿中泡沫增多,无肉眼血尿,无腹痛腹泻,有尿频,无尿痛,无寒战发热,无恶心呕吐,无服用其他药物史,无日光性皮炎,患者未引起重视。入院 2 周余前出现胸闷,夜间为甚,不能平卧,后逐渐出现双下肢水肿。入院后完善相关检查示:B 型钠尿肽 61.10 pg/ml,肌酐 113.1 μmol/L,尿酸 497.5 μmol/L,总蛋白 47.7 g/L,白蛋白 21.2 g/L,D-二聚体 8.11 mg/L,肺动脉 CTA 未见明显异常,请结合临床随访,右侧少量胸腔积液。尿常规示:白细胞 19.00 个/μl,红细胞 83.00 个/μl;尿蛋白++;隐血+++。24 小时尿总蛋白 9.73 g/24 h。总胆固醇 9.53 mmol/L,低密度脂蛋白 7.2 mmol/L。腹部超声:双肾回声改变,请结合临床,双侧肾动脉(段间)未见明显异常,双侧输尿管未见明显扩张,膀胱充盈差,必要时建议充盈后复查。病理诊断:膜性肾病。

4. 既往史

患者既往肾功能情况不详,自诉 2016 年体检小便常规提示隐血＋＋＋,后多次复查小便隐血阳性。患者近期监测血压偏高,最高至 175/90 mmHg,未服药治疗。否认糖尿病等其他慢性疾病病史。

5. 个人史

长期居住上海,否认化学性物质、放射性物质、有毒物质接触史,否认吸毒史及酗酒史,有吸烟史 50 年,平均 10 支/d,睡眠一般。

6. 婚育史

已婚已育,育有一子,家人体健。

7. 家族史

否认家族遗传性疾病史,否认家族肿瘤性疾病史。

8. 诊断

肾病综合征、高血压病 2 级(极高危)。

二、体格检查

神清,精神一般,双肺呼吸音低,双肺未闻及明显干、湿啰音。心律齐,心脏各瓣膜听诊区未及心脏杂音。腹平软,无压痛、反跳痛,肝脾肋下未触及,双肾区无叩击痛,双下肢水肿(＋)。

思考题

1. 该患者诊断为肾病综合征的依据是什么?
2. 针对该患者的护理问题,你认为护理人员应该从哪些方面加强病情观察?
3. [多选]该病的主要药物治疗有哪些?(　　　　)

A. 糖皮质激素 　　　　　　　　　　B. 细胞毒性药物

C. 环孢素 　　　　　　　　　　　　D. 抗生素

4. [多选]该病的常见应急状况有哪些?(　　　　)

A. 消化道溃疡 　　　　　　　　　　B. 骨折

C. 血栓与栓塞 　　　　　　　　　　D. 气胸

参考答案

1. 大量蛋白尿(尿蛋白＞3.5 g/d)、低蛋白血症(血清白蛋白＜30 g/L)、水肿和高脂血症,肾穿刺结果:膜性肾病。

2. 参考正文

3. ABC

4. ABC

第五节　慢性肾衰竭患者的管理

学习目标 》》》

（1）能阐述慢性肾衰竭的定义、分类、相关概念，描述典型症状、体征、并发症、治疗原则和要点。

（2）能按照护理程序为老年慢性肾衰竭患者进行评估、制订护理计划并实施。

（3）能为老年慢性肾衰竭患者及其家属进行饮食、运动、药物、生活方式等方面的居家健康指导，帮助患者减缓病情的发展和预防并发症的发生。

（4）树立尊重生命、关注健康的理念，以高度的责任心为老年患者服务。

一、概述

1. 定义

慢性肾衰竭是各种慢性肾脏病（chronic kidney diseases，CKD）持续进展的共同结局，各种原因导致的慢性肾脏结构和功能异常（肾脏损伤＞3 个月），伴或不伴有肾小球滤过率下降，致使肾脏不能维持基本的功能，出现代谢产物潴留，水、电解质、酸碱平衡紊乱，甚至累及各重要脏器，从而出现一系列的临床综合征，也称为尿毒症。慢性肾脏病分期见表 6-5-1。

表 6-5-1　慢性肾脏病分期

分期	特征	肾小球滤过率 $[ml/(min \cdot 1.73\,m^2)]$	治疗计划
1 期	肾损害，肾小球滤过率正常或稍高	≥90	查找病因，缓解症状，延缓 CKD 进展
2 期	肾损害，肾小球滤过率轻度降低	60～89	延缓 CKD 进展，降低心血管病风险
3 期	肾小球滤过率中重度降低	30～59	延缓 CKD 进展，治疗并发症
4 期	肾小球滤过率重度降低	15～29	准备肾脏替代治疗
5 期	终末期肾病	＜15	肾脏替代治疗

2. 流行病学

CKD 的防治已经成为世界各国的重要公共卫生问题，近年来全球的患病率呈逐年上升趋势，流行病学显示我国 CKD 患病率约为 10.8％，而慢性肾衰竭的发病率约为 100/百万人口,男女发病率分别占 55% 和 45%,高发人群为 40～50 岁。

二、分类

慢性肾衰竭主要发病原因有原发性和继发性肾小球肾炎、糖尿病肾病、高血压肾小动脉硬化、肾小管间质病变、肾血管疾病、遗传性肾病等。西方发达国家主要病因为糖尿病肾病和高血压肾小动脉硬化,我国常见病因依次为原发性肾小球肾炎、糖尿病肾病、高血压肾小动脉硬化。

三、临床表现

慢性肾衰竭发病比较隐匿,早期可无明显症状或仅有乏力、食欲减退、轻度贫血、腰酸和夜尿增多等,常常容易忽视,当发展至肾功能失代偿期时才会出现系列症状,表现为各个器官的功能紊乱。

1. 水、电解质和酸碱平衡失调

可出现脱水或者全身水肿,高钠或低钠血症、高钾或低钾血症、低钙血症、高磷血症、代谢性酸中毒等。

2. 蛋白质、脂肪、糖类和维生素代谢紊乱

可表现为蛋白质营养不良和血浆清蛋白水平降低、高胆固醇血症、高甘油三酯血症、糖耐量降低、血清维生素 A 水平增高等。

3. 消化系统表现

早期可表现为食欲不振、恶心、呕吐、腹胀、腹泻,晚期患者呼出气体中有尿味,出现口腔炎、口腔溃疡、消化道溃疡及上消化道出血等。

4. 心血管系统表现

(1)心力衰竭,是慢性肾衰竭常见的死亡原因。其发生大多与水钠潴留、高血压有关,部分与严重贫血、代谢性酸中毒、电解质紊乱、心肌病变有关。

(2)高血压和左心室肥大。多数患者存在不同程度的高血压,高血压可引起左心室肥厚、心力衰竭、动脉硬化并加重肾功能损害。

(3)动脉粥样硬化。与高血压、脂质代谢紊乱、钙磷代谢紊乱等引起血管钙化有关,动脉粥样硬化进一步发展也可引起死亡。

(4)心包炎。主要与毒素、水电解质紊乱、感染等因素有关,严重者可发生心包填塞。

5. 呼吸系统表现

常表现为胸闷气促,酸中毒时可出现深而长的呼吸,心功能不全时可发生肺水肿及胸腔积液。

6. 血液系统表现

(1)贫血。几乎所有的慢性肾衰竭患者均伴有不同程度的贫血,主要原因为肾脏促红细胞生成素生成减少,也称为肾性贫血。

(2)出血倾向。常表现为皮肤瘀斑、鼻腔出血、月经量过多等,重者可出现消化道出血

和颅内出血,出血倾向与血小板功能障碍及凝血因子减少有关。

7. 皮肤表现

慢性肾衰竭患者常见皮肤表现为瘙痒。

8. 内分泌失调

慢性肾衰竭时可出现内分泌功能紊乱,女性可出现闭经、不孕等,男性常表现为阳痿、不育等。甲状腺功能低下可引起基础代谢率下降。

9. 感染

其发生与机体免疫功能低下、白细胞功能异常、淋巴细胞减少和功能障碍有关,是慢性肾衰竭的主要死亡原因之一。常见肺部感染、尿路感染及皮肤感染等。

四、辅助检查

1. 实验室检查

（1）血常规检查。红细胞计数下降,血红蛋白浓度降低,白细胞计数可升高或降低。

（2）尿液检查。夜尿增多,尿渗透压下降。尿沉渣检查中可见红细胞、白细胞、颗粒管型和蜡样管型。

（3）肾功能检查。血肌酐、血尿素氮水平增高,内生肌酐清除率降低。

（4）血生化检查。血浆清蛋白降低,血钙降低,血磷增高,血钾和血钠可增高或降低,可有代谢性酸中毒等。

2. 影像学检查

B超、X线片、CT等提示双肾缩小。

五、治疗原则

早期诊断、积极治疗原发病并去除导致肾功能恶化的因素,是慢性肾衰竭防治的基础,也是保护肾功能和延缓慢性肾脏病进展的关键。

1. 治疗原发病和纠正加重慢性肾衰竭的因素

积极治疗引起慢性肾衰竭的原发疾病,如高血压、糖尿病、狼疮性肾炎等,纠正肾前性因素,如循环血容量不足、水电解质和酸碱平衡紊乱、使用肾毒性药物、尿路梗阻、感染、严重高血压、心力衰竭等,以延缓或防止肾功能减退,保护残存肾功能。

2. 营养治疗

限制蛋白饮食是慢性肾衰竭治疗的重要环节,能够减少含氮代谢产物的生成,减轻肾脏负担,从而减轻症状及相关并发症。低蛋白饮食治疗期间应适当补充必需氨基酸或 α-酮酸,防止营养不良的发生。

3. 控制高血压和肾小球内高压力

有效控制高血压是延缓慢性肾衰竭进展的重要措施,首选 ACEI 和 ARB。这类药物不仅可以有效控制血压,还可以降低肾小球内压力,降低蛋白尿,还能减少心肌重塑,降低心血管事件的发生率。

4. 纠正贫血

肾性贫血可应用重组人促红细胞生成素治疗,维持血红蛋白在 110～120 g/L 目标范围内,同时注意补充铁剂。慢性肾衰竭患者一般不需要输血治疗,除非存在需要快速纠正贫血的并发症(如急性出血、急性冠脉综合征等)。

5. 纠正酸中毒及水、电解质紊乱

1)水、钠平衡失调　为防止出现水、钠潴留,应适当限制钠的摄入量,控制氯化钠摄入量不超过 6～8 g/d。有明显水肿、高血压时,可使用袢利尿剂(如呋塞米 20 mg,每天 3 次),已透析者应加强超滤。严重水钠潴留伴发急性左心衰竭者,应尽早透析治疗。

2)高钾血症　首先应积极预防高钾血症的发生。肾小球滤过率＜25 ml/分时,应适当限制钾摄入,当肾小球滤过率＜10 ml/分或血清钾水平＞5.5 mmol/L 时,则应更严格地限制钾摄入。在限制摄入的同时,还应注意及时纠正酸中毒,并适当应用利尿剂(呋塞米等),增加尿排出。如果已合并高钾血症,还应采取更积极的措施:①积极纠正酸中毒,可使用碳酸氢钠。②给予袢利尿剂,静脉或肌肉注射呋塞米 40～80 mg,必要时将剂量增至每次 100～200 mg,静脉注射。③应用葡萄糖-胰岛素溶液输入(葡萄糖 4～6 g 中,加胰岛素 1 单位)。④口服聚磺苯乙烯,一般每次 5～20 g,3 次/日,增加肠道钾排出,其中以聚苯乙烯磺酸钙更为常用。⑤对严重高钾血症(血钾＞6.5 mmol/L),应及时给予血液透析治疗。

3)代谢性酸中毒　一般可通过口服碳酸氢钠 3～6 g/d 纠正,严重者采用碳酸氢钠或乳酸钠静滴。若经过积极补碱仍不能纠正,应及时进行透析治疗。

4)钙、磷代谢失调　若血磷高、血钙低时,应限制磷的摄入,应用磷结合剂,如碳酸钙、醋酸钙、司维拉姆、碳酸镧等。若血磷正常、血钙低、继发性甲状旁腺功能亢进明显者,可给予骨化三醇口服,有助于纠正低钙血症和治疗继发性甲状旁腺功能亢进。

6. 控制感染

平时应注意预防各种感染。当感染存在时,应结合细菌培养及药物敏感试验选择无肾毒性或者肾毒性小的抗生素,并根据肾小球滤过率来调整药物剂量。

7. 对症治疗

1)口服吸附疗法和导泻疗法　口服氧化淀粉、活性炭制剂或大黄制剂等,通过肠道增加毒素的排出。

2)高脂血症　治疗同一般高脂血症者相同,可使用他汀类或者贝特类药物。

3)皮肤瘙痒　可外用炉甘石洗剂或者乳化油剂涂抹,口服抗组胺药,控制高磷血症及强化透析对部分患者有效。

8. 肾脏替代治疗

当肾小球滤过率＜10 ml/分并伴有明显尿毒症症状时,应进行肾脏替代治疗,包括血液透析、腹膜透析及肾移植,临床上应根据患者实际情况进行选择。

六、专病相关评估

1. 健康状况评估

(1)一般健康评估。评估存在的不适及症状、伴随症状及并发症,有无食欲减退、恶心、呕吐、腹痛、腹胀、便血症状,有无胸闷气促、头晕乏力,有无皮肤瘙痒、黏膜出血等,注意双下肢有无水肿及少尿。

(2)病史评估。慢性肾衰竭患者一般有多年的原发性或继发性慢性肾脏病史,应详细询问患者的患病经过,包括首次起病有无明显的诱因,疾病类型、病程长短、病程中出现的主要症状、特点,既往有无病情加重及其诱因。

2. 疾病相关评估

(1)既往治疗及用药情况。包括曾用药物的种类、用法、剂量、疗程、药物的疗效及不良反应等。有无高血压、糖尿病或肾脏疾病家族史。

(2)实验室及其他检查。了解患者的血液、尿常规检查结果,有无红细胞计数减少、血红蛋白降低、血尿素氮和血肌酐上升等,电解质的变化,有无肾小球滤过率下降,以及肾脏影像学的改变等。

3. 心理-社会评估

慢性肾脏病的病程较长,患者往往需要进行肾脏替代治疗,费用昂贵且预后不佳,患者及家属往往精神压力较大,甚至出现崩溃、绝望等。护理人员应该对其倾注更多的细心及耐心,观察患者的心理变化,及时疏导不良情绪,鼓励患者适当宣泄,教会患者寻求社会及家庭支持系统的帮助。

七、护理管理计划

1. 住院期间护理管理

1)基础护理

(1)生活指导。老年慢性肾衰竭患者大多抵抗力较弱,护理人员应协助患者保持良好的个人卫生,督促患者勤更衣、勤洗澡,保持口腔及会阴部清洁,避免人员聚集,预防感染及感冒。保持环境干净整洁,病室开窗通风。病情较重的患者注意卧床休息,减少能量消耗。

(2)饮食护理。慢性肾衰竭患者应给予低盐、优质蛋白、高热量、高维生素饮食,限制蛋白质的摄入,以减轻肾脏负担。非透析患者应控制蛋白质的摄入,宜优质低蛋白饮食,蛋白质摄入量为每日 $0.4\sim0.8\,g/kg$,同时要注意补充淀粉类食物以增加能量摄入。一旦患者开始透析治疗后,蛋白质的摄入量应适当增加,以保证足够的营养和弥补透析中丢失的蛋白,以优质蛋白为主,主要来源为鱼、肉、蛋、奶,血液透析时每日蛋白质摄入量为 $1\sim1.2\,g/kg$,腹膜透析时每日蛋白质摄入量为 $1.2\sim1.3\,g/kg$,同时食物中应富含铁质、维生素 C 及叶酸等。

(3)皮肤护理。水肿严重的患者应减少水钠摄入,加强皮肤护理,防止压疮的发生。保持皮肤黏膜清洁。因尿素沉积对皮肤的刺激,患者常常感觉皮肤瘙痒,应使用温水擦浴,忌用碱性肥皂等,避免抓挠,保持皮肤完整。

2)专科护理

(1)疾病知识指导。密切观察患者的意识状态,有无贫血貌,观察患者的水肿情况、血压情况、呼出的气体味道,有无恶心、呕吐、腹胀、腹泻等消化道症状,呼吸的频率及节律,观察皮肤黏膜有无出血点,关注报告结果,有无电解质紊乱及酸中毒症状。

(2)用药指导。遵医嘱正确使用药物,尤其是利尿药,避免使用肾毒性大的药物,如氨基糖苷类抗生素、非甾体抗炎药、抗癌药等,注意观察药物疗效和药物不良反应,严格控制输液速度。积极纠正贫血,如遵医嘱使用促红细胞生成素时,需观察用药后反应,如头痛、高血压、癫痫发作等,定期复查血红蛋白和血细胞比容等。遵医嘱使用降压药和强心药。用药过程中出现不良反应时,应及时告诉医生,及时减量或停用对肾脏功能有影响的药物。需长期用药者,应经常到医院检测药物浓度。注意药物间的相互作用,以防止某种药物的疗效或药物不良反应因其他药物的影响而发生变化。在用药过程中应定期检查肝、肾功能。

(3)透析指导。一旦确定开始透析治疗,护理人员应向患者介绍透析相关知识,根据患者实际情况选择合适的透析方式,取得患者及亲属的支持。透析过程及透析间歇期应注意观察患者生命体征及生化指标,患者有无不适及透析相关并发症,发现异常及时汇报医师并予以应急处理。监测患者体重变化,如短期内体重增加明显,应指导患者限制水分摄入,以防心力衰竭发作。

3)康复护理 指导患者增强自我保健意识,保持规律的生活方式,预防感染。劳逸结合,保持适当的运动,增强抵抗力。按时规律透析,不可擅自停止或者更改透析方式。遵医嘱服药,定期监测尿常规,避免使用肾毒性较大的药物。注意保护血管,慢性肾衰竭的患者应有计划地使用血管,尽量保护好前臂、肘部等血管,以备透析时使用自体动静脉内瘘。

4)心理护理 慢性肾衰竭患者通常病程较长,迁延不愈,一些老年患者因为缺乏家庭及社会支持系统的支撑,思想负担重,容易失去治疗的信心,护理人员应及时干预,鼓励患者正确面对困难,积极配合治疗与护理。

5)并发症预防及护理

(1)感染。慢性肾衰竭老年患者因机体免疫功能低下、白细胞功能异常等,容易并发各类感染,如呼吸道感染、泌尿道感染等。有条件时可将患者安置在单人房间,病室定期通风并做空气消毒,严格无菌操作,特别观察置管部位的感染情况。加强生活护理,尤其是口腔及会阴部的护理,卧床患者应定期翻身,指导有效咳嗽。接受血液透析的患者,应进行乙肝疫苗的接种,并尽量减少输注血制品。

(2)水电解质和酸碱失衡。肾功能进入失代偿期,患者容易出现水肿或脱水、代谢性酸中毒、低钠血症、高钾血症及低钙血症,水肿者应限制水和盐的摄入,监测血清钾、钠、钙等电解质的变化,如发现异常及时通知医生处理。密切观察有无高钾血症的征象,如脉律不齐、肌无力、心电图改变。观察有无低钙血症的征象,如手指麻木、易激惹、腱反射亢进、抽搐等。

(3)心力衰竭。受水钠潴留、高血压、电解质紊乱等因素的影响,慢性肾衰竭老年患者容易出现心力衰竭,表现为胸闷、气促、夜间不能平卧、端坐呼吸等。护理人员应密切观察患者病情,下肢水肿者可抬高双下肢,给予低盐、清淡、易消化饮食,限制钠盐摄入,控制液体入量,量出为入。一旦心力衰竭发作,应立即协助患者取坐位,双腿下垂,给予高流量吸氧,严重者可给予面罩或 BiPAP 呼吸机辅助呼吸。开通静脉通道,遵医嘱应用强心剂、利尿剂、血管扩张剂等。

（4）贫血。几乎所有的慢性肾衰竭老年患者均有不同程度的贫血，主要原因是由于肾脏促红细胞生成素生成减少所致，又称为肾性贫血。患者可表现为疲乏、困倦、软弱无力、活动后气促、皮肤黏膜苍白等，严重贫血者可引起晕厥。指导患者合理休息与运动，减少机体耗氧，心悸气促时应立即停止活动，给予氧气吸入。遵医嘱用药，观察药物疗效及不良反应。预防感染，尤其伴有白细胞减少的患者。具体并发症趋势图见图6-5-1。

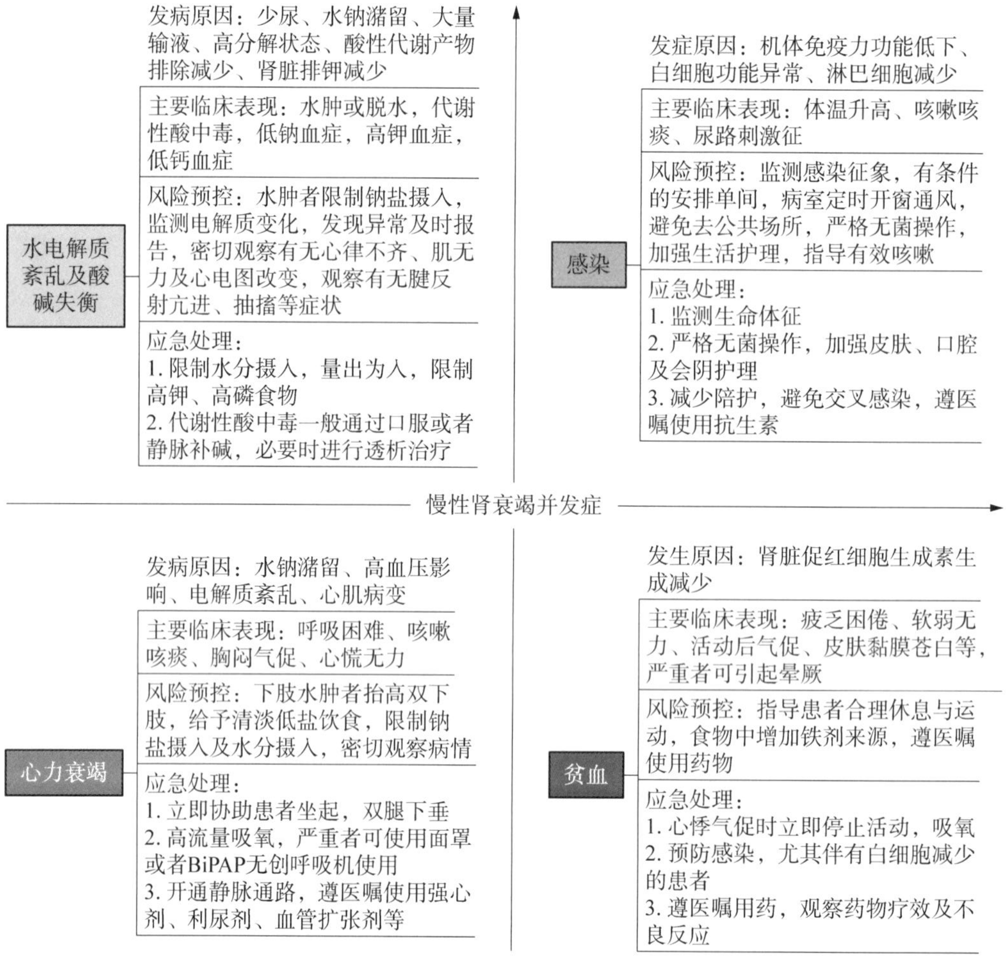

图6-5-1　慢性肾衰竭并发症趋势图

2. 出院后延伸护理管理

（1）饮食护理。慢性肾衰竭老年患者出院后，护理人员应充分告知患者和家属饮食的重要性，指导患者合理摄入蛋白质，嘱咐患者加强对蛋类、鸡肉和鱼肉等食物的摄入，饮食清淡、易消化，保证足够的能量需求，限制水钠摄入，保证出入平衡，合理调节食物中的钙、磷、钾。

（2）运动护理。指导患者保持健康的生活方式，适当参加户外活动，老年患者运动量不宜过大，以不引起疲劳为宜，运动中注意安全，最好有家属的陪伴。

（3）药物护理。老年患者记忆力差,容易造成漏服或者重复服药,护理人员还需要加强对家属的健康宣教,指导家属按时监督患者服药,治疗期间需加强肝功能、肾功能、血电解质、尿量检测,确保用药安全合理。

（4）定期复查。指导患者日常做好自我观察护理,减少并发症。定期复诊,频次根据病情决定,一般每1~3个月复查血常规、尿常规、粪便常规、肝肾功能、电解质等。医务人员评估患者居家健康状况,包括饮食情况、用药情况、心理及生理状况等,提供居家期间健康教育指导。

（5）社区管理。慢性肾衰竭是一种慢性迁延性疾病,患者病情稳定后需要回归社区及家庭,社区应为患者建立健康档案,实施延续性护理,使患者保持最佳的治疗状态及精神状态,延缓疾病进展,保护残余肾功能。评估患者饮食情况、是否掌握用药方法,患者是否掌握了如何观察用药疗效及不良反应,帮助患者建立战胜疾病的信心,积极配合治疗。注意个人卫生,出门做好自我防护,防止感染及感冒。

3. 居家管理健康干预

1）疾病相关知识　患者回归家庭后,社区护理人员应定期对患者进行家访,向患者及家属普及慢性肾衰竭相关知识,教会患者及家属识别疾病的风险因素,组织患者及家属参与社区健康讲座,发放宣教手册,提高大众对疾病知识的知晓度。

2）风险指标监测　指导老年患者及家属识别疾病的风险指标,定期监测血压、血常规、尿常规、肝肾功能及电解质变化,发现异常及时就医处理。

3）生活方式指导　指导慢性肾衰竭老年患者尽量避免去人员聚集的公共场所,避免交叉感染。指导患者饭前饭后漱口,保持口腔卫生,使用软毛刷刷牙。保持皮肤清洁,避免抓挠。腹膜透析患者做好出口处护理,血液透析患者做好置管处及动静脉内瘘的护理,怀疑感染时及时就医处理。

4）心理行为干预　伴随疾病的进展,老年患者容易出现沮丧、恐惧、绝望等心理,甚至拒绝治疗,护理人员应联合家属给予患者足够的关怀,鼓励患者表达自己的内心诉求。根据患者知识结构、文化水平、社会背景等,结合多种健康宣教方法,提高患者的依从性,配合治疗。

5）突发应急处理

（1）急性左心衰应急处理。指导患者一旦出现胸闷气促、呼吸困难、端坐呼吸时,立即停止活动,就地休息,减少心肌耗氧,双腿下垂减少回心血量,有条件的予以吸氧,并立即拨打120急救电话送医治疗。

（2）消化道出血应急处理。指导患者当出现黑便或者呕血时应及时就医,呕血时不要强行吞咽,以免发生呛咳,应头偏向一侧,保持呼吸道通畅。

● 案例与思考

一、患者基本情况

1. 基本信息

姓名:龙××　　性别:女　　年龄:71岁　　学历:高中

民族:汉族　　职业:退休　　入院日期:2023.5.11

2. 主诉

发现血肌酐升高2周余,恶心呕吐2天。

3. 现病史

患者 2023 年 4 月底开始出现反复恶心伴胃纳减退，无发热，无腹痛腹泻，有胸闷气促。自行口服护胃药物对症效果不佳，至消化科就诊查：白细胞 8.88×10^9/L，血红蛋白 93 g/L，血小板 147×10^9/L，葡萄糖 7.4 mmol/L，肌酐 767.8 μmol/L，丙氨酸氨基转移酶 28 U/L，钾 3.75 mmol/L。追问病史，患者既往未规律体检，病程中无尿量减少，有双下肢水肿，无皮疹，无口干、眼干，无肉眼血尿，无关节痛，无骨痛，无光过敏，无口腔溃疡及脱发，无特殊化学毒药物接触史。住院期间查：肌酐 778.8 μmol/L，总蛋白 59.9 g/L，白蛋白 28.1 g/L，钾 3.86 mmol/L，钠 136.6 mmol/L，氯 109.7 mmol/L，钙 2.00 mmol/L，磷 2.42 mmol/L，二氧化碳 12 mmol/L。B 超提示：双肾回声改变，考虑慢性肾病。予临时深静脉置管后血液净化治疗，病程中予硝苯地平＋阿罗洛尔＋沙库巴曲缬沙坦＋可乐定降压，新活素改善心功能，罗沙司他＋琥珀酸亚铁改善贫血，托拉塞米利尿，司维拉姆调节钙磷代谢，替诺福韦抗乙肝病毒，抑酸护胃调节肠道菌群等对症处理，每周三次规律血透，择期为患者行动静脉内瘘成形术。患者既往有高血压病史 2 年余，最高血压 215/115 mmHg，目前口服硝苯地平＋阿罗洛尔＋沙库巴曲缬沙坦＋可乐定控制血压，血压控制欠佳。患者否认脑出血，冠心病，糖尿病等病史。

4. 既往史

有乙肝病史，具体不详。否认手术史，否认外伤史，否认输血史。否认青霉素等药物、食物过敏史。否认心脏病史，否认糖尿病史，否认其他慢性疾病。

5. 个人史

否认吸烟史，二便正常，睡眠可。

6. 婚育史

已婚，结婚年龄为适龄，已育。

7. 家族史

否认家族遗传性疾病史，否认家族肿瘤性疾病史。

8. 诊断

慢性肾脏病 5 期、慢性肾衰竭（肾功能不全）合并贫血、血液透析、高血压病 3 级（极高危）。

二、体格检查

神清，精神一般，双肺呼吸音低，双肺未闻及明显干、湿啰音。心律齐，心脏各瓣膜听诊区未及心脏杂音。腹平软，无压痛、反跳痛，肝、脾肋下未触及，双肾区无叩击痛，双下肢浮肿（＋）。

● **思考题** 》》》

1. 该患者诊断为慢性肾衰竭的依据是什么？

2. 针对该患者的护理问题，你认为护理人员应该从哪些方面加强病情观察？

3. ［多选］该病的主要并发症有哪些？

A. 水电解质紊乱及酸碱失衡

B. 感染

C. 心力衰竭

D. 贫血

4. [多选]老年慢性肾衰竭患者容易并发感染,主要与哪些因素有关?

A. 机体免疫功能低下

B. 白细胞功能异常

C. 淋巴细胞减少和功能障碍

D. 血红蛋白降低

参考答案

1. 既往高血压病史,电解质紊乱,贫血,B超提示双肾回声改变,考虑慢性肾衰竭。

2. 参考正文

3. ABCD

4. ABC

第七章

老年人血液系统常见疾病管理

第一节 贫血患者的管理

● 学习目标 》》》

（1）能阐述贫血的定义、病因、相关概念，描述典型症状、体征、并发症、治疗原则和要点。

（2）能按照护理程序为老年贫血患者进行评估、制订护理计划并实施。

（3）能为老年贫血患者及其家属进行饮食、运动、药物、预防感染等方面的居家健康指导，帮助患者减缓病情的发展和预防并发症的发生。

（4）树立尊重生命、关注健康的理念，以高度的责任心为老年患者服务。

贫血指单位容积循环血液中血红蛋白浓度、红细胞计数或血细胞比容低于正常值低限的一种临床症状。贫血是不同疾病引起的一组综合征，不是一个独立的疾病。贫血的临床表现与贫血的程度、年龄、体质及贫血的进展速度等有关（见表7-1-1、表7-1-2、表7-1-3）。

表7-1-1 贫血的实验室诊断标准

人群	血红蛋白浓度	红细胞计数	血细胞比容
男	$<120\,g/L$	$<4.5\times10^{12}\,g/L$	0.42
女	$<110\,g/L$	$<4.0\times10^{12}\,g/L$	0.37
孕妇	$<100\,g/L$	$<3.5\times10^{12}\,g/L$	0.30

表7-1-2 贫血严重程度的划分标准

贫血的严重程度	血红蛋白溶度(g/L)	临床表现
轻度	>90	症状轻微
中度	$60\sim90$	活动后心悸气促

（续表）

贫血的严重程度	血红蛋白溶度(g/L)	临床表现
重度	30～59	静息状态下仍感心悸、气促
极重度	<30	常并发贫血性心脏病

表 7-1-3 贫血细胞形态学分类

类型	平均红细胞体积(fL)	平均红细胞血红蛋白浓度(%)	临床类型
大细胞贫血	>100	32～35	巨幼细胞贫血
正细胞贫血	80～100	32～35	再生障碍性贫血、溶血性贫血、急性失血性贫血
小细胞低色素贫血	<80	<32	缺铁性贫血、铁粒幼细胞性贫血

2019 年,我国 65 岁及以上老年人达 1.76 亿,占总人口的 12.6%。预测 2050 年,该类人群数量将达到 4.83 亿,80 岁及以上老年人更是达到 1.08 亿。需要长期照护的老年人也必然持续增长。贫血在老年人群中患病率极高,且随着年龄的增长,患病率也随之增高。据研究,在全球范围内,贫血患病率极高,缺铁性贫血是第五位常见疾病。老年人贫血的平均患病率为 17%,但在养老院老年人(47%)和住院老年人(40%)中贫血明显更高。

一、发病原因

（一）红细胞生成减少性贫血

红细胞生成主要取决于造血细胞、造血调节、造血原料。任何一种因素发生异常,均可导致红细胞生成减少而发生贫血。

1. 造血祖细胞异常所致贫血

任何原因导致造血祖细胞受损、功能缺陷或质的异常均可导致贫血。如再生障碍性贫血、骨髓增生异常综合征、白血病及先天性红细胞生成异常性贫血等。

2. 造血调节异常所致贫血

各种感染或非感染性骨髓炎等,均可因骨髓基质细胞及造血微环境的其他组成部分受损而影响血细胞生成。此外,各种造血调节因子水平异常也可导致贫血。如各种慢性病性贫血,包括慢性肾衰竭、重症肝病及垂体或甲状腺功能低下等因促红细胞生成素生成不足而致的贫血。某些病毒感染或肿瘤性疾病会诱导机体产生较多的造血负调控因子如干扰素、肿瘤坏死因子及炎性因子等而诱发贫血。

3. 造血原料不足或利用障碍所致贫血

造血原料是指造血细胞增殖、分化、代谢所必需的物质,如蛋白质、脂类、微量元素、维生素等。任何一种造血原料不足或利用障碍都可能导致红细胞生成减少。如缺铁和铁吸收障碍引起的缺铁性贫血,叶酸、维生素 B_{12} 缺乏或利用障碍所致的巨幼细胞贫血。

(二) 红细胞破坏过多性贫血

可见于各种原因引起的溶血。主要是由于红细胞本身的缺陷,包括细胞膜、红细胞能量代谢有关酶和血红蛋白分子异常,导致红细胞寿命缩短,如遗传性球形红细胞增多症、葡萄糖-6-磷酸脱氢酶(glucose-6-phosphate dehydrogenase, G-6-PD)缺乏、地中海贫血。也可由于免疫、化学、物理及生物等外在因素导致红细胞大量破坏,超过骨髓的偿还功能而发生,如自身免疫性溶血、人工瓣膜术后(特别是金属瓣)、脾功能亢进等。

(三) 失血性贫血

常见于各种原因引起的急性和慢性失血,根据失血原因可分为出血性疾病和非出血性疾病。

1. 出血性疾病

如原发性血小板减少性紫癜、血友病等。

2. 非出血性疾病

如外伤、肿瘤、结核、消化道出血、痔疮出血、功能失调性子宫出血及黏膜下子宫肌瘤等。

二、临床表现

血红蛋白含量减少,血液携氧能力下降,引起全身各组织和器官缺氧与功能障碍,是导致贫血患者一系列临床表现的病理生理基础。贫血的临床表现与贫血的严重程度、贫血发生发展的速度、个体的代偿能力及其对缺氧的耐受性等有关。尽管贫血的病因及其机制各不相同,但都有着共同的临床表现,主要包括以下几个方面。

1. 皮肤黏膜苍白

皮肤黏膜苍白是贫血最突出的体征,常为患者就诊的主要原因。睑结膜、口腔、舌、甲床等部位的皮肤黏膜颜色检查结果较可靠,但应注意环境温度、人种肤色及人为因素(如化妆)等的影响。

2. 骨骼肌肉系统

疲乏、无力为贫血最常见和出现最早的症状,与骨骼肌氧的供应不足有关,但对贫血的诊断缺乏特异性。

3. 神经系统

由于脑组织的缺血、缺氧,无氧代谢增强,能量合成减少,患者常可出现困倦、头晕、头痛、耳鸣、眼花、失眠、多梦、记忆力下降及注意力不集中等症状。严重贫血者可出现晕厥,老年患者可出现神志模糊及精神异常的表现,儿童患者会出现智力发育低下。

4. 循环系统

心悸、气促,活动后明显加重,是贫血患者心血管系统的主要表现。这是缺氧状态下机体交感神经活性增强,促使心率加快、心搏出量增加、血流加速的结果。其症状的轻重与贫血的严重程度和个体的活动量有关。轻度贫血多无明显表现,活动后出现心悸、气促,贫血越重,活动量越大,症状越明显。长期严重贫血,心脏超负荷工作且供氧不足,会导致贫血性心脏病,此时不仅有心率变化,还可有心律失常、心脏扩大,甚至出现全心衰竭,平静状态也可出现心悸、气促甚至端坐呼吸等。

5. 呼吸系统

多见于中度以上贫血的患者。主要表现为呼吸加快及程度不同的呼吸困难。初期症状主要与机体对缺氧的代偿反应有关。后期若并发心力衰竭导致肺淤血,患者呼吸困难会进一步加重并可出现咳嗽、咳痰等。

6. 消化系统

凡能引起贫血的消化系统疾病,在贫血前或贫血后同时有原发病的表现。全血本身可影响消化系统,使消化腺分泌减少甚至腺体萎缩,进而导致消化功能减低、消化不良,出现腹部胀满、食欲减低和便秘等。

7. 泌尿生殖系统

慢性重症贫血者可出现夜尿增多、低比重尿和轻度蛋白尿。急性重症贫血,尤其是失血性贫血,可因有效循环血容量不足所致肾血流量减少而出现少尿、无尿。男女均有性欲减退,贫血影响性激素的合成与分泌减少。

8. 内分泌系统

长期贫血,尤其是中度以上贫血还可致机体各内分泌腺体如甲状腺、性腺、肾上腺、胰腺的功能减退及激素分泌异常。

9. 免疫系统

贫血本身也会引起免疫系统的改变,如红细胞减少可降低红细胞在抵御病原微生物感染过程中的作用。

三、诊断性评估

(一) 病史

1. 患病及治疗经过

询问与本病相关的病因、诱因或促成因素,如年龄特征。有无饮食结构不合理导致的各种造血原料摄入不足,有无特殊药物使用史或理化物质接触史,有无吸收不良或丢失过多(特别是铁、叶酸与维生素 B 等)的原因等。主要症状与体征,包括贫血的一般表现及其伴随症状与体征,如头晕、头痛、脸色苍白、心悸、气促、呼吸困难,有无神经精神症状、出血与感染的表现、尿量与尿液颜色的改变等。有关检查结果(尤其是血象及骨髓检查)、治疗用药及其疗效等,以帮助对贫血的发生时间、进展速度、严重程度与原因的判断。

2. 既往病史、家族史和个人史

了解患者的既往病史、家族史和个人史有助于贫血原因的判断。

3. 目前状况

了解患病后患者的体重、食欲、睡眠、排便习惯的变化及其营养支持、生活自理能力与活动耐力状况等。

4. 心理与社会支持

了解患者及其家属的心理反应、对贫血的认识与理解程度及治疗与护理上的配合等。

(二) 体格检查

重点评估与贫血严重程度相关的体征,如皮肤黏膜的苍白程度、心率与心律的变化、有无杂音及心力衰竭的表现等。还应注意有无各类型贫血的特殊体征和原发病的体征,如缺铁性贫血的反甲、巨幼红细胞性贫血的末梢神经炎、溶血性贫血的黄疸、再生障碍性贫血的出血与感染,恶性血液病的肝、脾、淋巴结肿大等。

(三) 实验室检查

1. 基本项目

血红蛋白和红细胞计数是确定患者有无贫血及其严重程度的基本项目。平均红细胞体积、平均红细胞血红蛋白浓度有助于贫血的形态学分类,红细胞计数有助于贫血的鉴别诊断及疗效的观察与评价。其他基本项目有外周血涂片检查、骨髓检查、心电图检查、胸片等。

2. 推荐项目

包括缺铁性贫血的铁代谢及引起缺铁的原发病检查,失血性贫血的原发病检查。巨幼细胞贫血的血清叶酸和维生素 B_{12} 水平测定及导致此类造血原料缺乏的原发病检查。溶血性贫血的红细胞膜、酶、珠蛋白、自身抗体、同种抗体、造血细胞质异常有关的染色体、细胞调控,以及造血系统肿瘤性疾病和其他继发性贫血的原发病检查。

四、治疗原则

(一) 对因治疗

积极寻找和去除病因是治疗贫血的关键环节。

(1) 如缺铁性贫血进行补铁及治疗导致贫血的原发病。

(2) 溶血性贫血可采用糖皮质激素治疗。

(3) 巨幼细胞贫血可补充叶酸或维生素 B_{12} 等。

(二) 对症及支持治疗

目的是短期内改善贫血和(或)恢复有效循环血量,缓解重要器官的缺氧状态及恢复其功能。主要方法是输血,适用于急、重症贫血的患者。由于长期多次输血可产生不良反应及较多的并发症,故必须严格掌握输血的指征,并根据所在医院的条件及患者的具体情况输注全血或选择红细胞成分输血。主要适应证有:①急性贫血,血红蛋白<80 g/L 或红细胞压积<0.24。②慢性贫血常规治疗效果欠佳,血红蛋白<60 g/L 或红细胞压积<0.20,伴缺氧症状。③老年或合并心肺功能不全的贫血患者。因多次输血并发铁过载应予去铁治疗。此外,对贫血合并的出血、感染、脏器功能不全还应予以相

应的对症治疗。

五、专病相关评估

（1）皮肤黏膜的苍白程度。

（2）缺铁性贫血,有无反甲现象。

（3）营养性贫血,有无末梢神经炎。

（4）溶血性贫血,有无皮肤巩膜黄疸现象。

（5）再生障碍性贫血,有无出血,感染,肝、脾、淋巴结肿大。

六、护理管理计划

（一）住院期间护理管理

1. 一般护理

（1）合理安排患者的活动与休息。轻度贫血者,注意休息,避免过度疲劳。

（2）中度贫血者,增加卧床休息时间,在病情允许的情况下,鼓励患者生活自理,活动量以不加重症状为度。指导患者学会在活动中自我监控,若活动中自测心率≥100 次/分或出现明显心悸、气促,应停止活动。必要时在患者活动时给予协助,防止跌倒。

（3）重度和极重度贫血患者,需绝对卧床休息,给予舒适体位(如半坐卧位、坐位)待病情好转后逐渐增加活动量。

（4）严重贫血患者给予氧气吸入,改善组织缺氧情况。

2. 病情观察及护理

1）评估患者活动耐力水平　密切监测患者生命体征,尤其是血压的变化。

2）输血或成分输血护理　遵照医嘱输血或浓缩红细胞以减轻贫血和缓解机体的缺氧症状。输血治疗前,做好输血前的准备及查对工作。输血过程中应先慢后快,据病情和年龄调整输注速度。输血过程中严密观察有无脉搏加快、咳嗽、胸闷、气促等急性左心衰竭的表现,如有异常情况应立即停止输注或减慢滴速,予以吸氧,取坐位并及时通知医生给予相应处理。

3）预防感染的护理

（1）口腔感染的预防。贫血患者易发生口腔炎、舌炎及口腔溃疡,督促患者漱口,用软毛牙刷刷牙,注意口腔清洁,必要时给予口腔护理。

（2）呼吸道感染的预防。保持病室内空气清新,环境整洁,每日用空气臭氧消毒机消毒 1 次,限制探视人员,患者注意保暖,避免与上呼吸道感染的人员接触。

（3）皮肤感染的预防。保持皮肤清洁、干燥,勤更衣和更换床上用品。勤剪指甲避免抓伤皮肤。女性患者注意会阴部的清洁卫生。

（4）肛周感染的预防。保持排便通畅,睡前、便后用 1∶20 碘伏溶液温水坐浴,每次15～20 分钟。

（5）血源性感染的预防。严格执行各项操作规程和无菌技术，中心静脉置管患者应遵循置管和维护流程。

4）饮食护理　给予高热量、高蛋白、高维生素及含无机盐丰富的饮食（瘦肉、豆类、动物肝和肾、新鲜蔬菜和水果），纠正患者的偏食习惯。根据贫血的病因或诱因，对饮食成分的组成进一步调整，如加入患者缺乏的营养成分或避免进食某些特定的食物。

3. 心理护理

对患者做到关心爱护和体贴，给予患者及其家属心理支持，消除各种不良心态，引导其与医护合作，积极配合治疗和合理休养。对于恶性疾患、难治性疾患，注意运用保护性医疗制度减轻患者心理负担，消除可能产生的心理危机，随时警惕细微的情绪变化，采取防范自残、自杀的有效措施。在不影响病情和治疗秩序的情况下，尽量安排病危终期患者接受探视。对于保护性隔离治疗期间的患者可用对讲机与亲友交谈，以满足患者及其家属的心理需求。安排轻症患者定时会客、看电视、听广播、读书报或进行手工小制作，以充实疗养生活。

4. 并发症预防及护理

1）有头晕受伤的危险

（1）避免受伤。定时测量患者血压并做好记录。患者有头晕、眼花、耳鸣、视力模糊等症状时，应告知患者卧床休息，如厕或外出时须有人陪伴，呼叫器也应放在患者手边，防止取物时跌倒。避免迅速改变体位，活动场所应设有相关安全设施，必要时加用床挡。

（2）直立性低血压的预防及处理。直立性低血压是血压过低的一种特殊情况，是指在体位变化时，如从卧位、坐位或蹲位突然站立时，发生的血压突然过度下降（收缩压/舒张压下降 $>20/10\ \text{mmHg}$ 以上，或下降大于原来血压的 30%），同时伴有头晕或晕厥等脑供血不足的症状。向患者讲解直立性低血压的表现，即出现直立性低血压时可有乏力、头晕、心悸、出汗、恶心、呕吐等不适症状，特别是在联合用药、服用首剂药物或加量时应特别注意。发生直立性低血压，应平卧，且下肢取抬高位，以促进下肢血液回流。指导患者预防直立性低血压的方法，如避免长时间站立，尤其在服药后最初几小时，改变姿势，特别是从卧位、坐位起立时，动作宜缓慢；选择在平静休息时服药，且服药后应休息一段时间进行活动；避免用过热的水洗澡或洗蒸汽浴；不宜大量饮酒。

2）潜在并发症　各种原因引起的血红蛋白小于 $70\ \text{g/L}$ 的慢性贫血，导致心输出量增加，心脏增大或心功能不全被称为贫血性心脏病。详见图 7 - 1 - 1。

（二）出院后延伸护理管理

1. 饮食护理

饮食一般给予高蛋白、高维生素、易消化，多食用富含所需营养素的食品。

（1）缺铁性贫血饮食：增加食物铁的吸收，如多食用猪肝、瘦肉、黑豆、大枣、木耳等。避免饮用影响铁吸收的食物饮料，如咖啡、浓茶、碳酸饮料。家庭烹饪建议使用铁制器皿，可得到一定量的无机铁。婴幼儿要及时添加辅食，包括蛋黄、肉末和菜泥等，生长发育期的青少年要注意补充含铁丰富的食物，避免挑食或偏食，哺乳期的女性应增加食物铁的补充。必要时可考虑预防性补充铁剂。

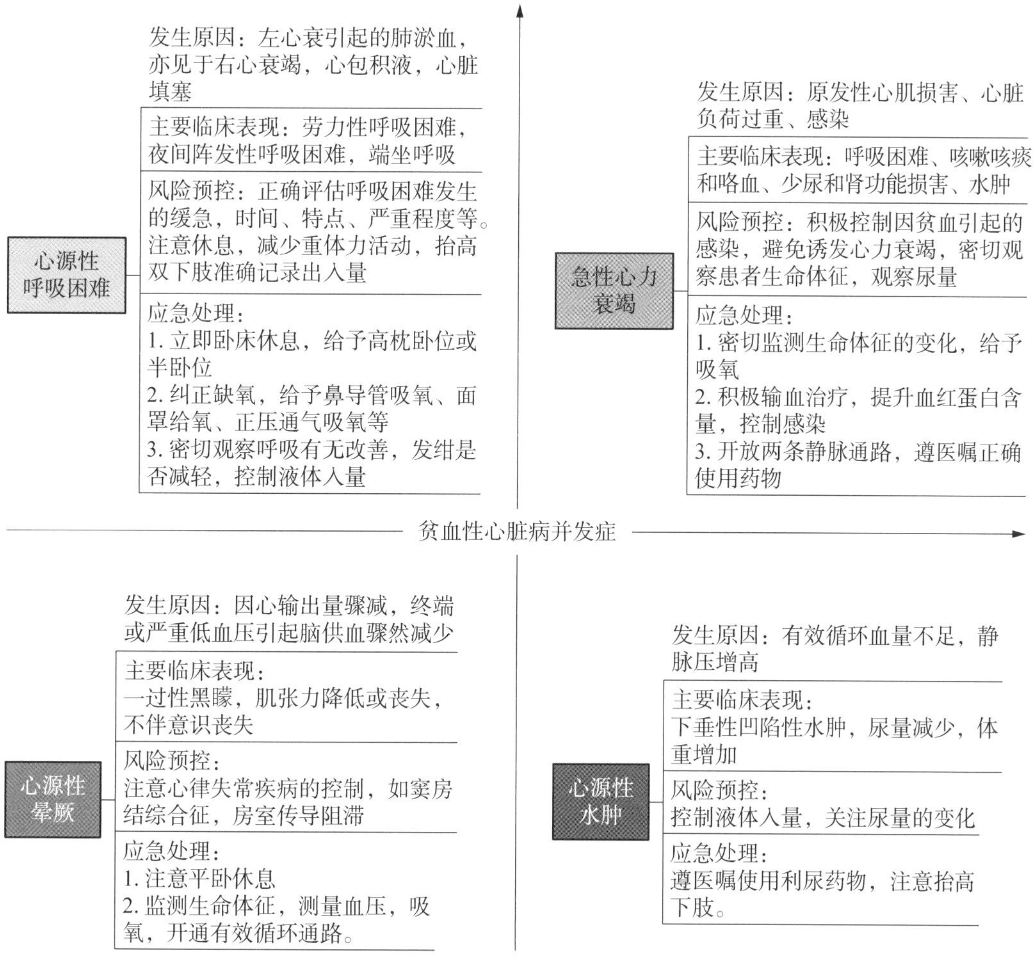

发生原因：左心衰引起的肺淤血，亦见于右心衰竭，心包积液，心脏填塞

主要临床表现：劳力性呼吸困难，夜间阵发性呼吸困难，端坐呼吸

风险预控：正确评估呼吸困难发生的缓急、时间、特点、严重程度等。注意休息，减少重体力活动，抬高双下肢准确记录出入量

心源性呼吸困难

应急处理：
1. 立即卧床休息，给予高枕卧位或半卧位
2. 纠正缺氧，给予鼻导管吸氧、面罩给氧、正压通气吸氧等
3. 密切观察呼吸有无改善，发绀是否减轻，控制液体入量

发生原因：原发性心肌损害、心脏负荷过重、感染

主要临床表现：呼吸困难、咳嗽咳痰和咯血、少尿和肾功能损害、水肿

风险预控：积极控制因贫血引起的感染，避免诱发心力衰竭，密切观察患者生命体征，观察尿量

急性心力衰竭

应急处理：
1. 密切监测生命体征的变化，给予吸氧
2. 积极输血治疗，提升血红蛋白含量，控制感染
3. 开放两条静脉通路，遵医嘱正确使用药物

贫血性心脏病并发症

发生原因：因心输出量骤减，终端或严重低血压引起脑供血骤然减少

主要临床表现：
一过性黑矇，肌张力降低或丧失，不伴意识丧失

风险预控：
注意心律失常疾病的控制，如窦房结综合征，房室传导阻滞

心源性晕厥

应急处理：
1. 注意平卧休息
2. 监测生命体征，测量血压，吸氧，开通有效循环通路。

发生原因：有效循环血量不足，静脉压增高

主要临床表现：
下垂性凹陷性水肿，尿量减少，体重增加

风险预控：
控制液体入量，关注尿量的变化

心源性水肿

应急处理：
遵医嘱使用利尿药物，注意抬高下肢

图 7-1-1　贫血性心脏病并发症趋势图

（2）巨幼细胞贫血饮食：注意多吃一些富含叶酸的食物，如新鲜的绿叶蔬菜。同时摄入富含优质蛋白的食物，如鱼肉、虾、瘦肉、鸡蛋等。

（3）溶血性贫血饮食：尽量选择易消化的，富含优质蛋白的食物，如新鲜的瘦肉、鸡蛋、牛奶、鱼肉。同时摄入富含维生素 C 的新鲜的蔬菜和水果，比如圆白菜、芹菜、猕猴桃、苹果、葡萄等。患有蚕豆病的患者避免蚕豆制品，如粉丝、豆瓣酱等，避免诱发溶血性贫血。

2. 运动护理

适宜的体育锻炼有助于增强体质和抗病能力，但活动量以不能疲劳为准，保证充足的休息与睡眠。

3. 药物护理

（1）根据医嘱服药，不得随意减量或者加量。

（2）口服铁剂不能空腹，建议饭后和饭中服用。铁剂不能和抑酸药物同服，如雷尼替丁。服用铁剂时可增加维生素 C 的摄入，多吃含维生素的蔬菜水果。服用铁剂可致粪便变成黑色，应告知患者是铁与肠道内硫化氢作用而生成黑色的硫化铁，停药后好转。

（3）再生障碍性贫血患者使用环孢素药物注意定期监测药物溶度。

（4）对于长期使用激素的患者应严密观察药物的不良反应，如电解质紊乱、继发感染、上消化道出血等，严密监测患者的血压、血糖的变化。

4. 定期复查

贫血患者应定期至门诊复查血常规项目，每月门诊复查 1～2 次。及时监测贫血指标。

5. 社区管理

1）老年贫血患者的发现

（1）机会性筛查。在医生诊疗过程中，通过血常规检查发现或确诊老年贫血患者。

（2）健康档案建立。在建立健康档案时通过测量血常规检查和查看面色、甲床，发现患者。对已确诊的老年贫血患者纳入老年贫血患者健康管理。

（3）健康体检。在老年居民健康体检查出的老年贫血患者。

（4）通过健康教育或健康咨询发现老年贫血患者。

2）贫血高危人群的管理　建立贫血老年患者健康档案、填写随访表。对纳入管理的贫血老年患者进行系统的管理，包括制订饮食、运动等生活方式及符合老年患者病因和临床分型的个体化治疗方案，以便有效改善患者的血象。

3）老年贫血患者的随访　健康管理医师团队和社区卫生服务中心每年要提供至少 4 次面对面随访，每次随访要血常规监测，询问病情、体重、心率等检查和评估，做好随访记录。认真填写居民健康档案各类表单，如老年贫血患者随访服务登记表、双向转诊单等，不缺项、漏项，做好备案。对老年贫血患者每年至少进行一次健康检查，可与随访结合。

（三）居家管理健康干预

1. 风险指标监测

日常活动中进行脉搏的自我监测，活动中如果自测脉搏大于或等于 100 次/分，或出现明显心悸、气促时，应停止活动。

2. 生活方式指导

（1）饮食护理，给予高热量、高蛋白、高维生素及含无机盐丰富的饮食。荤素搭配合理，避免偏食习惯。根据贫血的病因或诱因，对饮食成分的组成进一步调整。

（2）注意慢性失血的情况，如出现痔疮出血等，务必及时就诊。

（3）预防感染，特别是免疫抑制治疗期间，注意皮肤黏膜的清洁及护理，定时洗澡擦浴，早晚刷牙，饭后漱口。保持口腔清洁。

3. 心理行为干预

贫血患者注意保持休息，避免重体力活动后加重症状。

4. 突发应急处理

一般老年患者在家中突发贫血性心脏病，大多数会伴随头晕、心悸、出冷汗、呕吐，甚至会出现晕倒的情况。如果是在家中，意识清楚，需要马上打 120 急救电话，原地等待，保持镇静的状态。

案例与思考 》》》

一、患者基本情况

1. 基本信息

姓名:孙×× 性别:女 年龄:66岁 学历:初中

民族:汉族 职业:工人 入院日期:2023.2.15

2. 主诉

近1个月来自诉活动后心慌乏力。

3. 现病史

患者面色苍白4年,加重1月。近1个月来自诉活动后心慌乏力,门诊查血常规:白细胞 4.2×10^9/L,红细胞 2.7×10^{12}/L,血红蛋白78 g/L,平均红细胞体积73.2 fL,血清铁 $8 \mu g$/L,生化指标基本正常。骨髓血象有核细胞增生活跃,粒细胞与有核红细胞的比值为 3:1.1,以红细胞系统增生为主,红细胞系统、粒细胞系统和巨核细胞系统均有明显细胞形态异常。未见原始细胞,铁染色:外铁阴性,内铁0%。骨髓涂片染色提示骨髓小粒可染铁(细胞外铁)消失,细胞 $<15\%$。大便隐血阴性。心电图、胸部X片、腹部B超均正常。门诊拟"缺铁性贫血"收治入院。

4. 既往史

既往有功能性子宫出血病史。

5. 个人史

长期以素食为主,喜喝浓茶。

6. 婚育史

育有一女。

7. 家族史

无家族病史。

8. 诊断

缺铁性贫血。

二、体格检查

心率106次/分,面色、甲床苍白。

思考题 》》》

1. 上述病史中,你认为患者发生缺铁性贫血的因素有哪些?

2. 患者口服铁剂会发生什么不良反应?

3. [多选]引起缺铁性贫血的原因有哪些?( )

A. 营养因素 B. 慢性失血 C. 铁吸收障碍

4. [多选]口服铁剂应注意哪些要点?( )

A. 服用前不宜空腹 B. 避免与抑酸药一起服用

C. 增加维生素C的摄入

参考答案

1. 不良的生活习惯,功能性子宫出血史。
2. 口服铁剂的不良反应为恶心、呕吐、胃部不适、排黑便。
3. ABC
4. ABC

第二节　白血病患者的管理

学习目标

　　(1) 能阐述白血病的定义、病因、相关概念,描述典型症状、体征、并发症、治疗原则和要点。

　　(2) 能按照护理程序为老年白血病患者进行评估、制订护理计划并实施。

　　(3) 能为老年白血病患者及其家属进行饮食、药物、感染预防、应急情况处理等方面的居家健康指导,帮助患者减缓病情的发展和预防并发症的发生。

　　(4) 树立尊重生命、关注健康的理念,以高度的责任心为老年患者服务。

　　白血病是一类造血干细胞的恶性克隆性疾病。在克隆中,白血病细胞增殖失控、分化障碍、凋亡受阻,而停滞在细胞发育的不同阶段。在骨髓和其他造血组织中,白血病细胞大量增生累积,并浸润其他器官和组织,而正常造血功能受抑制,以外周血中出现形态各异、为数不等的幼稚细胞为特征。可分为急性白血病和慢性白血病。其中,急性白血病可分为急性髓系白血病和急性淋巴细胞白血病。

　　我国白血病发病率为(3～4)/10万,接近于其他亚洲国家,但低于欧美。在恶性肿瘤病死率中,白血病居第六位(男性)和第七位(女性)。近年来急性髓系白血病是具有高度异质性的血液系统恶性肿瘤,在成人中发病率高且预后差,以老年患者更为突出。

一、发病原因

(一) 生物因素

　　主要包括病毒感染及自身免疫功能异常。目前已经证实,成人 T 细胞白血病由人 T 细胞白血病病毒 I 型引起。某些自身免疫性疾病,因其免疫功能异常而致白血病的危险度增加。

(二) 化学因素

　　包括苯及其衍生物和某些药物。长期接触苯及含有苯的有机溶剂的人群白血病发生率高于一般人群。某些抗肿瘤的细胞毒药物如氮芥、环磷酰胺、丙卡巴肼、依托泊苷等都可致白血病。亚硝胺类物质、保泰松及其衍生物、氯霉素、亚乙胺类的衍生物乙双吗啉等可能诱发白血病。

（三）放射因素

X射线、γ射线及电离辐射等。其致白血病与否主要取决于人体吸收辐射的剂量。其中全身或部分躯体受到中等或大剂量辐射后都可诱发白血病，小剂量的辐射能否引起白血病，仍不确定。

（四）遗传因素

家族性白血病约占白血病的7/1000。当家庭中有一个成员发生白血病时，其近亲发生白血病的概率比一般人高4倍。单卵孪生者中如一个患白血病，另一个发病率为1/5～1/4，比双卵孪生者高12倍。此外，21-三体综合征、布卢姆综合征（面部红斑侏儒综合征）、先天性再生障碍性贫血等患者的白血病患病率均较高，表明与遗传因素有关。

（五）其他危险因素

某些血液病，如骨髓增生异常综合征、淋巴瘤、多发性骨髓瘤等，最终均可能发展为白血病。

二、临床表现

1. 贫血

贫血常为首发症状，呈进行性加重，半数患者就诊时已为重度贫血。贫血的原因主要是由于骨髓中白血病细胞极度增生与干扰，造成正常红细胞生成减少。此外无效红细胞生成血及出血也可导致贫血。

2. 持续发热

持续发热是急性白血病最常见的症状和就诊的主要原因之一，50%以上的患者以发热起病。大多数发热由继发感染所致，但白血病本身也能引起发热，即肿瘤性发热。

（1）继发感染是导致急性白血病患者死亡最常见的原因之一。主要表现为持续低热可热，甚至超高热，可伴畏寒或寒战及出汗等。感染主要与下列因素有关：①正常粒细胞缺乏或功能缺陷。②化疗药物及激素的应用，促使机体的免疫功能进一步下降。③白血病细胞的浸润及化疗药物的应用，易造成消化道与呼吸道黏膜屏障受损。④各种穿刺或插管留置时间长。感染可以发生于机体的任何部位，但以口腔黏膜、牙龈、咽峡最常见，其次是呼吸道及肛周皮肤等。局部表现为炎症、溃疡、坏死或脓肿形成，严重者可致败血症或脓毒血症。最常见的致病菌是革兰氏阴性杆菌，如肺炎克雷伯菌、铜绿假单胞菌、大肠杆菌和产气杆菌等。

（2）肿瘤性发热与白血病细胞高代谢状态及其内源性致热原性物质产生有关。表现为持续低至中度发热，可有高热。

3. 出血

几乎所有患者都有不同程度的出血,最主要原因为血小板减少、血小板功能异常、凝血因子减少,以及白血病细胞的浸润和感染细菌毒素对血管的损伤等也有关系。出血可发生于全身任何部位,以皮肤瘀点、紫癜、瘀斑、鼻出血、牙龈出血、女性患者月经过多或持续阴道出血较常见。眼底出血导致视物障碍,严重时发生颅内出血而导致死亡。急性早幼粒细胞白血病易并发弥散性血管内凝血而出现广泛性出血,是急性白血病亚型中出血倾向最明显的一种。

4. 器官和组织浸润的表现

(1)肝、脾、淋巴结。急性白血病可有轻中度肝、脾肿大,但并非普遍存在。主要与白血病细胞的浸润及新陈代谢增高有关。约50%的患者诊断伴有淋巴结肿大,包括浅表淋巴结和纵隔、腹膜后等深部淋巴结,多见于急性淋巴细胞白血病。

(2)骨骼和关节。骨骼和关节疼痛是白血病常见的症状,胸骨中下段局部压痛对白血病诊断有一定的价值。急性粒细胞白血病患者由于骨膜受累,还可在眼眶、肋骨及其他扁平骨的骨面形成粒细胞肉瘤,眼眶部位最常见,可引起眼球突出、复视或失明。

(3)口腔和皮肤。患者可有牙龈增生、肿胀,皮肤出现蓝灰色斑丘疹、皮下结节、形红斑、结节红斑等,多见于急性非淋巴细胞白血病 M4 型和 M5 型。

(4)中枢神经系统白血病。多数化疗药物难以通过血脑屏障,隐藏在中枢神经系统的白血病细胞不能被有效杀灭,因而引起中枢神经系统白血病,成为白血病髓外复发的主要根源。中枢神经系统白血病可发生在疾病的各个时期,但常发生在缓解期,以急性淋巴细胞白血病常见。

(5)其他。白血病还可浸润其他组织器官,如肺、心、消化道、泌尿生殖系统等。

三、诊断性评估

(一) 病史

应全面详细了解患者病史,包括以下内容。

1. 病程

病史评估患者的起病急缓、首发表现、特点及目前的主要症状和体征。

2. 既往就诊情况

评估患者既往相关的辅助检查、用药和其他治疗情况,特别是血常规及骨髓象的检查结果、治疗用药和化疗方案等。

3 工作环境

评估患者的职业、生活工作环境、家族史等。

4 生活方式

主要评估患者日常休息、活动量及活动耐受能力、饮食和睡眠等情况。

5. 心理-社会状况

评估时应注意患者对自己所患疾病的了解程度及其心理承受能力、以往的住院经验、所获得的心理支持。家庭成员及亲友对疾病的认识，对患者的态度。家庭应对能力，以及家庭经济情况，有无医疗保障等。

（二）体格检查

（1）一般状况。检查患者的生命体征，有无发热，患者的意识状态，若有头痛、呕吐伴意识改变多为颅内出血。

（2）皮肤、黏膜。检查有无贫血、出血、感染及皮肤黏膜浸润的体征。如口唇、甲床是否苍白，皮肤有无出血点、瘀点、紫癜或瘀斑，有无粒细胞肉瘤、蓝灰色斑丘疹、皮下结节、多形红斑、结节性红斑等，有无口腔溃疡、牙龈增生肿胀、咽部充血、扁桃体肿大、肛周脓肿等。

（3）肝、脾、淋巴结。肝、脾触诊应注意大小、质地、表面是否光滑、有无触压痛。浅表淋巴结大小、部位、数量、有无触压痛等。如急性淋巴细胞白血病患者可有轻、中度肝、脾大，表面光滑，可有轻度触痛，淋巴结轻、中度肿大，无压痛。

（4）其他。胸骨、肋骨、躯干骨及四肢关节有无压痛。心肺有无异常。睾丸有无疼痛性肿大。

（三）实验室检查

1. 基本项目

外周血中白细胞计数、血红蛋白、红细胞计数、血小板计数是否正常，白细胞分类有无大量幼稚细胞。了解生化检查及肝肾功能的变化。心电图、B超、CT（腹部、颅脑）等。

2. 推荐项目

骨髓穿刺检查、细胞化学检查、免疫学检查。染色体和基因检查。

四、治疗原则

根据患者的分型结果进行预后危险分层，综合患者的经济能力与意愿，选择并设计最佳治疗方案。

1. 对症支持治疗

（1）高白细胞血症的紧急处理。高白细胞血症（白细胞＞100×10^9/L）不仅会增加患者的早期死亡率，而且也会增加髓外白血病的发病率和复发率。当循环血液中白细胞极度增高（＞200×10^9/L）时还可发生白细胞淤滞症，表现为呼吸困难、低氧血症、头晕、言语不清、反应迟钝、颅内出血及阴茎异常勃起等。一旦出现可使用血细胞分离机，单采清除过高的白细胞，同时给予水化和化疗前短期预处理、碱化尿液等，有效预防大量白血病细胞溶解所诱发的高尿酸血症、酸中毒、电解质平衡紊乱和凝血异常等并发症。

（2）防治感染。保证急性白血病患者争取有效化疗或骨髓移植，降低死亡率的关键措施之一。患者如出现发热，应及时查明感染部位，做细菌培养和药敏试验，使用有效抗生素。酌情使用细胞因子如粒细胞集落刺激因子和粒细胞巨噬细胞集落刺激因子可促进造血细胞增殖,可以减轻化疗所致粒细胞缺乏,缩短粒细胞恢复时间,提高患者对化疗的耐受性。

(3) 改善贫血。严重贫血可吸氧,输注浓缩红细胞,维持血红蛋白＞80 g/L。但出现白细胞淤滞症时则不宜立即输注红细胞,以免进一步加重血液黏稠度。

(4) 防治出血。血小板低者可输单采血小板悬液,保持血小板＞20×10⁹/L。并发弥散性血管内凝血时,则应做出相应处理。

(5) 防治高尿酸性肾病。由于白血病细胞的大量破坏,尤其是化疗期间,可使血清及尿液中尿酸水平明显升高,尿酸结晶的析出可积聚于肾小管,导致少尿至急性肾损伤。因此,告知患者多饮水或给予 24 小时持续静脉补液,以保证每日饮水量在 2 500 ml 以上,充分碱化尿液。

(6) 营养支持。白血病系严重消耗性疾病,尤其是化疗、放疗加重了消化道黏膜炎症及功能紊乱,患者易出现营养不良,严重者导致恶病质。应注意补充营养,监测及维持水、电解质平衡,给予患者高蛋白、高热量、易消化食物,必要时经静脉补充营养。

2. 抗白血病治疗

(1) 诱导缓解治疗。主要是通过联合化疗,迅速、大量地杀灭白血病细胞,恢复机体正常造血,使患者尽可能在较短的时间内获得完全缓解,即白血病的症状和体征消失。

(2) 缓解后治疗。方法为化疗和造血干细胞移植,由于急性白血病患者达到完全缓解后,体内尚有白血病细胞,这些残留的白血病细胞称为微小残留病灶,是白血病复发的根源。必须进一步降低微小残留病灶,以防止复发、争取长期无病生存。

(3) 中枢神经系统白血病的防治。目前防治措施多采用早期强化全身治疗和鞘内注射高剂量的全身化疗药。

(4) 老年急性白血病的治疗。60 岁以上的急性白血病患者常由骨髓增生异常综合征转化而来或继发于某些理化因素,合并症多,耐药,并发重要脏器功能不全、不良核型者较多见,更应强调个体化治疗。多数老年患者化疗需减量用药,以降低治疗相关死亡率,少数体质好又有较好支持条件的老年患者,可采用中年患者的化疗方案进行治疗。

五、专病相关评估

(一) 出血的评估

(1) 有无皮肤黏膜出血,瘀点、瘀斑的数目、大小及分布。

(2) 有无鼻腔及口腔、牙龈出血。

(3) 关节有无肿胀、压痛、畸形及功能障碍。

(4) 有无内脏出血,如呼吸道、消化道、泌尿道出血。

(5) 评估是否存在诱发颅内出血的危险因素,包括情绪激动、睡眠欠佳、高热、便秘等。

(6) 若患者存在或突然主诉头痛,评估患者瞳孔形状及大小、对光反射是否存在、有无脑膜刺激征、生命体征及意识变化。

（二）骨痛评估

（1）评估患者肢体活动情况、患者的体位。

（2）评估是否有病理性骨折，活动异常伴有骨擦音应考虑骨折。

（3）评估关节有无肿胀、压痛、畸形及功能障碍。

六、护理管理计划

（一）住院期间护理管理

1. 一般护理

病情轻或缓解期患者酌情进行适当的活动，但不可过于疲劳，注意其活动中体力的变化，必要时给予扶助。重症患者，要求绝对卧床休息，保护性隔离患者，限制活动范围在隔离病室中，不能外出。卧床患者体位应按医嘱。

2. 病情观察及护理

1）肺部感染护理

（1）每日测量体温 3 次，有异常及时汇报医生对症处理。保持病房环境清洁，每晚紫外线空气消毒，经常通风换气，给患者穿透气、棉质衣服。

（2）取半卧位，经常翻身拍背，教会家属或陪护人员正确的拍背方法。每日 2 次雾化吸入，痰液黏稠时可加做一次，告知患者多喝温开水，稀释痰液。

（3）遵照医嘱用抗生素及化痰药物，定期化验痰液标本及复查血常规，注意数值的变化。

（4）叮嘱患者习惯戴口罩，做好自我防护，避免呼吸道感染。

（5）保护性隔离，环境清洁，温湿度适宜，补充营养和水分。

2）口腔黏膜炎或口腔溃疡的护理

（1）每天交接班密切观察口腔黏膜的变化。有异常及时汇报医生。

（2）指导患者正确使用漱口水。漱口的频次为三餐前后加睡前，采用鼓漱法进行漱口，告知患者严格遵循漱口的频次和方法，确保漱口规范有效。

（3）告知患者合理进食，应该注意饮食要温凉，避免过热、过烫食物。嘱患者每日多饮水。

3）化疗后粒细胞缺乏期的护理

（1）严密监测患者的体温变化，及时对症处理。

（2）保持空气流通，每日开窗通风 2 次。

（3）做好个人防护，严格佩戴口罩，禁止探视。

（4）患者白细胞低下可采取保护性隔离，有条件进入移植病房，防止交叉感染。

（5）补充营养水分，给予高热量、高维生素饮食，补充机体需要。

（6）降温。高热患者给予物理降温或遵照医嘱药物降温，降温过程中密切观察患者的生命体征及降温后的反应，避免虚脱。

（7）严密观察病情变化，发现休克和器官衰竭，定期监测患者的生命体征，神志，尿量变化，记录 24 小时出入量，观察皮肤温湿度。

（8）严格无菌操作，防止院内感染。

4）疼痛护理

（1）观察患者疼痛的性质、部位、程度及时间，倾听患者对疼痛的诉说，解释疼痛的原因。

（2）观察有无心律失常、患者面色、心率、呼吸及血压变化，并记录。

（3）安置患者，予舒适位置，告知患者卧床休息，保持安静，协助患者日常活动。

（4）遵医嘱合理使用抗炎、解痉、镇痛药物。

5）防跌倒安全的护理

（1）做好患者血常规的评估，对红细胞低下的患者绝对卧床的宣教，离床活动必须要有人搀扶。

（2）严格使用床挡，双侧床挡随时拉上，确保患者安全。

（3）做好各项警示标识，在腕带、床头呼叫铃做好高危警示标识。

（4）在每次发药前完成跌倒广播宣教，及时提醒患者使用致跌倒的药物要做好防范。

（5）在化疗粒细胞缺乏期做好高危跌倒患者的交班，中夜班重点关注高危跌倒患者。

3. 心理护理

急性白血病是一种恶性程度高的疾病，死亡率高，治愈率低，治疗成本高。因此患者容易产生紧张、恐惧和忧虑，甚至产生悲观绝望的情绪，这样常常会影响疾病的治疗和恢复。部分患者甚至出现自杀、自伤行为。护理人员通过运用叙事护理的方法了解患者生活环境背景、社会支持关系，对患者进行有针对性的心理疏导，指导患者克服消极情绪。理解、关心患者，向患者及家属介绍本病的相关知识、国内外治疗此病的最新进展及成功病例，鼓励患者正视疾病使其安心配合治疗与护理。叮嘱患者及家属，亲友给予支持与鼓励，建立社会支持网。

4. 并发症预防及护理

1）出血

（1）密切观察患者有无出血倾向，如皮肤出血点、瘀斑、鼻出血及眼底出血等。指导患者避免外伤。少量的鼻出血可用干棉球填塞压迫止血并局部冷敷，大量鼻出血时应配合医生实施止血术。眼底出血者注意不能揉擦眼球，防止出血加重。

（2）监测生命体征及血常规，血小板$<50\times10^9/L$时，采取预防出血措施。血小板$<20\times10^9/L$时，患者应卧床休息。并观察有无头晕、头痛、视物模糊、心慌等症状。警惕内出血相关征象，如呕血、便血、咯血、血尿、头痛、恶心、呕吐、视物模糊、颈项强直、意识障碍等，及时报告医生，做好抢救准备。

（3）护理动作轻柔，避免不必要的穿刺。

（4）关节腔出血给予冷敷，抬高患肢，减少活动。

（5）对服用类固醇的患者，给予抗酸治疗。

2）潜在并发症

（1）白血病患者经常合并各类感染，在治疗过程中出现感染性休克。

（2）白血病患者长期处于贫血状态，缺血现象严重，容易并发贫血性心脏病。

（3）白血病患者长期处于血小板低下的情况，极度容易引起颅内出血的并发症。

（4）白血病长期处于化疗状态，皮肤组织易出现化学性静脉炎与组织坏死。

白血病并发症趋势图详见图7-2-1。

发生原因：
1. 血小板数目减少及其功能异常、毛细血管脆性或通透性增加
2. 血浆中凝血因子缺乏及循环血液中抗凝血物质增加
3. 情绪激动，用力过度

主要临床表现：头痛，视力模糊，呼吸急促，喷射性呕吐，双侧瞳孔变形不等大，对光反应迟钝

风险预控：
1. 绝对卧床休息，保证充足睡眠
2. 保持大便通畅，避免情绪激动
3. 高热患者需及时有效降温，高血压监测血压
4. 密切观察病情变化，有无出血倾向

发生原因：
1. 粒细胞缺乏或功能缺陷
2. 化疗药物激素的应用，促使机体免疫力下降
3. 白血病细胞的浸润，造成消化和呼吸道黏膜屏障受损
4. 各种穿刺和插管时间过久

主要临床表现：持续发热，低热甚至超高热，可伴畏寒或寒战，出汗

风险预控：
1. 积极防治感染和各种容易引起感染性休克的疾病
2. 彻底清除或者控制原发感染灶
3. 纠正严重酸中毒和高乳酸血症

感染性休克

应急处理：严密观察病情变化，及时发现休克和器官衰竭，定期监测患者的生命体征，神志，尿量变化，记录24小时出入量，观察皮肤温、湿度

颅内出血

应急处理
1. 立即去枕平卧，头偏向一侧
2. 随时吸出呕吐物及分泌物，保持呼吸道通畅
3. 高流量吸氧，头戴冰袋或冰帽，降低耗氧量
4. 迅速建立2条静脉通路，按医嘱快速静滴或静脉注射呋塞米等药物，降低颅内压，遵医嘱进行输血或成分输血
5. 根据病情需要，必要时留置导尿
6. 观察并记录生命体征，意识状态及瞳孔、尿量的变化

———————————— 白血病并发症 ————————————

发生原因：缺氧状态下机体交感神经活性增强，促使心率加快，心输出量增加，血流加速的结果

主要临床表现：
1. 心悸，气促，活动后明显增加
2. 心率变快，心脏增大，甚至全心衰

风险预控：
1. 积极寻找病因，去除病因
2. 出现明显心悸，气促时，应停止活动
3. 改善贫血，恢复血容量，缓解组织器官的缺氧状态及其恢复功能，及时纠正贫血

发生原因：
长期大剂量输入化疗药物或反复穿刺等机械、物理、化学因素导致血管不同程度的炎性改变

主要临床表现：皮肤红肿热痛，组织发炎坏死

风险预控：
合理使用静脉，首选中心静脉置管，输入刺激性药物前后冲管

贫血性心脏病

应急处理：
1. 注意平卧休息
2. 监测生命体征，测量血压，吸氧，开通有效循环通路

化学性静脉炎及组织坏死

应急处理：
1. 立即停止药物注入
2. 不要拔针，尽量回抽渗入皮下的药物
3. 抬高患者，对症处理

图7-2-1　白血病并发症趋势图

(二)出院后延伸护理管理

1. 饮食护理

进食宜清淡、细软、易消化,无鱼刺、骨渣,无刺激。忌辛辣、刺激、有刺食物。注意制作和烹饪方法,如鱼肉类需剔骨刺,虾需去壳,尽量采用蒸、煮、炖的方法,避免煎、炸等方法,水果如苹果、橙子、梨需削皮后切成小块食用,必要时可制成水果羹汤食用。

2. 运动护理

适当的运动有利于白血病患者心肺功能恢复,但是应严格掌握患者活动量。患者每日可慢走 20 分钟,一旦出现心慌不适、体力不支、乏力等情况即刻休息,活动时避免前往人群聚集、通风设施差的场所,以免造成感染。

3. 药物护理

(1) 向患者讲解药物的作用、不良反应及有关的注意事项。

(2) 化疗药物一般需现配现用,根据不同药物药理特点在相应时间内用完,以免影响疗效。确保剂量准确。

(3) 化疗药物输注时应选择粗直的静脉,避开关节、反复穿刺及有瘢痕静脉,先用生理盐水建立输液通道,确保无误后再输注化疗药物。注意保护血管。由于化疗药物刺激性强,疗程长,所以由远端至近端有次序的选择和保留静脉,每次更换注射部位。防止药物外渗、减轻局部刺激。化疗过程中加强巡视,并做好患者的相关教育,如发现化疗药物有外渗、外漏,应立即停止滴注,并回抽 2～3 ml 血液,以吸除部分药液,然后拔出针头,更换注射部位。外渗局部冷敷后再用25%硫酸镁溶液湿敷,亦可用2%利多卡因溶液＋地塞米松局部做环形封闭,观察局部的变化。必要时选用中心静脉或深静脉留置导管。

(4) 对症处理化疗不良反应。如使用甲氧氯普胺、昂丹司琼等止吐药,最大程度地减少恶心、呕吐的发生。预防尿酸性肾病。根据心脏功能等因素,化疗过程中适当补液,保证每日尿量在 3 000 ml 以上,对容量够而尿少的患者,给予利尿剂。

4. 定期复查

严格根据血液科医生的治疗计划进行复查,一般出院后每周进行门诊随访,进行血常规检查。此后根据血液专科随访本进行随访。

5. 社区管理

1) 老年白血病患者的发现

(1) 机会性筛查。在医生诊疗过程中,通过血常规检测及患者的临床表现,如皮下出血等进行筛查确认。

(2) 健康档案建立。在建立健康档案时通过血常规检测和询问,发现患者。对已确诊的老年白血病患者纳入老年白血病患者健康管理。对可疑继发性老年白血病患者,及时转诊。

(3) 健康体检。在老年居民健康体检查出的老年白血病患者。

(4) 通过健康教育或健康咨询发现老年白血病患者。

2) 白血病高危人群的管理　建立白血病老年患者健康档案、填写随访表。对纳入管理的老年白血病患者进行系统的管理,包括饮食、运动等生活方式及符合老年患者病因和临床分型制订个体化治疗方案,以便有效地控制患者的疾病进展。

3）老年白血病患者的随访　健康管理医师团队和社区卫生服务中心每年要提供 4～6 次面对面随访,每次随访要询问病情、进行血压、体重、心率等检查和评估,做好随访记录。认真填写居民健康档案各类表单,如老年白血病患者随访服务登记表、双向转诊单等,不缺项、漏项,做好备案。对老年白血病患者每年至少进行一次健康检查,可与随访结合。

(三)居家管理健康干预

1. 风险指标监测

（1）老年人居家期间应每日监测体温,每日两次,体温不超过 38℃,如出现体温异常升高及时就医。

（2）老年人居家期间可仔细观察全身皮肤、四肢、牙龈等,如出现皮下出血点,牙龈出血等及时前往医院进行就医。

（3）老年人居家期间可监测血压,如血压偏高、出现头痛、视物模糊、意识变化时,及时送医。

2. 生活方式指导

（1）白血病患者饮食应严格遵循清洁、新鲜的原则,日常饮食注意营养搭配,保证摄入高热量、高蛋白、高营养食物以保证身体需求,同时注意不可食用隔夜食物,烹制的饮食应在 2 小时之内食用完毕,2 小时未食用则不再食用。同时要注意避免坚硬、有刺的食物,避免刺破消化黏膜而出血不止。

（2）注意日常空气消毒,保证每日开窗通风两次,每次 2 分钟,如有空气消毒净化器设备按要求进行使用。

（3）保持个人卫生,保持口腔卫生,每日注意用软毛刷刷牙,饭前饭后洗手漱口。

（4）保持肛周清洁,每日洗浴肛周 1 次。若有感染,遵医嘱使用药物。

（5）注意个人防护,出门佩戴口罩,避免去拥挤人流量多的场所,避免感染。

3. 心理行为干预

老年白血病患者要注意情绪稳定、平和,要树立好长期与白血病抗争的信心,不能沉溺于悲观绝望的不良情绪中,要做好自我心理调节。平静接受疾病事实,坚持做好治疗。

4. 突发应急处理

一般老年白血病患者在家中会出现发热的现象,如出现低热可退,不要过于紧张,多饮水,使用物理方法进行降温。如出现高热不退、意识不清,应及时送往医院进行治疗。如皮肤出现皮下出血点、瘀斑、瘀点等,应立即送往医院进行治疗。

● 案例与思考 》》》

一、患者基本情况

1. 基本信息

姓名:陈×× 　　性别:男　　　　年龄:65 岁　　　学历:大学

民族:汉族　　　职业:工程师　　入院日期:2023.2.25

2. 主诉

因拔牙后出血不止 6 天,发热 1 天。

3. 现病史

患者拔牙后出血不止 6 天,发热 1 天,双上肢大片瘀点、瘀斑,症状逐渐加重,伴有头痛、头晕,查血常规提示:白细胞 $22.4 \times 10^9/L$,血红蛋白 $74\,g/L$,血小板计数 $9 \times 10^9/L$,外周血原始细胞 65%。早幼粒细胞 23%,拟"急性白血病"收治入院。

4. 既往史

既往有"银屑病"两年,服用"银康大败毒胶囊"等药。

5. 个人史

有抽烟饮酒史。

6. 婚育史

育有一子。

7. 家族史

家族中有堂哥罹患白血病。

8. 诊断

急性早幼细胞白血病。

二、体格检查

左上颌第二磨牙处牙龈渗血不止。双上肢有大片瘀点、瘀斑,腹部及四肢可见散在色素沉着斑。

思考题

1. 上述病史中,你认为患者发生白血病的因素有哪些?

2. 诱导分化治疗第四天,患者出现水肿,体重急剧增加,皮肤张力紧张,尿少,伴发热,呼吸困难症状,考虑患者发生了什么?

3. 患者的护理问题有哪些?

4. [多选]白血病的发病因素有哪些?(   )

A. 生物因素   B. 化学因素

C. 放射因素   D. 遗传因素

5. [多选]以下哪些是急性早幼粒细胞白血病治疗原则(   )

A. 防止感染   B. 控制出血

C. 诱导缓解   D. 预防中枢神经系统白血病

参考答案

1. 家族史、既往用药史。

2. 分化综合征。

3. 出血、体温过高、误吸、自理能力低下。

4. ABCD

5. ABCD

第三节　淋巴瘤患者的管理

学习目标

（1）能阐述淋巴瘤的定义、病因、相关概念，描述典型症状、体征、并发症、治疗原则和要点。

（2）能按照护理程序为老年淋巴瘤患者进行评估、制订护理计划并实施。

（3）能为老年淋巴瘤患者及其家属进行饮食、运动、药物、放疗后皮肤护理、感染预防等方面的居家健康指导，帮助患者减缓病情的发展和预防并发症的发生。

（4）树立尊重生命、关注健康的理念，以高度的责任心为老年患者服务。

淋巴瘤为起源于淋巴结和淋巴组织的恶性肿瘤。其发生大多与免疫应答过程中淋巴细胞增殖分化产生的某种免疫细胞恶变有关。可发生于身体任何部位，以实体瘤形式生长于淋巴组织丰富的组织器官中，其中以淋巴结、扁桃体、脾及骨髓部位最易受累。临床上以无痛性、进行性淋巴结肿大和局部肿块为特征，同时可有相应器官受压迫或浸润受损症状。组织病理学上将淋巴瘤分为霍奇金巴瘤和非霍奇金淋巴瘤两大类，两者虽均发生于淋巴组织，但在流行病学、病理特点和临床表现方面有明显的不同。霍奇金淋巴瘤组织学分型见表7-3-1。

近20年来，全球非霍奇金淋巴瘤的发病率逐年上升，特别是经济发达地区，而霍奇金淋巴瘤则显著下降。我国淋巴瘤的类型构成与欧美不同，欧美以治疗效果较好、生存期较长的霍奇金淋巴瘤和低度恶性非霍奇金淋巴瘤为主，而我国则以治疗效果欠佳的中、高度恶性非霍奇金淋巴瘤为主，霍奇金淋巴瘤患者的发病率仅占淋巴瘤的8%～11%。目前，我国淋巴瘤发病率占全部恶性肿瘤发病率的5%左右，死亡率为1.5/10万，排在恶性肿瘤死亡的第11～13位。

表7-3-1　霍奇金淋巴瘤组织学分型

类型	里-施细胞	病理组织学特点
结节硬化型	里-施细胞巨大，呈裂隙型	胶原纤维将浸润细胞分离成结节
混合细胞型	里-施细胞较多存在，此型占20%～25%	纤维化伴局限性坏死，浸润细胞多形性
富于淋巴细胞型	里-施细胞少见，仅占5%	结节性浸润，主要为中小淋巴细胞
淋巴细胞消减型	里-施细胞数量不等，此型最少见	主要为组织细胞浸润，弥漫性纤维及坏死

一、发病原因

（一）病毒感染

（1）EB 病毒可能是伯基特淋巴瘤的病因。

（2）人类嗜 T 细胞病毒-1 已被证明是成人 T 细胞白血病或淋巴瘤的病因，人类嗜 T 细胞病毒-2 被认为是原发于体腔的淋巴瘤的病因。

（3）卡波西肉瘤病毒也被认为是原发于体腔的淋巴瘤的病因。边缘区淋巴瘤合并丙型肝炎病毒感染，经干扰素和利巴韦林治疗丙肝病毒定量检查转阴时，淋巴瘤可获得部分或完全缓解。

（二）免疫缺陷

免疫功能低下也与淋巴瘤的发病有关。动物实验证明，动物胸腺切除或接受抗淋巴血清、细胞毒药物、放射可使其免疫功能长期处于低下状态，肿瘤发生率高。近年来发现遗传性或获得性免疫缺陷伴发淋巴瘤者较多，如干燥综合征，发生淋巴瘤概率比一般人群高。器官移植后长期应用免疫抑制剂而发生恶性肿瘤者，其中 1/3 为淋巴瘤。

（三）其他因素

Hp 抗原的存在与胃黏膜相关性淋巴样组织结外边缘区淋巴瘤发病有密切关系，抗 Hp 治疗可改善其病情，Hp 可能也是该类疾病的病因。

二、临床表现

霍奇金淋巴瘤多见于青年，儿童少见。非霍奇金淋巴瘤可见于各个年龄组，男性多于女性，进行性和无痛性的淋巴结肿大或局部肿块是淋巴瘤共同的表现。

1. 淋巴结肿大

多以进行性、无痛性的颈部或锁骨上淋巴结肿大为首发症状，其次是腋下、腹股沟的淋巴结肿大，且以霍奇金淋巴瘤多见。肿大的淋巴结可以活动，也可相互粘连，触诊有软骨样的感觉。咽淋巴环病变可有吞咽困难、鼻塞、鼻出血及颌下淋巴结肿大。深部淋巴结肿大可引起局部的压迫症状，如纵隔淋巴结肿大可致咳嗽、胸闷、气促、肺不张及上腔静脉综合征等。腹膜后淋巴结肿大可压迫输尿管，引起肾盂积水等，此以非霍奇金淋巴瘤较为多。

2. 发热

热型多不规则，可呈持续高热，也可间歇低热，30%～40% 的患者以持续发热为首发症状，少数霍奇金淋巴瘤患者出现周期热。但非霍奇金淋巴瘤一般在病变较广泛时才发热，多为高热。热退时大汗淋漓可为本病特征之一。

3. 皮肤瘙痒

为霍奇金淋巴瘤特异性的表现,也可为霍奇金淋巴瘤唯一的全身症状。局灶性瘙痒发生于病变部淋巴引流的区域,全身瘙痒大多发生于纵隔或腹部有病变的患者。多见于年轻女性患者。

4. 酒精疼痛

17%~20%霍奇金淋巴瘤患者,在饮酒后 20 分钟,病变局部发生疼痛即称为"酒精疼痛"。其症状可早于其他症状及 X 线表现,具有一定的诊断意义。当病变缓解后,酒精疼痛消失,复发时又重现。

5. 组织器官受累

为肿瘤远处扩散及结外侵犯的结果,常见于非霍奇金淋巴瘤。其中肝脏受累可肝大和肝区疼痛,少数可发生黄疸。胃肠道损害以回肠居多,其次是胃,可出现食饮减退、腹泻、腹部包块、肠梗阻和出血。肾损害表现为肾肿大、高血压、肾功能不全及肾病综合征。骨骼损害以胸椎及腰椎最常见,主要表现为局部骨痛、压痛及脊髓压迫症等特征。口、鼻咽部受累可出现程度不同的吞咽困难及鼻塞。部分患者还会因肺实质浸润、胸腔积液等而出现症状与体征。中枢神经系统病变多出现于疾病进展期,以累及脑膜和脊髓为主。部分非霍奇金淋巴瘤患者晚期会发展为急性淋巴细胞白血病。

三、诊断性评估

(一) 病史

应全面详细了解患者病史,包括以下内容。

1. 现病史

记录患者患病情况及经过,了解患者的起病方式、发病时间,有无明确病因与诱因,主要症状与体征及其特点。

2. 既往史

了解患者既往的相关辅助检查、有无其他疾病、用药和其他治疗情况,既往手术史,了解患者过敏史及长期用药史。

3. 个人史

了解患者有无吸烟、饮酒史,有无药物、化学毒物、放射线接触史等。记录患者年龄、职业、文化程度、饮食、尿便、视力、听力及睡眠等一般状况。

4. 家族史

了解患者家族肿瘤病史及遗传病史。

5. 婚史

了解患者婚姻状况和生育史。

6. 心理-社会支持状况

了解患者精神状况、心理状态及社会支持情况。

(二) 体格检查

(1) 检查患者淋巴结增大情况,包括累及范围、大小、有无压迫症状。

(2) 观察有无出血症状,皮肤有无皮下淤血、瘀斑。

(3) 全面详细了解患者病史。

(三) 实验室检查

1. 基本项目

外周血常规,血生化,胸片,肝、胆、胰、脾、肾脏 B 超,淋巴结 B 超。

2. 推荐项目

骨髓穿刺、骨髓细胞形态学检查、免疫分型检查、细胞遗传学、分子生物学检查。

四、治疗原则

1. 化学治疗,多采用联合化疗

霍奇金淋巴瘤常用 ABVD(A:阿霉素,B:博来霉素,V:长春新碱,D:达卡巴嗪)方案进行化疗,非霍奇金淋巴瘤,常采用 CHOP(C:环磷酰胺,H:阿霉素,O:长春新碱,P:泼尼松)方案。

2. 放射治疗

常用于Ⅰ～ⅡA 期淋巴瘤患者的治疗。

3. 手术治疗

常用于淋巴瘤的诊断及淋巴瘤局部病变的治疗,包括剖腹探查及脾切除。

4. 造血干细胞移植

对 55 岁以下,重要脏器功能正常,缓解期短、难治易复发的侵袭性淋巴瘤,4 个疗程 CHOP 方案能使淋巴结缩小超过 3/4 者,可考虑全淋巴结放疗及大剂量联合化疗后行异基因或自体造血干细胞移植。自体造血干细胞移植作为强化治疗,能进一步提高患者的长期存活率。对于高危患者或复发及难治的患者则作为一种拯救性治疗方法。

5. 生物治疗

常用抗 B 淋巴细胞单克隆抗体与 α 干扰素。

五、专病相关评估

1. 症状与体征评估

评估生命体征(体温、脉搏、呼吸、血压)、营养状况、意识状态及有无疼痛。

2. 评估解患者发热程度和热型特点

有无贫血、出血、溶血、感染、肿块、腹胀、胸闷,有无肝、脾、淋巴结增大(包括累及范围、大小及有无压迫症状,如咳嗽、呼吸困难等)等症状及体征。注意患者有无发热、乏力、盗汗、消瘦等症状。有无中枢神经系统、骨髓侵犯。

六、护理管理计划

（一）住院期间护理管理

1. 一般护理

1）休息与活动　视患者病情状况、体力情况，合理安排活动。高热患者宜卧床休息，血小板<$20×10^9$/L 时嘱患者绝对卧床休息。

2）饮食护理　由于发热、化疗等因素导致食欲差、消耗大，应给予高热量、高蛋白质、高维生素、清淡、易消化饮食。食物应多样化，避免进食油腻、生冷和容易产气的食物，有口腔及咽喉部溃疡者可食用牛奶、麦片粥。若患者存在肠梗阻、消化道出血等疾病，应给予禁食。

（1）患者合理安排用餐的时间，尽量在接受化疗前 2 小时内避免进食。告诉患者进食温和无刺激的食物，避免太油腻或太甜，温度应适宜，否则易刺激呕吐。严重呕吐时，可遵医嘱在化疗前 30 分钟用止吐药。

（2）口腔溃疡是患者化疗后 7～14 天最常见的并发症之一。由于大剂量化疗导致骨髓严重受抑制，粒细胞严重缺乏，机体免疫力明显降低，加之患者胃部不适，饮水进食少，口腔积聚的正常菌群大量繁殖，口腔自洁作用减弱，产生吲哚、硫氢基及胺类等引起口臭，破坏口腔内环境，导致口腔黏膜受损而形成口腔溃疡。对此类患者应避免食用太热及刺激性大的食物，如咖啡、辣椒等。同时注意维生素 B 的补充，加强口腔护理，三餐后刷牙漱口，保持口腔卫生。多饮水，每天至少摄取 2 000 ml。

（3）由于身体虚弱，以致活动减少，加之某些化疗药有神经毒性，使肠蠕动度慢从而导致便秘。让患者多食用富含维生素 A、C、E 的新鲜蔬菜水果，及含有粗纤维的糙米、豆类等食物。还可鼓励患者适当活动，养成良好的排便习惯，对较顽固的便秘遵医嘱用通便药物。

（4）对腹泻患者，选择纤维素少的食物，避免过量的油脂、油炸食物或太甜食物。如腹泻严重时，考虑清流饮食（如过滤米汤、清肉汤、果汁等）。同时，注意水分及电解质的补充，多选用含钾高的食物，如蔬菜、橘子汁、番茄汁等，并排除可能引起腹泻的食物。

（5）化疗后有 67.6％的患者出现胃部不适感，膳食方面需注意避免浓厚的调味品及煎炸、油腻的食品。另外，喝少量牛奶有助于症状的改善。

2. 病情观察及护理

1）监测体温的变化　对于高热患者每日监测体温 4 次。

2）观察患者全身症状　有无疲乏、困倦、无力、皮肤黏膜苍白、头晕、头痛、失眠、记忆力下降、呼吸困难、心悸、气促等症状。

3）肝、脾、胃肠道等脏器受累症状　观察患者有无腹胀、腹痛、腹部肿物、恶心、呕吐及排便异常情况，同时注意生化指标的变化，预防胃肠穿孔等并发症的发生。根据患者化疗效果及肠黏膜修复情况，调整相关饮食，必要时联合给予肠内营养支持。

4）深部淋巴结肿大引起的压迫症状 纵隔淋巴结肿大会引起咳嗽、呼吸困难、上腔静脉压迫综合征。对于呼吸困难者，给予半坐卧位，必要时遵医嘱给予氧气吸入。咽淋巴病变可引起吞咽困难，造成进食困难，可选择软食、半流质饮食，严重者可给予流食、鼻饲或静脉高营养，以补充机体需要量。

5）皮肤瘙痒、皮疹 观察患者有无局部和周身皮肤症状，评估皮疹发生的时间、部位、分布范围，是否伴有瘙痒，是否有皮肤破损、渗液等。嘱患者穿宽松舒适的棉质内衣，不宜过度搔抓，以免皮肤破损而感染，注意皮肤清洁。可用冷毛巾冷敷瘙痒处进行缓解。评估淋巴瘤患者放疗后的局部皮肤反应，有无发红、瘙痒、烧灼感及渗液、水疱形成等，注意局部皮肤的护理。

6）出血 观察患者皮肤有无瘀点、瘀斑，有无口腔、鼻腔、眼底出血，有无血尿、便血等，若出现血小板减少，应注意预防出血。如有出血，执行出血护理规范。

7）感染 观察患者有无发热、感染伴随症状及体征。

（1）保持病室安静、整洁，空气清新，定时通风、空气消毒。做好患者个人防护，必要时戴口罩，加强患者口腔、肛周护理，减少探视及陪护人员，避免感染。

（2）监测患者体温变化，一旦出现发热，提示有感染存在时，应寻找常见的感染灶或体征，如咽痛、咳嗽、咳痰、尿路刺激征、肛周疼痛等。若患者出现感染征象，应遵医嘱做血培养、咽拭子等检查，按时应用抗生素。

（3）医务人员应严格执行无菌操作，避免医源性感染。

3. 心理护理

关心体贴患者，耐心与患者交谈，通过交谈确认患者对疾病知识的了解程度和对疾病、未来生活的顾虑，对疾病相关情况给予清楚、充分的解释和说明，鼓励患者积极接受治疗。营造相互尊重、信任和合作的氛围，认真听取患者提出的问题，并耐心给予解答，帮助患者树立战胜疾病的信心。

4. 并发症预防及护理

详见淋巴瘤并发症趋势图 7-3-1。

（1）上腔静脉综合征。淋巴瘤出现纵隔淋巴结肿大，肿大的淋巴结压上腔静脉引起咳嗽、呼吸困难。

（2）感染性休克。淋巴瘤患者发热、疾病进展及用药后晚期出现各类感染，严重时可出现感染性休克。

（3）肿瘤溶解综合征。肿瘤细胞一旦坏死崩解就会出现肿瘤溶解综合征，患者出现高钾、高磷、低钙、肾功能异常。

（4）贫血性心脏病。淋巴瘤患者贫血现象严重，严重贫血时可出现贫血性心脏病。

（二）出院后延伸护理管理

1. 饮食护理

出院后饮食要注意科学性和合理性，注意少食多餐。食用新鲜果蔬，注意食物不能过夜，严格注意清洁。食物制作完成后应在 2 小时食用，超过时间则不要再次食用。

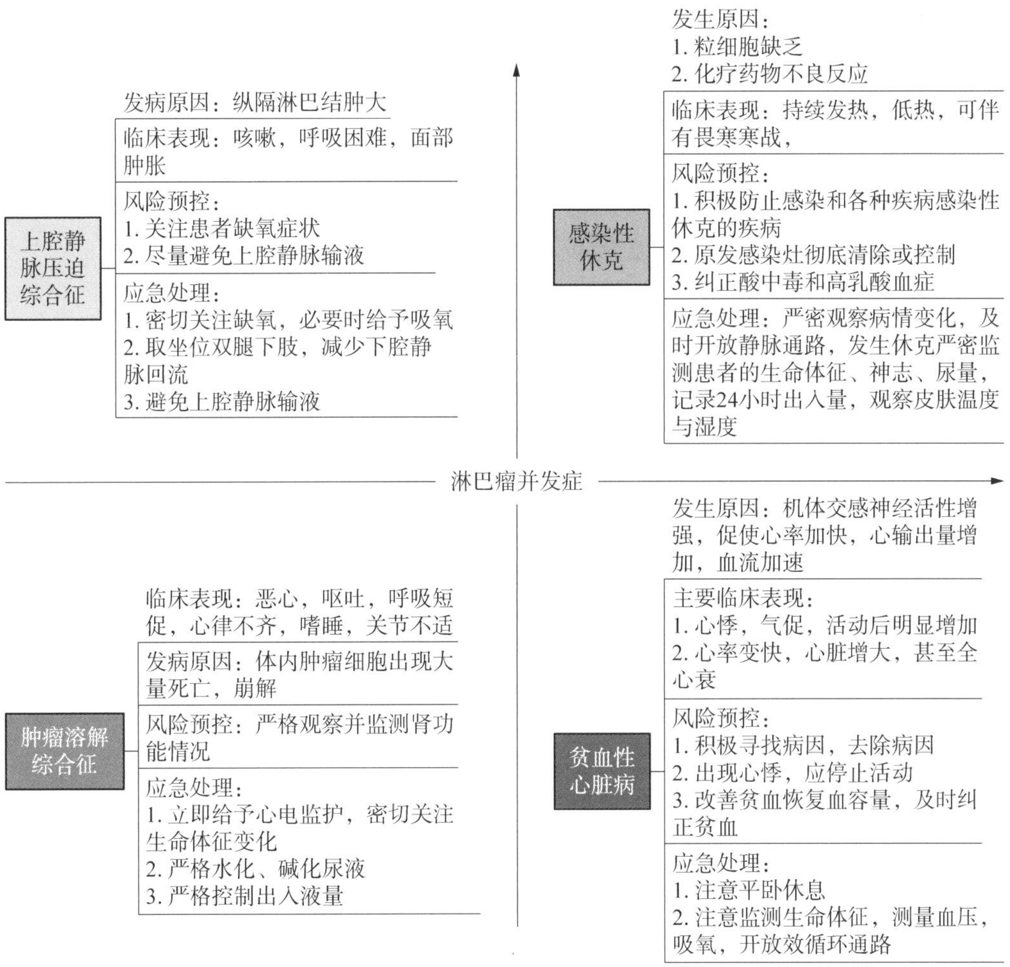

发生原因：
1.粒细胞缺乏
2.化疗药物不良反应

临床表现：持续发热，低热，可伴有畏寒寒战，

风险预控：
1.积极防止感染和各种疾病感染性休克的疾病
2.原发感染灶彻底清除或控制
3.纠正酸中毒和高乳酸血症

应急处理：严密观察病情变化，及时开放静脉通路，发生休克严密监测患者的生命体征、神志、尿量，记录24小时出入量，观察皮肤温度与湿度

感染性休克

发病原因：纵隔淋巴结肿大

临床表现：咳嗽，呼吸困难，面部肿胀

风险预控：
1.关注患者缺氧症状
2.尽量避免上腔静脉输液

应急处理：
1.密切关注缺氧，必要时给予吸氧
2.取坐位双腿下肢，减少下腔静脉回流
3.避免上腔静脉输液

上腔静脉压迫综合征

淋巴瘤并发症

临床表现：恶心，呕吐，呼吸短促，心律不齐，嗜睡，关节不适

发病原因：体内肿瘤细胞出现大量死亡，崩解

风险预控：严格观察并监测肾功能情况

应急处理：
1.立即给予心电监护，密切关注生命体征变化
2.严格水化、碱化尿液
3.严格控制出入液量

肿瘤溶解综合征

发生原因：机体交感神经活性增强，促使心率加快，心输出量增加，血流加速

主要临床表现：
1.心悸，气促，活动后明显增加
2.心率变快，心脏增大，甚至全心衰

风险预控：
1.积极寻找病因，去除病因
2.出现心悸，应停止活动
3.改善贫血恢复血容量，及时纠正贫血

应急处理：
1.注意平卧休息
2.注意监测生命体征，测量血压，吸氧，开放效循环通路

贫血性心脏病

图 7 - 3 - 1　淋巴瘤并发症趋势图

2. 运动护理

淋巴瘤患者在化疗期间比较虚弱,尽量以卧床休息为主,化疗 6～8 次疗程后或者患者进入了维持期,病情相对稳定后可适当运动。运动方式以患者能够耐受、不感觉到疲劳为主。患者可进行合适的有氧运动,如散步、打太极、骑自行车、打乒乓球、打羽毛球、慢跑等。如腹股沟有淋巴结压迫,走路时可进行外八字训练。

3. 药物护理

向患者及其家属说明用药方案、给药途径、用法用量及相关注意事项等,向患者讲解药品相关不良反应,告知患者如有不适,及时告知医护人员。指导患者正确面对化疗所带来的乏力、脱发、恶心、呕吐等不良反应。制作各类药物的宣教视频,将药物相关知识以生动有趣的形式呈现给患者。

4. 定期复查

严格根据血液科医生的治疗计划进行复查,一般出院后一周进行门诊随访 1 次。此后根据治疗需求进行随访。

5. 社区管理

1) 老年淋巴瘤患者的发现

(1) 机会性筛查。在医生诊疗过程中,通过淋巴结触诊发现或确诊老年淋巴瘤患者。

(2) 健康档案建立。在建立健康档案时通过触诊和询问,发现患者。对已确诊的老年淋巴瘤患者纳入健康管理。对可疑继发性老年淋巴瘤患者,及时转诊。

(3) 健康体检。在老年居民健康体检查出的老年淋巴瘤患者。

(4) 通过健康教育或健康咨询发现老年淋巴瘤患者。

2) 淋巴瘤高危人群的管理　建立老年淋巴瘤患者健康档案、填写随访表。对纳入管理的老年淋巴瘤患者进行系统的管理,包括饮食、运动等生活方式及符合老年患者病因和临床分型制订个体化治疗方案。

3) 老年淋巴瘤患者的随访　健康管理医师团队和社区卫生服务中心每年要提供至少3～5次面对面随访,每次随访要询问病情、进行检查和评估,做好随访记录。认真填写居民健康档案各类表单,如老年淋巴瘤患者随访服务登记表、双向转诊单等,不缺项、漏项,做好备案。对老年淋巴瘤患者每年至少进行一次健康检查,可与随访结合。

(三) 居家管理健康干预

1. 风险指标监测

(1) 老年人居家期间应每日监测体温,每日两次,体温不超过 38℃,如出现体温异常升高及时就医。

(2) 老年人居家期间可自查淋巴结节变化,如突然出现淋巴结增大同时伴有发热,及时就诊。

(3) 老年人居家期间可监测血压,如血压偏高,出现头痛、视物模糊、意识变化,及时送医。

(4) 老年人居家期间可仔细观察全身皮肤、四肢、牙龈等,如出现皮下出血点、牙龈出血等及时前往医院。

2. 生活方式指导

(1) 淋巴瘤患者化疗后饮食应严格注意清洁、新鲜的原则,日常饮食注意营养搭配,保证摄入高热量、高蛋白、高营养食物以保证身体需求,同时注意千万不可食用隔夜食物,烹制的食物应在 2 小时之内食用完毕,2 小时未食用则不再食用。同时要注意避免坚硬、有刺的食物,避免食物刺破消化黏膜而出血不止。

(2) 注意日常空气消毒,保证每日开窗通风 2 次,每次 2 分钟,如有空气消毒净化器设备要求进行使用。

(3) 淋巴瘤患者放疗后皮肤脆弱,容易感染。应保护放射区域照射区域皮肤,勿用力摩擦或者热敷,保持皮肤清洁。剪短指甲,不应过度搔抓。

(4) 保持个人卫生,保持口腔卫生,每日注意用软毛刷刷牙,饭前饭后洗手漱口。

(5) 保持肛门周围皮肤清洁,每日洗浴一次。若有感染遵医嘱使用药物。

(6) 注意个人防护,出门佩戴口罩,避免去拥挤人流量大的场所,避免感染。

3. 心理行为干预

告知患者淋巴瘤通过积极的治疗效果显著,但贵在坚持治疗。淋巴瘤患者在心理方面尤其要注意情绪稳定平和,要树立好长期与淋巴瘤抗争的信心,不能沉溺于悲观绝望的不良情绪中,要做好自我心理调节。平静接受疾病事实,坚持勇敢地做好每一次治疗。

4. 突发应急处理

一般淋巴瘤老年患者在家中会出现发热的现象,如出现低热可退,不要过于紧张,多饮水,使用物理方法进行降温。如出现高热不退,意识不清应及时送往医院进行治疗。如皮肤出现皮下出血点、瘀斑、瘀点等,应立即送往医院进行治疗。

● 案例与思考

一、患者基本情况

1. 基本信息

姓名:赵×× 　　性别:女性 　　年龄:82 岁 　　学历:大学
民族:汉族 　　职业:退休 　　入院日期:2023.4.14

2. 主诉

患者 1 个月前出现发热,盗汗,全身瘙痒,体重减轻。

3. 现病史

患者 1 个月前出现发热、盗汗、全身瘙痒、体重减轻。入院体检,双颈部淋巴结和锁骨上淋巴结肿大,为无痛性,饮酒后局部可有疼痛感。于门诊行右颈部淋巴结活检,镜下见淋巴结结构消失,有大量嗜酸性粒细胞、浆细胞、组织细胞、淋巴细胞和少量中性粒细胞浸润,并有多种瘤巨细胞,体积大,直径约 $15\sim45\,\mu m$,椭圆形或不规则形,胞浆丰富,双色性或嗜酸性,核大,核内有一嗜酸性核仁,周围有一透明晕。门诊拟"霍奇金淋巴瘤"入院。

4. 既往史

既往有 EB 病毒感染治疗史、干燥综合征。

5. 个人史

有饮酒史,每日一次,量约 20 ml。

6. 婚育史

未婚未育。

7. 家族史

母亲有淋巴瘤病史。

8. 诊断

霍奇金淋巴瘤。

二、体格检查

体温 38.4℃,血压 132/72 mmHg,心率 80 次/分,呼吸 21 次/分,发热,盗汗,双颈部无痛性淋巴结和锁骨上淋巴结肿大。

● 思考题

1. 上述病史中,你认为患者发生霍奇金淋巴瘤的因素有哪些?

2. 第二天患者突发急性呼吸困难和面颈部肿胀、心跳加速,请分析原因。

3. 霍奇金淋巴瘤临床上如何分期?

4. [多选]霍奇金淋巴瘤的发病机制有哪些?（   ）

A. 病毒感染　　　　　　　　　　B. 免疫缺陷

C. 其他因素　　　　　　　　　　D. 精神紧张

5. [多选]霍奇金淋巴瘤治疗的基本原则(   )

A. 化疗为主,联合放疗的综合治疗　　B. 生物治疗

C. 骨髓或造血干细胞移植　　　　　　D. 脾脏切除

参考答案

1. EB 病毒感染史、干燥综合征病史、饮酒史、家族史。

2. 患者发生上腔静脉综合征。肿大的淋巴结压迫上腔静脉回流受阻,使上腔静脉或两侧无名静脉狭窄或阻塞,导致血液回心受阻。

3. 淋巴瘤分为Ⅳ期。①Ⅰ期,单个淋巴结区域或淋巴结受累。②Ⅱ期,在膈肌的两组或多组淋巴结受累。③Ⅲ期,受累淋巴结区域或结构位于横膈两侧。④Ⅳ期,除了与受累的淋巴结邻近的结外器官也有病变外,一个或多个其他部位受累。

4. ABCD

5. ABCD

第八章

老年人内分泌系统常见疾病管理

第一节　糖尿病患者的管理

● 学习目标 》》》

（1）能阐述糖尿病的定义、病因、相关概念，描述典型症状、体征、并发症、治疗原则和要点。

（2）能按照护理程序为老年糖尿病患者进行评估，制订护理计划并实施。

（3）能为老年糖尿病患者及其家属进行饮食、运动、药物、血糖监测、个人卫生等方面的居家健康指导，帮助患者减缓病情的发展和预防并发症的发生。

（4）树立尊重生命、关注健康的理念，以高度的责任心为老年患者服务。

老年糖尿病患者，一部分是 60 岁以后发病并确诊的，另一部分是 60 岁之前确诊的。老年糖尿病患者绝大多数为 2 型糖尿病，诊断标准和其他年龄组的糖尿病是一样的。

老年糖尿病诊断标准为：典型糖尿病症状（烦渴多饮、多尿、多食、不明原因体重下降）及随机葡萄糖≥11.1 mmol/L，或空腹葡萄糖≥7.0 mmol/L，或餐后 2 小时葡萄糖≥11.1 mmol/L。无糖尿病典型症状者，需改日复查确认（表 8-1-1）。

表 8-1-1　老年糖尿病诊断标准

诊断标准	静脉血浆葡萄糖或糖化血红蛋白水平
有典型糖尿病症状（烦渴多饮、多尿、多食、不明原因体重下降）加上	
随机血糖	≥11.1 mmol/L
或加上空腹血糖	＞7.0 mmol/L
或加上葡萄糖负荷后 2 小时血糖	≥11.1 mmol/L
或加上糖化血红蛋白	
无糖尿病典型症状者，须改日复查确认	

随机血糖指不考虑上次用餐时间，一天中任意时间的血糖，不能用来诊断空腹血糖受损或糖耐量异常；空腹状态指至少 8 小时没有进食热量；糖化血红蛋白需在符合标准化测定要求的实验室进行检测。

世界卫生组织建议可采用糖化血红蛋白≥6.5%作为糖尿病的诊断切点。国内符合要求的实验室检测的糖化血红蛋白,也可以作为糖尿病的诊断指标。

随社会老龄化加剧,老年糖尿病患者已成为糖尿病主流人群,其中糖尿病前期患病率占45%～47%。老年糖尿病患者因糖尿病并发症及合并症致残率、致死率高,需要关注。

一、发病原因

(一) 遗传因素

90%以上的2型糖尿病是遗传倾向性疾病,常表现为家族聚集性。约35%的2型糖尿病患者的父母中有一方或双方都患糖尿病。部分无糖尿病症状但符合糖尿病和糖耐量减低诊断标准的患者父母中的一方或双方患过糖尿病的比例分别为28%和27%。

(二) 肥胖因素

生活方式改变,高糖、高脂饮食,活动减少导致肥胖是发生2型糖尿病的重要危险因素。肥胖的持续时间和最高肥胖程度与糖尿病的发生是密切相关的。老年患者中伴中心性肥胖者发生糖尿病的危险性最高。

(三) 自身免疫因素

自身免疫、病毒感染、单基因突变与环境污染等也是糖尿病发病危险因素。

(四) 人口老龄化

糖尿病的发病率随年龄的增加而增高。由于经济的发展和医疗条件的改善,人均寿命明显延长,社会逐步进入老龄化,这是糖尿病患病率显著增高的重要因素。

除上述危险因素之外,临床研究和流行病学调查显示,原发性高血压、高血脂的人群是发生老年2型糖尿病的高危人群。

二、临床表现

老年糖尿病绝大多数是2型糖尿病,很少有多饮、多尿、多食、消瘦的"三多一少"表现,主要是因为老年人血糖升高不明显,排出的尿糖不多,而老年人由于口渴中枢不敏感,当血糖较高时尿糖才会呈现阳性,老年糖尿病患者并发症和(或)伴发病较多,甚至以并发症或伴发病为首发表现,多数老年患者是在常规检查中发现患有糖尿病。

三、诊断性评估

(一) 病史

应全面详细了解患者的病史,包括以下内容:

1. 家族史

询问患者是否患有高血压、糖尿病、血脂异常、冠心病、脑卒中或肾脏病等的家族史。

2. 病程询问

老年患者患糖尿病的时间，血糖控制情况，是否接受降糖治疗及治疗效果。

3. 症状及既往史

既往是否患有如糖尿病、血脂异常、冠心病、脑血管病、睡眠呼吸暂停综合征、性功能异常和肾脏疾病等症状及治疗情况。

4. 生活方式

饮酒量、吸烟史、日常活动量及体重变化等情况。

5. 服用药物

如糖皮质激素、类固醇等使血糖升高的药物。

6. 心理社会因素

了解老年患者对疾病的认识及心理活动，评估老年糖尿病患者焦虑抑郁程度，包括家庭情况、文化程度及有无精神创伤史，对糖尿病自我护理知识的掌握情况。

(二) 体格检查

1. 自我血糖监测

自我血糖监测是糖尿病患者自我管理方法之一，是进行糖尿病慢性病管理的有效工具，也是糖尿病综合治疗方法中的一个重要组成部分。

(1) 监测血糖的时间通常选择空腹、餐前、餐后 2 小时、睡前及凌晨 2～3 时。《中国糖尿病防治指南》明确指出血糖控制差的患者或病情危重者应每天监测 4～7 次，直到病情稳定，血糖得到控制。当病情稳定或已达血糖控制目标时可每周监测 1～2 次。使用胰岛素治疗者在治疗开始阶段每日至少测血糖 5 次，达到治疗目标后每日自我监测血糖 2～4 次，使用口服药和生活方式干预的患者每周监测血糖 2～4 次。

(2) 老年患者应该特别加强自我血糖监测，而在某些特殊情况下也应该特别加强监测，如调整药物期间、改变饮食和运动习惯时、外出旅行时、情绪严重波动时、合并严重感染时、患病期间或处于手术期时等。自我血糖监测不同模式及检测意义详见表 8-1-2。

表 8-1-2　老年糖尿病患者自我血糖监测不同模式及检测意义模式

监测模式类型	监测时点选择	监测意义
基点血糖监测	早、晚餐前	观察每日血糖的 2 个基点，为平常血糖监测模式，尤其 2 次/d 注射预混胰岛素的患者
常用血糖监测点	三餐前＋晚睡前	观察每日血糖的基础水平，有低血糖风险
全天血糖监测点	三餐前＋2 小时餐后血糖＋晚睡前	了解不同治疗状态下每日血糖变化情况

（续表）

监测模式类型	监测时点选择	监测意义
可选择的监测点	非同日轮换进行不同餐前和2小时餐后血糖的配对血糖监测	了解不同餐次的饮食与降糖药的因果关系
必要时增加的点	凌晨2～3时或特殊需要时	了解凌晨有无低血糖和特殊情况时血糖变化
特殊情况选用	24小时动态血糖	详细了解血糖变化情况,用于新诊断时、血糖波动大、急症救治时,常规血糖检测对调整治疗有难度的患者

2. 检查全身皮肤

有无瘙痒、外伤、烫伤,检查足部皮肤有无鸡眼、裂缝、水疱、擦伤、破溃甚至局部坏疽。

3. 观察有无病变

有无糖尿病视网膜病变导致眼底出血、视物模糊;有无糖尿病神经病变致感觉、运动障碍或肢体远端感觉针刺样、烧灼样疼痛。

4. 了解病史

全面详细了解患者病史、家族史、既往病史。

（三）实验室检查

1. 基本项目

血生化(血钾、空腹血糖、血清总胆固醇、血甘油三酯、高密度脂蛋白胆固醇、低密度脂蛋白胆固醇和尿酸、肌酐);全血细胞计数、血红蛋白和血细胞比容;尿液分析(尿蛋白、尿糖和尿沉渣镜检);心电图。

2. 推荐项目

葡萄糖耐量试验是诊断糖尿病的依据之一。糖化血红蛋白 A_1 和糖化血浆清蛋白是糖尿病控制监测指标之一。血浆胰岛素和 C 肽测定可以评价胰岛 B 细胞的储备功能。以及尿白蛋白定量、24小时尿蛋白定量、眼底照相、肌电图、心超、血管超声、踝臂血压指数等。

四、治疗原则

（一）老年糖尿病治疗的基本原则

制订个体化控制目标使老年患者在治疗中获得最大获益和最小风险,同时兼顾患者的承受能力。因此早预防、早诊断、早治疗、早达标,是老年糖尿病优化治疗结局的基本原则。

（1）结合老年糖尿病患者健康情况和血糖目标制订降糖方案。

（2）老年糖尿病治疗基础是生活方式的干预,当单纯生活方式干预不能使血糖达标时可以进行药物治疗。

（3）选择安全、简便的降糖方案。

（4）强调"去强化"胰岛素治疗。

（二）非药物治疗

1. 糖尿病教育和患者自我管理

糖尿病健康教育是糖尿病治疗手段之一，提供具有老年人特色、个体化、多种形式的糖尿病基本管理（饮食、运动、血糖监测、健康行为）的教育内容和具体落实方法，鼓励老年患者及家属主动参与自我血糖管理。加强老年糖尿病患者的入门基本教育和早期管理可以帮助改善预后。

（1）糖尿病教育的目的和内容。对新诊断或初诊的老年糖尿病患者，详细告知糖尿病的性质、危害和自我管理的重要性，可以使老年患者或家属能理解长期管理（治疗）的必要性，积极主动参与日常的自我管理。

（2）老年糖尿病患者的自我管理和支持。可通过多种途径获取糖尿病防治知识，制订自我监测计划并记录。患者或家属关注和学习所使用药物的治疗效果和不良反应。定期到医疗机构进行总体代谢指标检查和并发症及脏器功能评估，及时发现和治疗并发症。老年退行性变化的自我评估和预防涉及体能（听力、视力、肢体运动）和智能（记忆力、识别能力、运算能力）的维护。

2. 老年糖尿病患者的饮食管理

营养不良在老年人群中很常见。可增加营养不良风险的疾病有胃轻瘫、肠道动力功能障碍、帕金森病、慢性阻塞性肺疾病、肾功能衰竭、神经功能障碍、精神疾病和抑郁、口腔疾病。

（1）根据老年患者的年龄、身高、体重、代谢指标、脏器功能配置个体化饮食，保证生理需求及降低代谢负担。

（2）供能营养素应以碳水化合物（50％～55％）为主，宜多选择高能量、高膳食纤维、低升糖指数的食物，可增加蔬菜和适当比例的低糖水果。

（3）蛋白摄入建议为 1.0～1.5 g/（kg·d），患有急性或慢性疾病的患者蛋白摄入1.2～1.5 g/（kg·d），有严重疾病或显著营养不良的老年人可能需要 2.0 g/（kg·d）蛋白质且以优质蛋白为主，可改善胰岛素抵抗、降低年龄相关的肌肉衰减等。

（4）改变进食习惯，先喝汤、吃菜，后进主食，有利于减少餐后血糖的波动。

（5）老年患者会出现厌食，味觉、嗅觉功能减退，缺牙、唾液分泌减少致咀嚼和吞咽困难。吞咽障碍患者可采用"菜、肉、饭混合匀浆"的方式，有助于保证营养均衡。必要时可辅助使用糖尿病特殊配方肠内营养制剂，在增加能量摄入的同时维持血糖正常。总体健康状态良好的老年糖尿病患者，在控制饮食的基础上可以适度饮酒，但需注意主食量调整，避免血糖过高或发生低血糖。

3. 老年糖尿病患者的运动治疗

（1）糖尿病运动治疗目标是保持良好身体素质和血糖控制。

（2）老年糖尿病患者可以选择个性化、易于进行和坚持的全身和肢体运动方式。运动时间每天 30～45 分钟。体能和智能水平正常的老年患者，可以选择如快走、游泳、乒乓球、羽毛球、门球、广播操等全身或肢体有氧运动方式，结合举重物、抬腿保持等的抗阻力运动,可以帮助老年患者延缓肌肉的衰减。肥胖的老年患者可通过适当增加有氧运动减少脂肪堆积。

（3）无行走困难的老年糖尿病患者,建议每日三餐后适量的近距离活动,有利于缓解餐后高血糖。

（4）老年患者运动前需进行运动安全性评估,重点关注心脑血管、运动功能指标及血糖。运动前先做准备活动,运动中注意防跌倒、防骨折。运动前后应常规对鞋袜及足部进行检查。避免在高温高湿的环境中进行运动。除急性心脑血管病,急性感染,重症心、肺、肝、肾功能不全,急性损伤等危重情况不宜运动外,鼓励在相对固定体位(卧位、坐位或立位)进行四肢关节活动,有助于预防肌肉萎缩及促进疾病康复。

4. 戒烟限酒

老年糖尿病患者应戒烟、限制酒精摄入,男性每日饮用酒精量应<25 g,女性每日饮用酒精量应<15 g。饮用量分别是白酒<50 ml、葡萄酒(或米酒)<100 ml、啤酒<300 ml。

5. 保持心理健康情绪平稳

心理或精神压力可引起心理应激,包括抑郁症、焦虑症等,会造成血糖波动,鼓励老年患者多与家人朋友沟通,抒发内心不良情绪。

(三)老年糖尿病患者高血糖的药物治疗

1. 降糖

应根据年龄和实际健康情况、并发症及合并症、预期寿命等制订方案。制订个体化血糖控制目标,使老年糖尿病患者获益最大化,风险最小化。

2. 降糖药物应用的基本原则

（1）制订治疗方案应在治疗前评估老年患者的胰岛功能,同时根据老年患者治疗时糖化血红蛋白检测值为参考依据。

（2）制订个体化降糖治疗方案,在选择降糖药物时需关注心脑血管病变、肾脏功能、低血糖风险、对体重的影响、成本、不良反应风险和患者医保承受能力。

（3）选择简化、易操作、低血糖风险小的用药模式能提高依从性。

3. 常用降糖药物的种类

常用降糖药物包括双胍类制剂、α糖苷酶抑制剂、格列酮类、噻唑烷二酮类、二肽基肽酶抑制剂、钠-葡萄糖协同转运蛋白2(sodium-dependent glucose transporters 2,SGLT-2)、胰高血糖素样肽-1、DPP-4抑制剂、磺脲类、格列奈类、胰岛素制剂。

五、专病相关评估

(一)葡萄糖耐量试验

葡萄糖耐量试验是诊断糖尿病的重要检测,空腹血糖6.1~6.9 mmol/L的患者叫空腹血糖受损,需要进行糖耐量试验明确诊断有无糖尿病,糖耐量2小时血糖<7.8 mmol/L为正常糖耐量,7.8 mmol/L~11.1 mmol/L为糖耐量减低,≥11.1 mmol/L是诊断糖尿病

的依据之一。详见表8-1-3。

表8-1-3 1999年世界卫生组织糖尿病诊断标准

血糖代谢状态	空腹血糖 （mmol/L）	餐后2小时血糖 （mmol/L）	糖化血红蛋白 （%）	糖尿病诊断标准描述
正常	<6.1	<7.8	<6.0	空腹血糖≥7.0 mmol/L（无典型糖尿病症状择日复查确认）；或典型糖尿病症状（多饮、多尿、多食、体重下降）＋随机血糖或静脉血浆血糖≥11.1 mmol/L；或餐后2小时血糖≥11.1 mmol/L（无典型糖尿病症状择日复查确认）；或糖化血红蛋白≥6.5%
空腹血糖异常	≥6.1,<7.0	<7.8	≥6.0,<6.5	
糖耐量异常	<7.0	≥7.8,<11.1	≥6.0,<6.5	
糖尿病	≥7.0	≥11.1	≥6.5	

（二）快速血糖监测

快速血糖监测简便易行，可以了解患者血糖变化，及时发现低血糖，区分低血糖或低血糖反应，为调整治疗方案提供血糖信息指导。

（三）动态血糖监测

动态血糖监测佩戴分3天、7天、14天，主要通过对皮下组织液葡萄糖浓度的持续测量，可以了解患者血糖动态变化、波动规律，及时发现高血糖、判别索莫吉反应和黎明现象时间分布，为用药疗效提供动态评估，同时及时调整治疗方案。

（四）糖化血红蛋白和糖化血浆清蛋白测定

糖化血红蛋白和糖化血浆清蛋白测定是糖尿病控制监测指标。糖化血红蛋白测定可以反映检查前8～12周血糖总水平并不随饮食和血糖变化而变化，可以观察血糖长期和稳定控制的重要指标。糖化血浆清蛋白可以反映糖尿病患者近2～3周血糖的总体水平。

（五）血浆胰岛素和C肽测定

胰岛素测定是评价胰岛β细胞的储备和分泌功能重要指标，是诊断和分型糖尿病最可靠的手段。C肽测定同样也可反映胰岛β细胞的储备功能，较胰岛素测定判断分型更为准确。

六、护理管理计划

（一）住院期间护理管理

1. 一般护理

（1）老年糖尿病多数为2型糖尿病者且多合并其他代谢异常，如心脑血管疾病、恶性肿瘤、肺部感染、肾功能衰竭等，无明显"三多一少"症状，多数老年糖尿病患者以并发症为首发表现,并伴增龄相关的疾病组合,包括智能和体能缺失、自伤和他伤防护能力下降、跌倒和骨折风险增加、认知障碍和抑郁、尿失禁、疼痛、用药过多等,均对老年糖尿病患者的自我管理有不良影响。提供具有老年人特色、个体化、多种形式的糖尿病慢性病管理(饮食、运动、血糖监测、健康行为)教育,鼓励老年患者及家属主动参与自我血糖管理,有助于改善预后。

(2) 饮食原则上与正常人膳食相同,除少食甜食及油腻食物外,注意增加维生素摄入,无其他特殊禁忌。伴有高血压的老年患者应限制食盐的摄入量,一般建议每日钠盐摄入5~6 g,高脂血症及有神经病变者忌烟,饮酒量宜少。

(3) 老年糖尿病患者保证充足睡眠,不能从事重体力劳动。血糖波动大及伴有心、肾、脑并发症者,应卧床休息。

2. 病情观察及护理

(1) 监测血糖。通常选择空腹、餐前、餐后2小时、睡前及凌晨2~3时。血糖控制差或病情危重患者每日监测4~7次,直至病情稳定,血糖控制。病情稳定或达到控制目标的可每周监测1~2次;使用胰岛素治疗患者,在治疗开始阶段每日至少监测血糖4~5次,达到治疗目标后每日监测2~4次。口服药降糖治疗或生活方式干预者每周监测血糖2~4次。

(2) 观察症状。①高渗性昏迷如发现血糖≥33.3 mmol/L伴有乏力、嗜睡、口渴、皮肤弹性差甚至昏迷。②血糖<3.9 mmol/L并伴有心悸、饥饿感、出冷汗、视力模糊、疲劳、注意力不集中等,应立即通知医生,同时根据病情及血糖情况配合抢救及采取相应的护理措施。

老年糖尿病患者的血糖控制目标详见表8-1-4。

表8-1-4　老年糖尿病患者血糖控制标准

项目	良好控制标准	中间过渡阶段	可接受标准
糖化血红蛋白(%)	≤7.0	7.0~8.0	8.0~8.5
餐后2小时血糖(mmol/L)	4.4~7.0	5.0~7.5	5.0~8.5
空腹血糖(mmol/L)	<10.0	<11.1	<13.9
治疗目标	预防并发症发生	减缓并发症进展	避免高血糖的急性损害
适用条件	药物治疗为主、自理能力好或有新诊断、病程短、低血糖风险低,应用非胰岛素促泌剂类降糖良好辅助生活条件的老年糖尿病患者。	预期生存期>5年、中等程度并发症及伴发疾病,有低血糖风险,应用胰岛素促泌剂类降糖药物或以多次胰岛素注射治疗为主、自我管理能力欠佳的老年糖尿病患者。希望在治疗调整中转向良好控制。	预期寿命<5年、影响寿命的疾病、严格控制血糖获益有限、有严重低血糖发生史、反复合并感染、急性心脑血管病变、急性病入院治疗期间、完全丧失自我管理能力、缺少良好护理的患者。需避免高血糖造成的直接损害。

（3）口服用药护理。了解各类降糖药的作用、用量、用法、不良反应和注意事项，指导老年患者正确服用，同时观察药物的疗效和不良反应。①磺脲类口服降糖药，如格列本脲、格列吡嗪、格列齐特、格列喹酮、格列美脲等，可直接刺激胰岛 β 细胞释放胰岛素，不良反应有低血糖、胃肠道反应、皮疹、血液系统改变、头晕、视物模糊等。②双胍类药，通过抑制肝糖原分解、增加葡萄糖在外周组织的利用和无氧酵解等机制降血糖是老年糖尿病患者（无年龄限制）首选且可长期应用（除外肾功能不全）的降糖药如二甲双胍等。③α 葡萄糖苷酶抑制剂，主要降低餐后血糖，适用于以碳水化合物类食物为主要能量来源的中国老年糖尿病患者，通过抑制肠道糖苷酶的活性、延缓糖类食物的吸收降低餐后血糖。④列奈类药，通过刺激胰岛素分泌而降低餐后血糖有低血糖风险。⑤二肽基肽酶 4 抑制剂，增强胰岛素分泌，抑制胰高糖分泌，单独使用不增加低血糖发生危险，不增加体重。⑥噻唑烷二酮类，通过增加对胰岛素作用的敏感性而降低血糖，水肿和体重增加为常见的不良反应，活动性肝病或转氨酶升高者、严重骨质疏松和有骨折病史的患者禁用。

（4）使用胰岛素的护理。确保胰岛素的种类、注射时间、注射方法、注射部位正确，胰岛素针头一针一换，胰岛素存储温度适宜，按时进餐，注意低血糖反应。

3. 心理护理

建立良好的护患关系。要鼓励患者树立战胜疾病的信心，解除思想顾虑，不要有自卑感，鼓励多与家人、朋友沟通交流，多参加集体活动。

4. 并发症预防及护理

1）活动无耐力

（1）嘱患者尽量卧床休息，加强巡视，日常物品、呼叫器等置于触手可及处，必要时协助患者如厕、洗漱。外出检查时坐轮椅并有专人陪检。

（2）嘱患者活动时穿大小合适的鞋子，衣裤避免过长，病房内活动时可专人陪伴或扶墙行走，避免跌倒。病房地面无水渍、无杂物。

2）潜在并发症——低血糖

（1）遵医嘱监测患者血糖变化，做好记录，及时通知医生。

（2）随时观察患者病情变化，警惕出现低血糖症状，如乏力、嗜睡、心慌、出汗、手抖，甚至昏迷。当患者出现轻微低血糖反应时，可嘱患者适量进食，如水果、牛奶、饼干。如患者血糖偏低，意识清醒，可嘱患者立即进食糖块、喝含糖饮料。如患者已经发生低血糖昏迷，应立即静脉推注 50% 葡萄糖 20～40 ml，直至患者意识恢复。低血糖分级详见表 8-1-5。

表 8-1-5　低血糖分级处置方法

分级	血糖（mmol/L）	低血糖症状	认知功能异常	意识障碍	处置方法
1	3.0～3.9	无/有	无	无	经口食用 20～50 g 糖类食品；症状未完全改善，10 min 后可重复
2	<3.0	有	无/有	无	经口饮用含糖溶液 50～100 ml，继续食用 20～50 g 糖类食物；症状未完全改善，10 min 后可重复

（续表）

分级	血糖 （mmol/L）	低血糖症状	认知功能 异常	意识障碍	处置方法
3	无特定 血糖界限	有意识和（或） 躯体改变，需要 他人帮助	有	有	急送医疗单位救治：静脉注射葡萄糖液（酌情选定浓度和液量）；如意识障碍轻、能正常吞咽时，尽早饮用含糖溶液100 ml，症状无缓解，10 min后可重复

（3）对于使用胰岛素的老年糖尿病患者，可嘱其根据血糖情况按时加餐，少食多餐，可选择苏打饼干、脱脂牛奶、含糖较低的水果等。

3）糖尿病高渗性昏迷　是指因高血糖引起血浆渗透压升高出现严重脱水和进行性意识障碍的临床综合征，病情严重以神经系统表现为主，患者多处于昏迷状态，病死率可高达40%。此病多见于老年人及轻型糖尿病或糖耐量减低的患者。以老年2型糖尿病患者多见。患者一般起病缓慢，常伴有高血糖症状，表现为表情淡漠、迟钝、失语、幻觉、偏瘫、斜视、定向力减退，也可表现嗜睡、意识模糊、昏迷、腱反射减弱。有严重脱水表现，如口渴、皮肤弹性差、眼窝深陷、无冷汗、疲乏无力。体检时体重常明显下降，患者口唇及口腔黏膜干燥，晚期少尿甚至无尿。脉搏细速，体温明显升高，甚至可引起急性肾衰竭。具体急性并发症趋势图见图8-1-1。

（二）出院后延伸护理管理

1. 饮食护理

（1）老年糖尿病患者饮食营养同普通成年人，但制订计划前应考虑老年患者特点，如合并多种疾病、活动量减少、牙齿脱落、味觉减退、口腔问题、胃肠功能减退、认知障碍和情绪改变等，可先根据个体理想体重及劳动强度进行估算，合理分配。总热量可根据患者胖瘦上下浮动10%左右。三大营养物质比例为碳水化合物占60%，蛋白质占12%~15%，脂肪占25%~30%。

（2）老年人群的饮食个体差异很大，营养不足与营养过剩两种极端现象同时存在，营养不足的人群不主张节食降糖。

（3）应对患者营养需求进行评估，固定糖类的摄入量和进餐时间，避免血糖大幅度波动同时应限制脂肪摄入，保证富含维生素、蛋白质和纤维素的食物。除向其讲解饮食治疗的目的、重要性之外，饮食治疗计划尽量简单，同时鼓励配偶和其他家庭成员的加入。

（4）合并多种疾病者还需要兼顾其他疾病，如合并有高血压的患者应限制食盐的量，一般建议每日摄入钠盐5~6 g；高脂血症及有神经病变者忌烟，饮酒量宜少。下肢坏疽的患者，要增加含优质蛋白质的食物比例。适当补充微量元素，补充适量的水分。

（5）避免食用刺激性饮料，如咖啡、浓茶等。饮酒易诱发低血糖，尽量不饮酒，尤其不宜空腹饮酒。

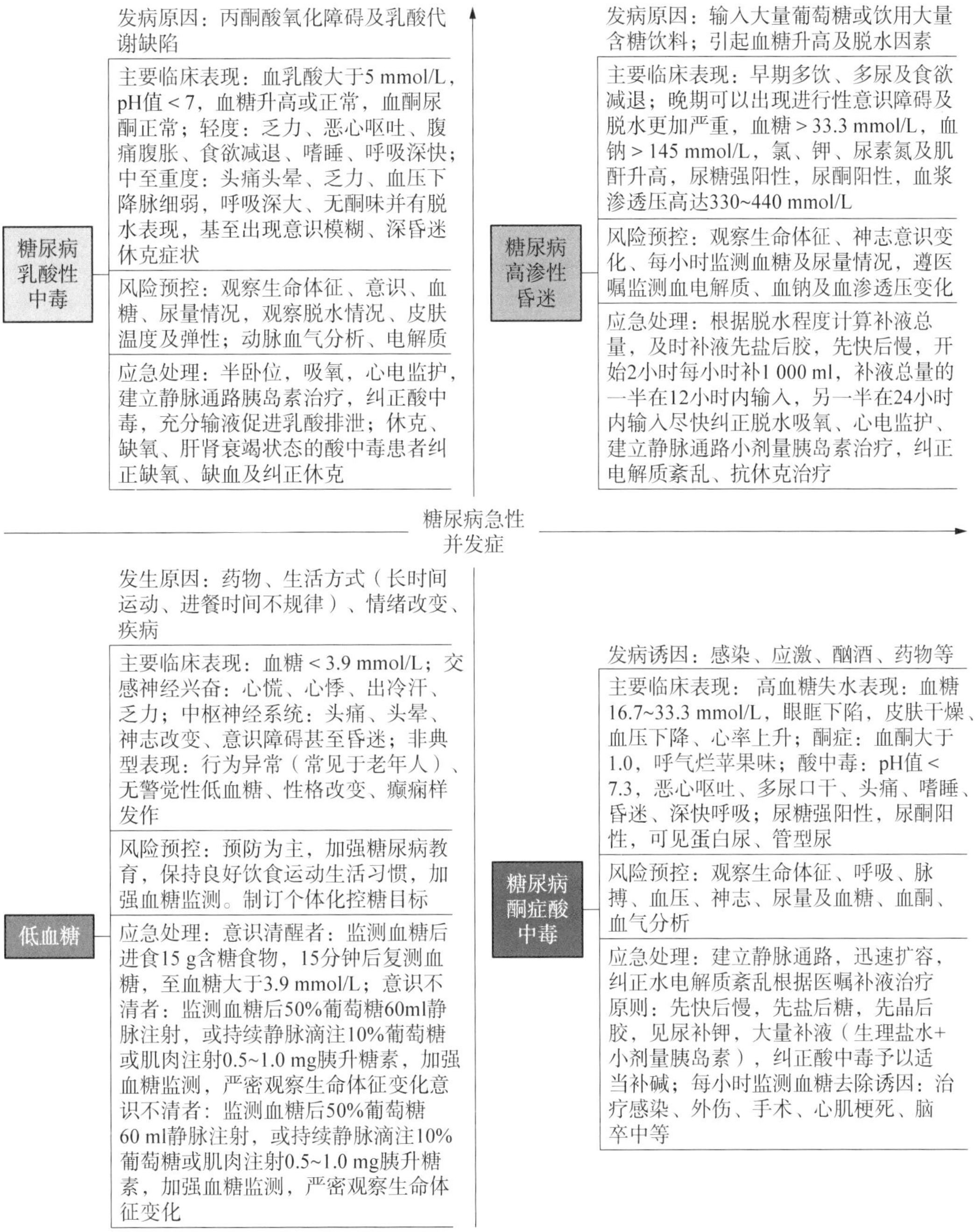

发病原因：丙酮酸氧化障碍及乳酸代谢缺陷

主要临床表现：血乳酸大于5 mmol/L，pH值＜7，血糖升高或正常，血酮尿酮正常；轻度：乏力、恶心呕吐、腹痛腹胀、食欲减退、嗜睡、呼吸深快；中至重度：头痛头晕、乏力、血压下降脉细弱，呼吸深大、无酮味时有脱水表现，甚至出现意识模糊、深昏迷休克症状

糖尿病乳酸性中毒

风险预控：观察生命体征、意识、血糖、尿量情况，观察脱水情况、皮肤温度及弹性；动脉血气分析、电解质

应急处理：半卧位，吸氧，心电监护，建立静脉通路胰岛素治疗，纠正酸中毒，充分输液促进乳酸排泄；休克、缺氧、肝肾衰竭状态的酸中毒患者纠正缺氧、缺血及纠正休克

发病原因：输入大量葡萄糖或饮用大量含糖饮料；引起血糖升高及脱水因素

主要临床表现：早期多饮、多尿及食欲减退；晚期可以出现进行性意识障碍及脱水更加严重，血糖 ＞ 33.3 mmol/L，血钠 ＞ 145 mmol/L，氯、钾、尿素氮及肌酐升高，尿糖强阳性，尿酮阳性，血浆渗透压高达330~440 mmol/L

糖尿病高渗性昏迷

风险预控：观察生命体征、神志意识变化、每小时监测血糖及尿量情况，遵医嘱监测血电解质、血钠及血渗透压变化

应急处理：根据脱水程度计算补液总量，及时补液先盐后胶，先快后慢，开始2小时每小时补1 000 ml，补液总量的一半在12小时内输入，另一半在24小时内输入尽快纠正脱水吸氧、心电监护、建立静脉通路小剂量胰岛素治疗，纠正电解质紊乱、抗休克治疗

糖尿病急性并发症

发生原因：药物、生活方式（长时间运动、进餐时间不规律）、情绪改变、疾病

主要临床表现：血糖 ＜ 3.9 mmol/L；交感神经兴奋：心慌、心悸、出冷汗、乏力；中枢神经系统：头痛、头晕、神志改变、意识障碍甚至昏迷；非典型表现：行为异常（常见于老年人）、无警觉性低血糖、性格改变、癫痫样发作

风险预控：预防为主，加强糖尿病教育，保持良好饮食运动生活习惯，加强血糖监测。制订个体化控糖目标

低血糖

应急处理：意识清醒者：监测血糖后进食15 g含糖食物，15分钟后复测血糖，至血糖大于3.9 mmol/L；意识不清者：监测血糖后50%葡萄糖60ml静脉注射，或持续静脉滴注10%葡萄糖或肌肉注射0.5~1.0 mg胰升糖素，加强血糖监测，严密观察生命体征变化意识不清者：监测血糖后50%葡萄糖60 ml静脉注射，或持续静脉滴注10%葡萄糖或肌肉注射0.5~1.0 mg胰升糖素，加强血糖监测，严密观察生命体征变化

发病诱因：感染、应激、酗酒、药物等

主要临床表现：高血糖失水表现：血糖16.7~33.3 mmol/L，眼眶下陷，皮肤干燥，血压下降、心率上升；酮症：血酮大于1.0，呼气烂苹果味；酸中毒：pH值＜7.3，恶心呕吐、多尿口干、头痛、嗜睡、昏迷、深快呼吸；尿糖强阳性，尿酮阳性、可见蛋白尿、管型尿

糖尿病酮症酸中毒

风险预控：观察生命体征、呼吸、脉搏、血压、神志、尿量及血糖、血酮、血气分析

应急处理：建立静脉通路，迅速扩容，纠正水电解质紊乱根据医嘱补液治疗原则：先快后慢，先盐后糖，先晶后胶，见尿补钾，大量补液（生理盐水+小剂量胰岛素），纠正酸中毒予以适当补碱；每小时监测血糖去除诱因：治疗感染、外伤、手术、心肌梗死、脑卒中等

图 8-1-1　糖尿病急性并发症趋势图

2. 运动护理

适当的运动可以增加胰岛素敏感性，减轻体重，改善血糖情况。因此坚持有规律的运动是控制糖尿病的基本措施。运动原则为因人而异，量力而为，循序渐进，持之以恒。

（1）运动疗法的意义。①增加机体对胰岛素的敏感性，从而控制血糖。②调整血脂代谢，降低血压。③控制体重。④预防心脑血管疾病，改善心肺功能。⑤防治骨质疏松，增强身体灵活性。⑥放松紧张的情绪。

（2）运动疗法的禁忌证。①合并各种急性感染。②严重糖尿病慢性并发症，如严重的糖尿病肾病、糖尿病足、眼底病变、新近发生的血栓等。③有明显酮症或酮症酸中毒倾向，或血糖波动大，频繁出现低血糖者。④伴有心功能不全、心律失常，且活动后加重。

（3）运动方式的选择。老年糖尿病患者选择的最佳运动方式是有氧运动，能增强体内氧气的吸入运送和利用，是一种大肌肉群连续性、节奏性较强的运动，如散步、快走、慢跑、骑车、游泳、跳舞、打太极等，可帮助机体消耗葡萄糖和多余的脂肪，增加心肺活动。

（4）运动前准备。①全面检查。开始运动治疗前应先检查有无并发症，以确保运动的安全。运动前检查内容包括血糖及血压情况、足部有无破损等。穿透气合脚的鞋袜。②运动前若空腹血糖 $\geqslant 14$ mmol/L，且出现酮体，应避免运动。血糖 >16.7 mmol/L，虽未出现酮体，也应谨慎运动。若运动前血糖 <5.6 mmol/L，可先摄入额外的碳水化合物后再运动。若收缩压 >180 mmHg，也应避免运动。糖尿病伴合并症选择的运动方式详见表 8-1-6。

表 8-1-6　糖尿病主要合并症运动推荐简表

合并症	强度	时间	频率	方式
冠心病	低	20～45 min	3～4 次/周	慢跑、太极拳、步行、骑车
糖尿病心肌病	低	3～4 次/周	3～4 次/周	慢跑、太极拳、步行、骑车
周围神经病变	低、中	20～45 min	3～4 次/周	快走、太极拳、脚踏车或跑步机训练
高血压	低、中	$\geqslant 30$ min	>4 次/周	静气功、有氧训练
闭塞性动脉硬化症	中	$\geqslant 30$ min	每天一次	上肢和躯干肌的运动锻炼
糖尿病合并慢性阻塞性肿病	中	$\geqslant 30$ min	2～5 次/周	有氧训练、抗阻训练

（5）运动方法。①运动频率和时间为每周运动 3～4 次，可选餐后 1 小时左右进行，每次运动需持续 20～30 分钟为宜，避免空腹及感觉不适时运动。②运动强度不宜过大，运动后的心率以每分钟不超过（170－年龄）次为宜。③运动时最好有人陪伴，并随身携带糖尿病救助卡。④老年糖尿病患者宜选择中强度的有氧运动方式。⑤每周最好根据自己身体情况进行 2 次肌肉运动，如举重训练，训练时阻力为轻或中度。⑥避免高强度的运动，要循序渐进。⑦制订合理的运动方案，养成良好的生活习惯，将有益的体力活动融入日常生活中。⑧不建议老年糖尿病患者进行剧烈活动，以免发生低血糖。⑨可选用以下方法评价运动强度是否达标：在运动中，心跳加快、微微出汗、自我感觉有点累，呼吸频率加快、微微喘，可以与人交谈，但是不能唱歌。

3. 药物护理

在治疗老年糖尿病过程中特别要注意预防低血糖反应，口服降糖药引起的低血糖反应容易反复、持久，难以纠正，需注意。老年糖尿病患者常伴有动脉粥样硬化或糖尿病性血管病变,低血糖发作时常误诊为心肌梗死或脑血管意外,而忽视了低血糖纠正,造成严重不良后果,因此在降糖治疗过程中需密切观察患者的血糖及临床表现变化。

4. 定期复查

经治疗后血糖达标者,可每 3 个月随访 1 次;血糖未达标者,建议每 2~4 周随访 1 次。当出现血糖异常波动或有症状,随时就诊。

5. 社区管理医院

社区联合糖尿病分级管理体系,是改善糖尿病整体管理水平的必要措施。

(1) 根据三级防治原则,有针对性地讲解治疗糖尿病基本措施(饮食、运动、血糖监测、健康行为)的要点和实施方法,血糖控制和并发症防治目标,日常生活中调整心态、皮肤及足部护理、防跌倒、应激情况的自我救治等,使老年患者采取有利于疾病控制、改善不良结局的生活方式。

(2) 可采取多种形式对糖尿病高危人群进行糖尿病防治知识和自我管理方式的教育。介绍降糖药物应用方法及注意事项,尤其是应用胰岛素促泌剂和(或)胰岛素治疗时,预防低血糖发生方法,提高药物疗效和患者依从性。

(3) 对自我管理能力强的患者,指导在日常生活中在饮食量、运动量变化下可根据血糖监测情况自行小剂量调整降糖药量的技巧,以保持血糖稳定和防止低血糖发生。吸烟可加重老年糖尿病患者血管病变、肺功能异常,要力劝戒烟。

(4) 糖尿病知识再教育是必不可少的环节。为老年患者制订相应的随访和护患沟通计划并落实,督促和帮助老年患者实施有效的自我管理策略,促进糖尿病患者长期带病健康生存。

(三) 老年糖尿病患者的自我管理和支持

(1) 主动通过多种途径获取糖尿病防治知识。

(2) 在医务人员的指导下制订自我管理计划。老年患者或家属可以参与制订并实施有益于控制各项代谢指标的饮食和运动计划。

(3) 有计划地自我监测,如血糖、血压、心率、体重,并进行记录。学会分析影响自己血糖变化的因素并联系找寻专科医护人员探讨解决方法。

(4) 服药时间、与起居、进餐的关系,可影响治疗效果,需遵医嘱认真按时、按量服用,提高药物治疗效果。

(5) 定期进行代谢指标、并发症及脏器功能评估,及时发现和治疗并发症。

(6) 老年退行性变化的自我评估和预防。对涉及体能(听力、视力、肢体运动)和智能(记忆力、识别能力、运算能力)等老年退行性变化进行自我评估和维护。医护人员可以指导患者制订自我管理的计划并提供个体化的管理方案。

● 案例与思考

一、患者基本情况

1. 基本信息

姓名:张×× 性别:男 年龄:82 岁 学历:初中

民族:汉族　　　职业:退休　　入院日期:2023.1.4

2. 主诉

多饮、多尿、夜尿增多可见泡沫。

3. 现病史

患者 10 余年前因出现多食、多饮,伴多尿、消瘦就诊,诊断为 2 型糖尿病,多年来一直予以门冬胰岛素 30 U(每日 2 次,早、晚餐前 30 分钟,皮下注射)控制血糖。近期在家监测血糖空腹血糖在 6~13.9 mmol/L 之间,餐后血糖在 7.0~10.0 mmol/L 之间。日常喜好饮酒,近期因家中装修搬运等事需招待帮忙朋友,每日晚餐饮白酒 2 两,自监血糖高就自行增加了晚餐前的胰岛素剂量。入院前 2 日出现夜间做噩梦,醒来后感觉头晕脑涨、出汗,自测血糖 3.8 mmol/L。由于有低血糖症状伴夜里睡眠不好,白天总是无精打采,提不起精神,遂来院就诊。于 1 月 4 日拟"2 型糖尿病性低血糖"收治入院。

4. 既往史

糖尿病史十余年,高血压、高脂血症、慢性肾功能不全。过敏史:无。手术史:胆囊切除术。

5. 个人史

吸烟史 30 年,每日 2 包;睡眠欠佳。

6. 婚育史

育有一女。

7. 家族史

父母均有糖尿病史。

8. 诊断

2 型糖尿病、2 型糖尿病性低血糖。

二、体格检查

体温 36.4℃,心率 80 次/分,呼吸 21 次/分,血压 156/75 mmHg,快速血糖 16.8 mmol/L,血酮 1.0,身高 1.72 米,体重 70 kg,腹围 110 cm,双下肢无水肿。

● **思考题** 》》》

1. [多选]上述病史中,你认为患者发生糖尿病低血糖的原因有哪些?(　　　)

A. 生活不规律　　　　　　　　　B. 重体力劳动

C. 空腹饮酒　　　　　　　　　　D. 增加胰岛素剂量

2. [多选]老年糖尿病治疗的基本原则(　　　)

A. 制订个体化控制目标

B. 兼顾患者的承受能力

C. 早预防、早诊断、早治疗、早达标

D. 使患者在治疗中获得最大利益和最小风险

3. [多选]老年糖尿病一级预防原则(　　　)

A. 防治糖尿病科普宣教　　　　　B. 提倡健康生活方式

C. 早发现、早管理　　　　　　　D. 延缓和降低糖尿病发病率

4.［单选]老年糖尿病患者饮食中蛋白摄入建议是多少?（　　）

A. 2.0~2.5 g/(kg · d)　　　　　　　B. 1.5~1.9 g/(kg · d)

C. 1.0~1.5 g/(kg · d)　　　　　　　D. 0.5~1.0 g/(kg · d)

5.［多选]老年糖尿病的运动原则（　　）

A. 因人而异　　　　　　　　　　　B. 量力而为

C. 循序渐进　　　　　　　　　　　D. 持之以恒

参考答案

1. ABCD

2. ABCD

3. ABCD

4. C

5. ABCD

第二节　甲状腺疾病患者的管理

学习目标

　　（1）能阐述甲状腺疾病的分类和相关概念,描述典型症状、体征、并发症、治疗原则和要点。

　　（2）能按照护理程序为老年甲状腺疾病患者进行评估、制订护理计划并实施。

　　（3）能为老年甲状腺疾病患者及其家属进行饮食、运动、药物、血糖监测等方面的居家健康指导,帮助患者减缓病情的发展和预防并发症的发生。

　　（4）树立尊重生命、关注健康的理念,以高度的责任心为老年患者服务。

　　目前,我国各类甲状腺疾病患病率为50.96%,甲状腺功能异常患病率为15.2%。随着年龄的增长,甲状腺疾病患病率逐渐增加,已成为老年人最常见的内分泌疾病之一。基于人群和临床的流行病学研究表明,老年人甲状腺疾病的患病特点与普通成人有所差异,了解老年甲状腺疾病的流行病学现状,识别老年甲状腺疾病患病的相关危险因素,有助于老年甲状腺疾病的规范化管理,提升老年人群的生活质量。

　　1. 甲状腺功能亢进症

　　老年人群的甲亢患病率总体偏低。

　　2. 甲状腺功能减退症

　　甲状腺功能减退症,简称甲减,是老年人最常见的甲状腺疾病之一。我国年龄≥60岁的人群临床甲减患病率为3.5%,而亚临床甲减的患病率高达35.22%。

3. 甲状腺自身免疫

研究表明,60～69岁老年人甲状腺过氧化物酶抗体和甲状腺球蛋白抗体的阳性率低于整体人群,分别为11.55%和10.20%,年龄≥70岁的老年人的抗体阳性率略有下降,甲状腺过氧化物酶抗体和甲状腺球蛋白抗体的阳性率分别为11.41%和9.85%。

4. 甲状腺结节和肿瘤

甲状腺结节患病率随年龄增加而增加,≥80岁的老年人结节患病率高达71.4%。老年人群的甲状腺结节一般体积较大,多发结节比例较高,性质多以良性为主,恶性结节发病率低于普通成人,但全球甲状腺癌相关死亡率集中于70岁及以上的高龄患者。

一、甲状腺疾病发病原因

1. 年龄

年龄是影响甲状腺疾病的关键因素。老年人的甲状腺疾病特点与普通成人差别明显。

2. 性别

女性甲状腺功能异常和甲状腺结节的风险均高于男性。而男性是甲状腺结节恶性风险、甲状腺癌淋巴结转移风险增加的重要危险因素。

3. 碘摄入

碘缺乏和碘过量均可导致甲状腺疾病患病率增加。

4. 甲状腺自身免疫

甲状腺自身免疫也被普遍认为是甲状腺功能异常的危险因素之一。

5. 代谢紊乱

肥胖、代谢综合征等也会增加甲状腺功能异常疾病的患病风险,也是甲状腺结节、甲状腺癌患病率增加的危险因素。

二、临床表现

(一) 单纯性甲状腺肿

主要表现为甲状腺肿大,没有其他症状。甲状腺常呈轻度或中度弥漫性肿大,质地较软,无压痛。增大显著时可以引起压迫症状。出现咳嗽、呼吸困难症状时是压迫气管引起的,若压迫食管则引起吞咽困难,压迫喉返神经则出现声音嘶哑,若出现胸骨后甲状腺肿可使上腔静脉回流受阻,患者可表现为面部青紫、水肿等。未规范治疗可出现多结节性甲状腺肿,并可出现自主性功能亢进。在地方性甲状腺肿流行的地区,若患者摄入过多的碘时,可诱发碘甲状腺功能亢进症。

(二) 甲状腺功能亢进症

甲状腺功能亢进症,简称甲亢,是指由多种病因导致甲状腺功能增强,从而分泌甲状腺激素过多所致的临床综合征,以毒性弥漫性甲状腺肿最为常见。甲亢病因复杂,临床表现各异。

1. 症状

（1）以代谢亢进和神经、循环、消化等系统兴奋性增高为主要临床表现，患者出现典型症状包括易激惹、烦躁、失眠、心悸、乏力、怕热、多汗、消瘦、食欲亢进、大便次数增多或腹泻等。女性月经稀少，甚至闭经，男性出现性欲减退、阳痿。可伴有低钾性周期性麻痹和近端肌肉进行性无力及萎缩。

（2）淡漠型甲亢在老年人中多见，主要表现为明显消瘦、乏力、心悸、厌食、腹泻、神志淡漠等，而高代谢症状往往表现不典型。

（3）眼部改变分为两种类型，一类为非浸润性（单纯性）突眼，另一类为浸润性突眼，表现为眼部畏光、流泪、异物感、胀痛、复视、视力下降等，严重者可出现失明。

2. 体征

（1）患者表现为消瘦体型、皮肤温暖潮湿、多汗。

（2）神经系统。出现焦虑、烦躁。伸舌或双手平举时有震颤，腱反射活跃。

（3）眼部表现。非浸润性突眼患者表现眼球轻度突出，可伴有眼裂增宽、眨眼减少及凝视、眼球内侧聚合不能或欠佳等眼征。浸润性突眼患者表现为双眼球明显突出，可超过眼球突出度参考值（女性 16.0 mm，男性 18.6 mm）3 mm 以上，少数患者为单侧突眼。可见眼睑肿胀、结膜充血水肿、眼球活动受限、复视等。

（4）甲状腺。毒性弥漫性甲状腺肿患者的甲状腺多呈弥漫性肿大，触诊质地软或坚韧，无压痛，上、下极可触及震颤，听诊可闻及血管杂音。结节性毒性甲状腺肿患者可触及甲状腺结节性肿大。甲状腺自主性高功能腺瘤患者可扪及单一结节。

（5）心血管系统。患者表现为心率增快，听诊心尖部第一心音亢进，可闻及血管杂音，存在心律不齐如早搏、房颤。可有收缩压升高、舒张压正常或下降、脉压差增大。

（6）胫前黏液性水肿。多见于胫骨前下 1/3 部位。皮损多为对称性，皮肤增厚、变粗，如橘皮或树皮样。

（三）甲状腺功能减退症

甲状腺功能减退症是由于甲状腺激素合成和分泌减少或组织作用减弱导致的全身代谢减低综合征。甲减根据病变发生的部位分为原发性甲减、中枢性甲减和甲状腺激素抵抗综合征，根据甲状腺功能减退的程度分为临床甲减和亚临床甲减。根据病变的原因分为自身免疫性甲减、药物性甲减、甲状腺手术后甲减、碘- B1 治疗后甲减、垂体或下丘脑肿瘤手术后甲减、先天性甲减等。

1. 症状

主要表现为代谢率降低和交感神经兴奋性下降。早期轻症患者可无特异性症状，患者典型表现为易疲劳、畏寒、乏力、体重增加、行动迟缓、少汗、记忆力、注意力和理解力减退、嗜睡、食欲减退、腹胀、便秘、肌肉无力、关节疼痛，以及女性溢乳、男性乳房发育等。

2. 体征

（1）甲减面容。称为"面具脸"，颜面虚肿、表情呆板、淡漠。面色苍白、眼睑水肿、唇厚舌大、舌体边缘可见齿痕。眉毛外 1/3 稀疏脱落，男性胡须稀疏。

（2）皮肤。干燥粗糙，皮温降低，由于高胡萝卜素血症，手脚掌皮肤可呈姜黄色。毛发干燥稀疏，双下肢胫骨前方黏液性水肿，压之无凹陷。

（3）神经系统。跟腱反射时间延长，膝反射多正常。

（4）心血管系统。心动过缓、心音减弱、心界扩大。心包积液表现为心界向双侧增大，随体位而变化，坐位心浊音界呈烧瓶样，卧位心底部浊音界增大。

（5）消化系统。肠鸣音减弱，部分患者可出现麻痹性肠梗阻。

三、诊断性评估

（一）病史

1. 单纯甲状腺肿

（1）健康史。评估患者的饮食习惯，了解是否生活在碘缺乏地区，有无服用致甲状腺肿的物质或含碘药物。

（2）身体状况。评估甲状腺肿大的程度和质地，甲状腺肿分度情况，了解患者有无咳嗽、呼吸困难、声音嘶哑、面部水肿等压迫症状。

（3）心理状况。评估因甲状腺肿大等外形改变对日常生活影响，有无自卑、焦虑、抑郁心理状况。

2. 甲状腺功能亢进症

（1）健康史。评估有无甲状腺疾病、自身免疫性疾病、垂体和肾上腺疾病、糖尿病、心血管疾病、结核病、肝脏疾病及胃肠道疾病等病史。了解应用甲状腺激素、胺碘酮、含碘造影剂等用药史。是否吸烟，发病前是否有刺激或创伤诱因，睡眠是否良好，女性月经及生育状况等，家族疾病史。

（2）身体情况。评估生命体征、意识精神状态、营养状况、皮肤、黏膜情况、眼征、甲状腺肿大程度等。

（3）心理状况。评估对日常生活影响，有无心理变化。

3. 甲状腺功能减退症

（1）健康史。评估既往甲状腺疾病史和治疗史，女性有无产后大出血史。评估用药情况，如碳酸锂、胺碘酮等用药史。有无食用加碘盐及长期大量食用卷心菜、甘蓝、木薯等。评估家族疾病史。

（2）身体情况。评估有无少言、易疲劳、反应迟钝、体温偏低，眼睑及皮肤情况。

（3）心理状况。评估有无反应迟钝或动作缓慢致日常生活影响，有无心理状况变化。

（二）体格检查

1. 单纯甲状腺肿

检查甲状腺肿大的程度和质地，甲状腺肿分 3 度：① Ⅰ 度。外观没有肿大，但是能触及。②Ⅱ度。既能看到又能触到,但肿大没有超过胸锁乳突肌。③Ⅲ度。肿大超过胸锁乳突肌。评估患者有无咳嗽、呼吸困难、声音嘶哑、面部水肿等压迫症状。

2. 甲状腺功能亢进症

(1) 一般状态。①观察有无体温升高、脉搏加快、脉压增加等表现。②观察患者有无兴奋易怒、失眠不安等。③评估患者有无消瘦、体重下降、贫血等营养状况改变。

(2) 观察皮肤是否潮湿、多汗,以手掌明显。

(3) 观察和测量眼球突出度,评估有无眼球突出、眼裂增宽等表现,有无视物疲劳、畏光、复视、视力减退、视野变小。角膜有无溃疡。

(4) 了解甲状腺肿大程度,是否呈弥漫性、对称性肿大,有无震颤和血管杂音。

(5) 有无心尖搏动增强、心率增快、心尖部收缩期杂音、心律失常等。有无周围血管征。

(6) 是否有肌无力、肌萎缩和杵状指等。

3. 甲状腺功能减退症

(1) 有无甲减面容。

(2) 有无皮肤黏膜变化情况。

(3) 有无神经系统症状。

(4) 有无心血管系统症状。

(5) 有无肠鸣音减弱,部分患者可出现麻痹性肠梗阻。

(三) 实验室检查

1. 单纯甲状腺肿

(1) 基本项目。甲状腺功能检查、血清甲状腺球蛋白、甲状腺超声、甲状腺摄[131]I率、心电图。

(2) 推荐项目。血常规、肝肾功能、甲状腺自身抗体及肿瘤标志物检查、甲状腺CT。

2. 甲状腺功能亢进症

(1) 基本项目。游离三碘甲状腺原氨酸、游离甲状腺素及促甲状腺素、甲状腺自身免疫性抗体测定、甲状腺超声、心电图、血红蛋白和血细胞比容、肝肾功能等。

(2) 推荐项目。促甲状腺激素释放激素兴奋试验、甲状腺摄[131]I率、甲状腺放射性核素显像、眼球后超声。

3. 甲状腺功能减退症

(1) 基本项目。三碘甲状腺原氨酸、甲状腺素及促甲状腺素、血浆蛋白结合碘、甲状腺摄[131]I率、甲状腺抗体测定、甲状腺超声、心电图、心脏超声、全血细胞计数、血红蛋白和血细胞比容、肝肾功能、血总胆固醇、甘油三酯、低密度脂蛋白胆固醇、高密度脂蛋白胆固醇、血清肌酸激酶、天冬氨酸氨基转移酶、乳酸脱氢酶及血同型半胱氨酸。

(2) 推荐项目。促甲状腺素兴奋试验、促甲状腺激素释放激素兴奋试验、血胆固醇、甲状腺细针穿刺、颅骨摄片、跟腱反射电测定。

四、治疗原则

（一）单纯甲状腺肿治疗原则

1. 一般治疗

青春期甲状腺肿会自行消退，成人每日摄碘量为 $1\sim3~\mu g/kg$，可适量食用如海带、海虾等海产品或含碘丰富的食物。

2. 替代治疗

服用甲状腺片补充甲状腺激素不足，抑制促甲状腺素的分泌，缓解甲状腺的增生与肥大，每天服用 $60\sim180~mg$，疗程为 $3\sim6$ 个月，以维持基础代谢率在正常范围，甲状腺摄^{131}I率 24 小时约 10%，以甲状腺缩小为准来调整剂量。

3. 补充碘剂

（1）地方性甲状腺肿大可服用碘化钾 $10\sim15~mg$，或复方碘溶液（卢戈碘）$2\sim3$ 滴/天，服 1 个月后间隔 10 天再服；或碘糖丸 $2\sim6$ 丸/天。

（2）结节性患者补碘量宜小，以防止诱发甲亢，多发结节及老年患者不主张补碘。

4. 手术治疗

腺体过大者；有压迫症状，内科治疗无效者；腺体内有结节，疑有癌肿、甲亢者，均应手术治疗。

（二）甲状腺功能亢进症治疗原则

1. 一般治疗

保持情绪稳定，合理休息，注意营养。

2. 抗甲状腺药物治疗

（1）适应证。①症状轻、甲状腺肿较轻的患者。②年龄 20 岁以下的患者。③孕妇、年老体弱者。④合并有严重心、肝、肾等疾病不宜选择手术治疗的患者。⑤术前准备和防止术后复发的辅助治疗。

（2）常用药物。①硫脲类。丙硫氧嘧啶、甲硫氧嘧啶。②咪唑类。甲巯咪唑、卡比马唑。其机制为抑制合成甲状腺素。

3. 手术治疗

手术治疗的适应证有：①甲状腺肿大严重，有压迫症状者。②长期口服药治疗无效、停药后易复发、对抗甲状腺药物有严重不良反应、不愿长期服药而希望迅速控制病情者。③结节性甲状腺肿、怀疑恶变者等。

4. 放射性碘治疗

放射性碘治疗的适应证有：①中度毒性弥漫性甲状腺肿患者。②年龄 30 岁以上患者。③老年患者。④不能用药物或手术治疗或治愈后易复发的患者。

（三）甲状腺功能减退症

1. 替代治疗

各种类型的甲减均需用甲状腺激素替代治疗,永久性甲减患者需要终身服药,首选左甲状腺素。治疗的目标是用最小剂量纠正甲减同时不产生明显的不良反应,使血促甲状腺素和甲状腺激素水平保持在正常范围内。

2. 对症治疗

伴有贫血的患者补充铁剂、维生素 B_{12}、叶酸等。伴胃酸低、食欲缺乏者补充稀盐酸的同时合用甲状腺激素。

3. 亚临床甲减的处理

亚临床甲减引起的血脂异常可促使动脉粥样硬化,部分患者可发展为临床甲减。患者有高胆固醇血症、血清促甲状腺素>10 mU/L,可给予左甲状腺素治疗。

4. 黏液性水肿昏迷的治疗

（1）立即静脉通路,补充甲状腺激素,清醒后改用口服药物继续治疗。

（2）给予保温,吸氧,保持呼吸道通畅,必要时行气管切开、机械通气等。

（3）氢化可的松 200～300 mg/d 持续静脉滴注,待患者清醒后逐渐减量。根据需要予以补液,但补液量不宜过多。

（4）控制感染,治疗原发病及预防。

五、专病相关评估

1. 基础代谢率

基础代谢率是指在自然环境中,清晨、静卧、空腹放松状态下,维持生命所需消耗的最低能量。人体基础代谢率与体内甲状腺激素水平以及年龄有一定关系,年龄越小基础代谢率越高,甲状腺水平越高基础代谢率越高。正常值为基础代谢率±10%,甲亢患者可高于20%以上,甲减患者可低于20%以下,是临床诊断甲状腺疾病简便而有效方法。有以下几种计算方法:

（1）基础代谢率＝脉率＋脉压差－111。

（2）男性基础代谢率＝66＋(13.7×体重/kg)＋(5×身高/cm)－(6.8×年龄);女性基础代谢率＝65＋(9.6×体重/kg)＋(1.7×身高/cm)－(4.7×年龄)。

2. 甲状腺肿大评估与分类

（1）视诊。患者取坐位,头稍后仰,嘱其做吞咽动作的同时,观察甲状腺的大小和对称性。

（2）触诊。护理人员立于患者前面,一手拇指施压于一侧甲状腺软骨,将气管推向对侧。另一手示指、中指在对侧胸锁乳突肌后缘向前推挤甲状腺,拇指在胸锁乳突肌前缘触诊,配合吞咽动作。重复检查,可触及被推挤的甲状腺侧叶。用同法检查另一侧甲状腺,观察甲状腺肿大情况。

（3）当触及肿大的甲状腺时,评估其质地、大小、压痛、震颤。用钟形听诊器直接放在肿大的甲状腺上,听诊有无连续性静脉嗡鸣音或收缩期血管杂音。先听左侧,再听右侧。

(4) 评估实验室检查结果、基础代谢率,了解甲状腺功能。

(5) 甲状腺肿大的分类临床习惯分为3度。轻度增大(Ⅰ度)、中度增大(Ⅱ度)和显著增大(Ⅲ度)。划分的标准:①轻度增大(Ⅰ度)。平时看不出肿大,吞咽时才看出甲状腺肿大,但触诊可以摸到甲状腺,为30~50 g。②中度增大(Ⅱ度)。颈部可以看到肿大的甲状腺,而且触诊可以摸到肿大的轮廓,但甲状腺未超过胸锁乳突肌的后缘,为50~100 g。③显著增大(Ⅲ度)。视诊和触诊都可以发现甲状腺肿大,甲状腺超出了胸锁乳突肌的后缘,或使颈部变形,大于100 g。

3. 甲状腺相关眼病的评估与分级

根据甲状腺相关性眼病分级法,将每一级的第一个英文字母缩写连起来就是"NOSPECS",表示从0级到6级的特征和病变的程度、范围(表8-2-1)。第0级和1级眼部变化轻微(N、O),为非浸润改变,第2~6级(S、P、E、C、S)眼部均有浸润性改变。对甲状腺相关性眼病病情的严重程度分级为诊断、治疗、护理提供了标准。

4. 甲状腺功能评估

促甲状腺素水平下降,临床甲亢患者血清总三碘甲状腺原氨酸、游离三碘甲状腺原氨酸、总甲状腺素、游离甲状腺素均升高,亚临床甲亢患者甲状腺激素测定正常。

5. 甲状腺自身抗体

毒性弥漫性甲状腺肿患者促甲状腺激素受体抗体阳性率达80%~100%,多呈高滴度阳性,对诊断、判断病情活动及评价停药时机有一定意义,并且是预测复发的最重要指征。毒性弥漫性甲状腺肿患者可见甲状腺过氧化物酶抗体(甲状腺过氧化物酶抗体)和甲状腺球蛋白抗体(甲状腺球蛋白抗体)阳性。桥本甲状腺炎合并毒性弥漫性甲状腺肿患者的甲状腺球蛋白抗体、甲状腺过氧化物酶抗体多呈高滴度阳性。

表8-2-1　甲状腺相关眼病分级法

分级	定义	英文缩写
0	无体征或症状	N (no signs or symptoms)
1	仅有体征	O (only signs)
2	软组织受累	S (soft-tissue involvement)
3	眼球前突	P (proptosis)
4	眼外肌受累	E (extraocular muscle involvement)
5	角膜受累	C (corneal involvement)
6	视力丧失	S (sight loss)

6. 超声检查

甲状腺超声是甲状腺影像检查最主要手段,有助于确定甲状腺疾病的病因和伴随的甲状腺结节及其性质。应用甲状腺超声检测甲状腺血流对于病因诊断具有重要辅助价值。

7. 甲状腺摄^{131}I率

可辅助病因检测。

六、护理管理计划

（一）住院期间护理管理

1. 单纯甲状腺肿

1）一般护理　病房环境温湿度适宜，保持安静整洁舒适。

2）病情观察及护理

（1）了解患者甲状腺肿大的程度、质地及有无伴随压迫症状，如声音嘶哑、呼吸困难、吞咽困难、面部肿胀等，如患者出现肿胀压迫症状要立即通知医生，以便及时手术。

（2）观察患者的情绪变化，及时干预。

（3）了解患者药物治疗情况，向患者讲解本病相关知识，了解其过往饮食及用药习惯，以便判断甲状腺肿大的原因。

3）心理护理

（1）尊重和关心患者，鼓励患者表达自我感受，对患者交谈中所表现的焦虑和失落等情绪变化予以情感上的支持。

（2）确定患者对自身疾病了解程度及对日常生活的影响，进行疾病知识宣教，鼓励患者正确对待。

（3）动员患者的亲属体谅和关心患者，不要过多关注患者甲状腺肿大部位，鼓励患者与他人多交往沟通，参加正常的社交活动。

（4）指导患者可以通过合体衣着和适合的修饰改变身体变化。

4）相关治疗的配合和护理

（1）补碘治疗的护理。指导患者摄入碘盐和含碘丰富的食物如海带、紫菜等；服用碘剂时用吸管，用凉水冲服，避免水温过高；碘剂要避光保存。

（2）口服甲状腺素制剂，常用药有左甲状腺素钠和甲状腺片。坚持服用，停药后可致复发，故应长期使用。老年人注意服用时间和剂量准确，调整从小剂量开始，逐渐增加到最佳剂量，以免心脏负荷加重。

（3）告知患者单纯性甲状腺肿治疗的目的，包括减轻局部压迫症状、防止甲状腺肿加重、美容。甲状腺轻度肿大且无局部压迫症状者，可定期门诊随访。

2. 甲状腺功能亢进

1）一般护理　病房环境温湿度适宜，保持安静整洁舒适。在病情允许范围内适当活动，注意避免劳累、病情加重者严格卧床休息。

2）病情观察及护理

（1）监测患者的生命体征、神志、体重、精神状态、饮食、睡眠、活动能力、排尿、排便及出入量。

（2）观察甲状腺肿大的程度,有无压迫症状。

（3）观察突眼的程度和症状,是否存在视力下降等安全隐患。

3）用药护理

（1）指导患者遵医嘱正确服药,并根据甲状腺功能调节用药量,告知患者随意停药和减量的危害,嘱患者用药期间勿私自变更药物剂量或停药。

（2）协助医生采血,复查甲状腺功能、血常规和肝肾功能,并注意追查结果后告知患者注意事项。

（3）密切观察药物的不良反应。最常见的不良反应有药疹、粒细胞缺乏。服药期间需定期复查白细胞。若出现高热、咽痛症状时要警惕粒细胞缺乏。白细胞$<3.0\times10^9/L$、粒细胞$<1.5\times10^9/L$,有肝损害时需遵医嘱停药。

（4）服用β受体阻滞剂如美托洛尔、普萘洛尔要监测患者的脉搏。

4）心理护理　评估患者心理状态给予必要关心,鼓励老年患者多参与社交活动,结交朋友。

5）并发症预防及护理

（1）甲亢性心脏病。注意休息可以减轻心脏负荷,避免重体力活动。对于长期卧床的患者应保持舒适体位,定时翻身避免发生压疮。鼓励患者在床上做被动性或主动性活动,如深呼吸及下肢运动,防止肺部感染、下肢静脉血栓形成及肌肉萎缩等并发症的发生。指导患者合理安排作息时间,保证夜间充足睡眠,避免精神紧张。

（2）甲状腺眼病。非浸润性突眼应积极治疗原发病,甲亢控制后预后良好;浸润性突眼与甲亢自身免疫异常有关,需积极治疗,避免失明后果。

（3）甲亢危象。与甲亢未及时得到控制或甲状腺毒症急性加重有关,是可危及患者生命的严重并发症,应告知患者避免诱发因素积极配合治疗防止危象发生。具体见图8-2-1。

3. 甲状腺功能减退

1）一般护理　病房环境温、湿度适宜,适当保暖防止患者着凉,保持安静整洁舒适。

2）病情观察及护理

（1）监测生命体征变化。避免出现怕冷、低体温、行动迟缓、记忆力减退、注意力不集中、易疲乏等,要注意观察患者有无低体温现象。

（2）观察神志和精神状态有无表情淡漠、反应迟钝、言语缓慢、音调嘶哑等黏液性水肿症状,需要注意监测患者身体与精神、智力的变化,及时发现精神异常,如痴呆、幻想、木僵、昏睡等,及时报告医生予以干预,确保患者安全。

（3）甲减患者存在面颊及眼睑水肿,皮肤萎黄、粗糙、少光泽,毛发干燥、稀疏脆易脱落,注意皮肤护理,每日用温水擦洗皮肤并涂擦润肤油防止皮肤干裂。观察有无皮肤发红、起疱、破损,避免使用肥皂。

（4）甲减患者常感到疲乏无力,体格检查时可见肌肉萎缩,有些甚至出现关节腔和胸膜腔、腹膜腔、心包腔积液及心脏扩大、血压升高、动脉粥样硬化及冠心病等,影响患者的活动能力。指导和鼓励患者适当活动,对于老年人、活动能力和反应能力低下者,应注意

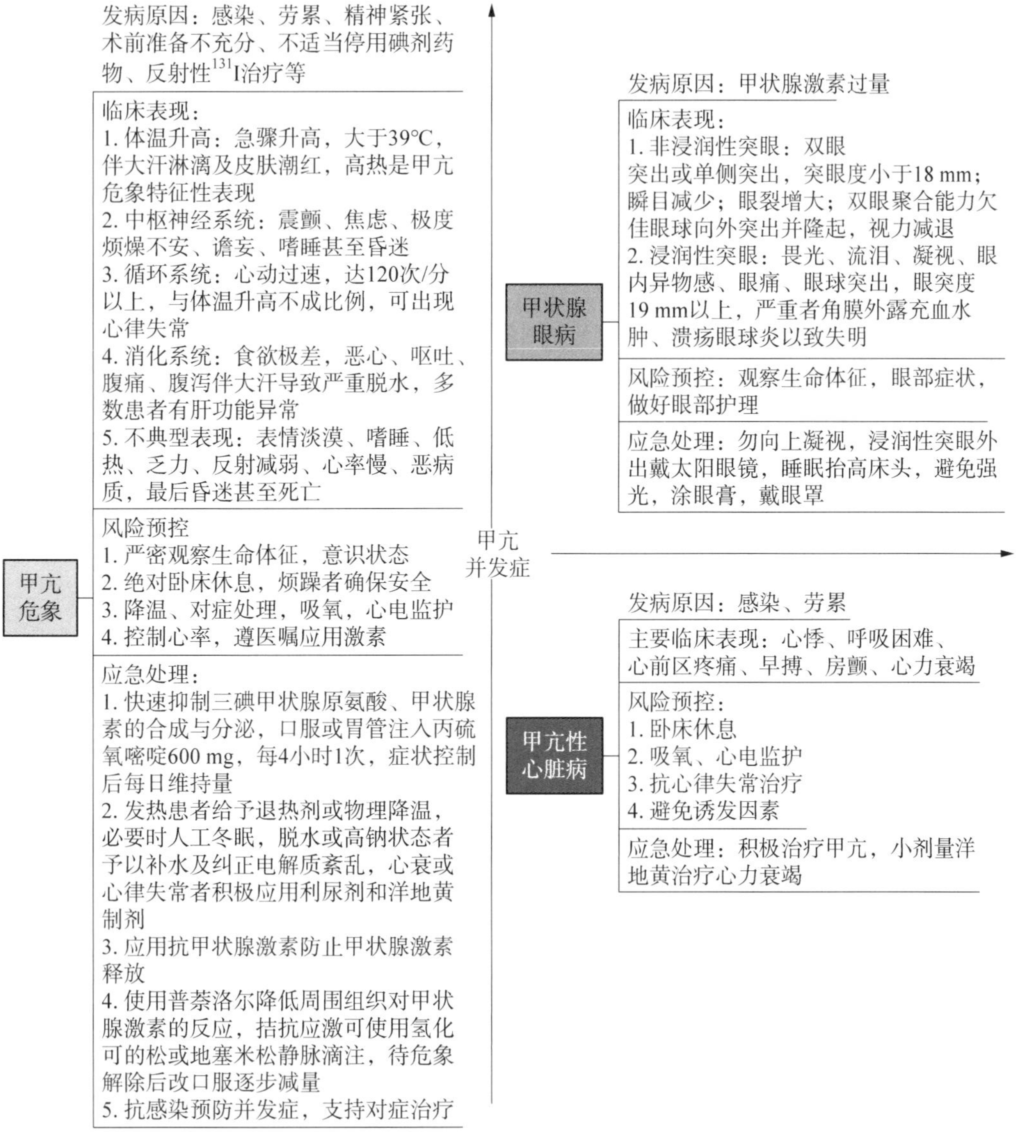

发病原因：感染、劳累、精神紧张、术前准备不充分、不适当停用碘剂药物、反射性¹³¹I治疗等

临床表现：
1. 体温升高：急骤升高，大于39℃，伴大汗淋漓及皮肤潮红，高热是甲亢危象特征性表现
2. 中枢神经系统：震颤、焦虑、极度烦躁不安、谵妄、嗜睡甚至昏迷
3. 循环系统：心动过速，达120次/分以上，与体温升高不成比例，可出现心律失常
4. 消化系统：食欲极差，恶心、呕吐、腹痛、腹泻伴大汗导致严重脱水，多数患者有肝功能异常
5. 不典型表现：表情淡漠、嗜睡、低热、乏力、反射减弱、心率慢、恶病质，最后昏迷甚至死亡

风险预控
1. 严密观察生命体征，意识状态
2. 绝对卧床休息，烦躁者确保安全
3. 降温、对症处理，吸氧，心电监护
4. 控制心率，遵医嘱应用激素

应急处理：
1. 快速抑制三碘甲状腺原氨酸、甲状腺素的合成与分泌，口服或胃管注入丙硫氧嘧啶600 mg，每4小时1次，症状控制后每日维持量
2. 发热患者给予退热剂或物理降温，必要时人工冬眠，脱水或高钠状态者予以补水或纠正电解质紊乱，心衰或心律失常者积极应用利尿剂和洋地黄制剂
3. 应用抗甲状腺激素防止甲状腺激素释放
4. 使用普萘洛尔降低周围组织对甲状腺激素的反应，拮抗应激可使用氢化可的松或地塞米松静脉滴注，待危象解除后改口服逐步减量
5. 抗感染预防并发症，支持对症治疗

甲亢危象

甲亢并发症

甲状腺眼病

发病原因：甲状腺激素过量

临床表现：
1. 非浸润性突眼：双眼突出或单侧突出，突度度小于18 mm；瞬目减少；眼裂增大；双眼聚合能力欠佳眼球向外突出并隆起，视力减退
2. 浸润性突眼：畏光、流泪、凝视、眼内异物感、眼痛、眼球突出，眼突度19 mm以上，严重者角膜外露充血水肿、溃疡眼球炎以致失明

风险预控：观察生命体征，眼部症状，做好眼部护理

应急处理：勿向上凝视，浸润性突眼外出戴太阳眼镜，睡眠抬高床头，避免强光，涂眼膏，戴眼罩

甲亢性心脏病

发病原因：感染、劳累

主要临床表现：心悸、呼吸困难、心前区疼痛、早搏、房颤、心力衰竭

风险预控：
1. 卧床休息
2. 吸氧、心电监护
3. 抗心律失常治疗
4. 避免诱发因素

应急处理：积极治疗甲亢，小剂量洋地黄治疗心力衰竭

图8‑2‑1　甲亢并发症趋势图

保护，保证其活动范围内无障碍物，地面清洁、干燥，避免发生意外伤害。

（5）老年患者肠蠕动减慢，常常腹胀、便秘、厌食等，指导患者进食高蛋白、高糖、高维生素、低脂饮食，清淡易消化及少食多餐能避免肠道负担加重，可多食蔬菜、水果等增加膳食纤维摄入，每日饮水2 000～3 000 ml。指导老年患者养成规律排便的习惯，可做腹部按摩，必要时给予缓泻剂以保持其排便通畅。注意观察患者排便次数、性质、量的改变，观察有无腹胀、腹痛等麻痹性肠梗阻表现。

　　3）用药护理

（1）用药前后分别测脉搏，观察有无心悸、腹痛、心律失常、烦躁不安等药物过量的症状。

（2）观察患者的体重和水肿情况。

（3）药物需长期服用，不能随意间断。

4）心理护理　多与患者交谈，让患者倾诉自己的想法，鼓励患者家属及亲友探视陪护患者，多沟通，理解其行为，提供心理支持。鼓励老年患者多参与社交活动，结交朋友。

5）并发症预防及护理

（1）黏液性水肿昏迷是甲减的最严重的表现，应避免诱因刺激，常见的诱因有寒冷、急性感染、药物（如麻醉药、镇静药、镇痛药和抗抑郁药）、创伤、手术、脑血管意外、低血糖等。前驱症状有疲乏、记忆力下降，可出现不同程度的意识障碍，表现为意识模糊、嗜睡、昏睡，继而发生昏迷，四肢瘫痪，腱反射消失，癫痫样发作，锥体束征阳性。出现呼吸性酸中毒及脑缺氧时表现为呼吸浅慢。当患者出现体温<35℃，有颤抖、发冷、皮肤苍白、心率减慢、低血压时应考虑黏液性水肿昏迷，及时报告医生。

（2）避免受伤，患者有意识障碍、癫痫样发作等症状时，应卧床休息，安排专人陪护，必要时加用床挡。

（二）出院后延伸护理管理

1. 饮食护理

（1）单纯甲状腺肿饮食护理。适量进食含碘丰富饮食如紫菜、海带等海产品，烹饪时可使用碘盐，避免摄入大量卷心菜、花生、菠菜、萝卜等，以预防缺碘所致地方性甲状腺肿。

（2）甲状腺功能亢进饮食护理。食用高热量、高蛋白、低纤维素食物，勿食用含碘高的食物，如海带、紫菜等。合并甲亢危象时需选择高热量、高蛋白、高维生素饮食，每日液体含量大于 3 000 ml，保证足够热量摄入。合并甲状腺眼病时忌咖啡、浓茶等刺激性饮食。合并甲亢性心脏病时饮食宜少量多餐，清淡易消化。限制钠盐摄入，每日钠盐摄入低于 5 g，忌食腌制品，如香肠、腌制品罐头等。

（3）甲状腺功能减退饮食护理。进食高蛋白、高糖、高维生素、低脂饮食，清淡易消化，少食多餐避免加重肠道负担，多食水果蔬菜增加膳食纤维摄入，每日饮水 2 000～3 000 ml，保持大便通畅。

2. 定期复查

甲状腺疾病经治疗后指导患者定期到医院复查，病情变化随时就诊。

⬤ 案例与思考 ⫸⫸⫸

一、患者基本情况

1. 基本信息

姓名：张×× 　　性别：女 　　年龄：65 岁 　　学历：初中

民族：汉族 　　职业：退休 　　入院日期：2023.1.8

2. 主诉

乏力、毛发脱落、记忆力减退、便秘 1 个月。

3. 现病史

患者诊断甲状腺功能减退 3 年,一直口服左甲状腺素钠片治疗。近一个月来有胸闷、乏力、食欲减退来我院就诊,以"甲状腺功能减退"收入我科。

4. 既往史

外周动脉粥样硬化、高脂血症。过敏史:无。外伤史:右下腹受伤。手术史:甲状腺癌切除术。

5. 个人史

无烟酒嗜好。

6. 婚育史

育有一子。

7. 家族史

家族无甲状腺疾病史。

8. 诊断

甲状腺功能减退。

二、体格检查

体温 35.4℃,心率 68 次/分,呼吸 14 次/分,血压 90/58 mmHg,心律齐,心音正常,未闻及杂音,双下肢无水肿。患者面色苍白,表情淡漠,面颊及眼睑水肿,测定血清三碘甲状腺原氨酸、甲状腺素偏低,促甲状腺素水平偏高。

● 思考题 》》》

1. [单选]上述病史中,你认为患者发生甲状腺功能减退的原因是什么?(　　　)

A. 自身免疫疾病史　　　　　　　　　　B. 甲状腺手术史

C. 颈部放射治疗史　　　　　　　　　　D. 垂体疾病史

2. [单选]患者入院第三天,出现嗜睡、意识模糊、昏睡,癫痫样发作,锥体束征阳性。呼吸浅慢,体温<35℃,有颤抖、发冷、皮肤苍白,应考虑发生什么情况?(　　　)

A. 黏液性水肿昏迷　　　　　　　　　　B. 甲亢危象

C. 脑水肿　　　　　　　　　　　　　　D. 垂体危象

3. [多选]黏液性水肿昏迷的治疗(　　　)

A. 立即静脉通路,补充甲状腺激素,清醒后改用口服药物继续治疗

B. 保温,给予吸氧,保持呼吸道通畅,必要时行气管切开、机械通气等

C. 氢化可的松 200～300 mg/d 持续静脉滴注,待患者清醒后逐渐减量,但补液量不宜过多

D. 控制感染,治疗原发病及预防

4. [多选]甲状腺功能减退饮食护理要求有哪些?(　　　)

A. 进食高蛋白、高糖、高维生素、低脂饮食,清淡,易消化

B. 少食多餐,避免加重肠道负担,多食水果蔬菜增加膳食纤维摄入

C. 每日饮水 2 000～3 000 ml

D. 保持大便通畅

参考答案

1. B
2. A
3. ABCD
4. ABCD

第九章
老年人风湿性常见疾病管理

第一节　痛风患者的管理

⚫ **学习目标** 》》

　　(1) 能阐述痛风的定义、病因、相关概念,描述典型症状、体征、并发症、治疗原则和要点。

　　(2) 能按照护理程序为老年痛风患者进行评估、制订护理计划并实施。

　　(3) 能为老年痛风患者及其家属进行饮食、运动、药物、疼痛管理等方面的居家健康指导,帮助患者减缓病情的发展和预防并发症的发生。

　　(4) 树立尊重生命、关注健康的理念,以高度的责任心为老年患者服务。

　　痛风是由尿酸晶体在关节周围沉积引起的疾病。痛风的患病率随着年龄的增加而增加,在 65 岁及以上的人群中,痛风的患病率约为 9.4%,男女患病比例约为 3∶1,而女性在围绝经期后患病率也逐渐增加。亚洲国家痛风的患病率较高,如日本痛风患病率约为 6.4%。对于痛风,及时的预防和管理非常重要,以减少病情的恶化和发展。

一、发病原因

　　痛风是由于体内尿酸代谢紊乱导致的一种疾病。正常情况下,人体会将食物中的嘌呤代谢成尿酸,然后通过肾脏排出体外。但是当体内尿酸排泄不畅或生成过多时,尿酸就会积聚在体内,形成尿酸盐晶体,最终沉积在关节和软组织中,引起炎症和疼痛。

　　造成尿酸代谢紊乱的因素包括:①饮食因素。摄入高嘌呤食物、过度饮酒、过度饮用甜饮料等,会导致体内尿酸过多,容易引发痛风。②遗传因素。痛风有一定的遗传性,如果家族中有痛风病史,患病的风险会增加。③代谢因素。肥胖、高血压、糖尿病等代谢紊乱疾病也容易导致尿酸代谢紊乱。④药物因素。一些药物,如利尿剂、维生素 B_{12} 等,会干扰尿酸的代谢,从而引发痛风。痛风是多种因素综合作用的结果,包括遗传、饮食、代谢等多种因素。了解这些因素,有利于采取科学的预防和治疗措施,从而减少病情的恶化和发展。

二、临床表现

痛风是一种由于体内尿酸水平过高而引起的疾病,临床表现主要包括以下几个方面。

1. 关节疼痛

关节疼痛是指人体关节区域出现的疼痛症状。其中,痛风是一种常见的引起关节疼痛的疾病。痛风是一种代谢性疾病,由于人体内尿酸排泄异常导致尿酸盐在关节中沉积,引起急性关节炎。痛风最常见的部位是大脚趾关节,但也可以发生在其他关节,如脚踝、膝盖、手指等。疼痛通常在夜间开始,伴随着红肿、热痛和触痛等症状,疼痛程度极强,有时甚至无法忍受。除了疼痛之外,痛风患者还可能出现尿酸结石、肾功能不全等症状,严重影响患者的生活质量。对于痛风患者的关节疼痛,早期诊断和治疗至关重要。

2. 关节肿胀

痛风患者的关节肿胀通常是急性发作期间的典型症状之一。除了疼痛外,关节周围的组织也会受到炎症刺激而出现肿胀,使得关节周围的皮肤出现红肿等症状。关节肿胀可能会导致关节功能受损,如在肿胀严重的情况下,关节的弯曲和伸展会受到限制,使得患者难以正常活动和行走。

3. 皮肤发红

痛风患者的皮肤发红是由于关节内的尿酸结晶在周围组织中形成了炎症反应所致。这种红肿可能会出现在关节周围较大范围的皮肤上,不仅仅局限于疼痛的关节。红肿通常伴随着疼痛和肿胀,如果不加控制,红肿可能会持续几天或更长时间。痛风患者在发作期间也需要注意保持皮肤的清洁和卫生,以避免感染等并发症的发生。

4. 发热

痛风发作时患者常常会出现发热的症状,通常是轻度的低热,但也有可能出现较高的体温。发热是痛风发作时常见的症状之一。这种发热通常是由于炎症反应引起的,痛风患者的免疫系统会产生炎症介质,如白细胞、白介素和肿瘤坏死因子等,这些介质会引起体温的升高。此外,痛风发作还会导致代谢异常,进一步影响体温调节系统的功能,从而导致发热。痛风患者在发病期间应该注意多休息,多饮水,保持身体卫生,避免交叉感染。如果体温升高严重,应及时就医治疗。

5. 尿酸结石

长期高尿酸血症会导致尿酸结晶沉积在肾脏和尿路中,形成尿酸结石,患者可能会出现尿路堵塞、尿频、尿急、尿痛等症状。

三、诊断性评估

痛风的诊断通常包括病史采集、体格检查和实验室检查等方面的评估。以下是各个方面的具体分析。

（一）病史采集

痛风的诊断需要全面了解患者的病史。医生会询问患者的疾病史、饮食习惯、饮酒量、药物使用史等情况,这些信息有助于医生确定是否存在高尿酸血症及其他可能导致关节疼痛的病因。同时,医生还会询问患者是否曾经出现过急性关节炎症状,包括疼痛、红肿等,以及这些症状的持续时间和频率等,这些都是确定痛风的重要线索。除了病史采集外,医生还会进行身体检查和一系列实验室检查,以进一步确认诊断。常用的实验室检查包括血尿酸测定、尿常规、尿酸结晶检测、肾功能测试等。通过这些检查,医生可以确定患者是否存在高尿酸血症及是否存在尿酸结晶沉积等情况,进而确定诊断。总之,痛风的诊断需要全面了解患者的病史和实验室检查结果,并结合临床表现进行判断。及早诊断和治疗可以有效缓解症状,预防并发症的发生。

（二）体格检查

痛风的体格检查是非常重要的一步,主要是通过检查患者关节和周围组织的症状来确定诊断。

1. 关节检查

医生会对患者的关节进行仔细的触诊,检查是否有疼痛、肿胀、压痛等症状。痛风常见的关节病变是大脚趾关节炎症,但也可能发生在其他关节,如脚踝、膝盖、手指等。在急性发作期间,受累的关节通常会明显红肿、触痛,并且有明显的疼痛。

2. 皮肤检查

医生会观察患者皮肤的颜色、温度和触感等,检查是否有痛风石,以及病变部位周围的皮肤出现红肿、热痛等症状。

3. 血压检查

由于痛风常常伴随着高血压和心血管疾病等并发症,医生还需要检查患者的血压水平,以便及时诊断和治疗。

（三）实验室检查

实验室检查是诊断痛风的重要手段之一,主要包括以下内容。

1. 血清尿酸检查

血清尿酸是诊断痛风最重要的实验室检查指标之一。正常人的血清尿酸浓度在男性为 $206\sim416\,\mu mol/L$,女性为 $143\sim339\,\mu mol/L$。痛风患者血清尿酸浓度常常升高,尤其是在急性发作期间,可以超过 $600\,\mu mol/L$。但是,也有少数患者的血清尿酸浓度长期处于正常范围内,因此,血清尿酸浓度不能作为痛风的唯一诊断指标。

2. 关节穿刺液检查

关节穿刺液检查可以明确病因,也是痛风诊断的重要依据之一。痛风关节穿刺液检查可见到大量炎性渗出液,液体呈酸性,草酸钙晶体显微镜下呈现出针状,厚度均匀。痛风晶体可以通过偏光显微镜和显微摄影进行诊断。

3. 血常规检查

痛风发作期间,患者的白细胞计数和中性粒细胞比例常常升高,红细胞沉降率加快等。

4. 肝肾功能检查

痛风患者常常存在肝肾功能不全的情况,因此肝肾功能检查也是诊断痛风的重要指标之一。

痛风的实验室检查主要包括血清尿酸检查、关节穿刺液检查、血常规检查、肝肾功能检查等多个方面。医生需要综合分析各项检查结果,结合患者的病史和临床表现,才能最终确定痛风的诊断。

四、治疗原则

(一)痛风的治疗原则

1. 控制疼痛和炎症

采取非甾体抗炎药、糖皮质激素和可待因等镇痛药物控制疼痛和炎症。

2. 降低尿酸水平

通过药物治疗降低血液中的尿酸水平,减少尿酸沉积在关节和软组织中的量,从而预防痛风发作。药物治疗包括利尿剂、阿洛西林、非布司他等口服药物,以及肝氧化酶抑制剂、烷苯酸氧化酶抑制剂等输液治疗。

3. 预防复发

尽可能地减少痛风复发的风险,避免使用会导致尿酸水平升高的药物,如利尿剂等。控制体重和限制饮酒也有助于预防痛风复发。

4. 管理并发症

及时诊断和治疗痛风并发症,如尿酸性肾病、尿酸性结石等,以降低病情进展和恶化的风险。

(二)非药物治疗

1. 控制饮食

痛风患者应限制高嘌呤食物的摄入,如红肉、海鲜、豆类等。同时,应增加水果、蔬菜、全谷类食物的摄入。此外,痛风患者应该避免饮酒,因为酒精会增加尿酸的产生,从而加重症状。患者可以选择无酒精饮料或白开水代替酒类饮料。痛风患者也应该注意饮食中的糖分和脂肪含量,过多的糖分和脂肪会增加患者的体重,加重症状。

2. 控制体重

痛风患者应保持适当的体重,避免过度肥胖。因为过度肥胖会增加尿酸的产生,从而加重痛风症状。

3. 坚持运动

痛风患者还需要保持适当的运动量,适当的运动可以促进尿酸的代谢和排出。过度运动会导致尿酸的产生增加,引起痛风症状,因此运动量需要适度控制。适量的运动可以帮助控制体重、增强关节的力量和灵活性,减少疼痛和炎症。

4. 注意休息

痛风患者应注意休息,避免过度劳累、受凉等情况,以避免诱发症状。此外,痛风患者应该穿着舒适、宽松的鞋子,避免穿高跟鞋、尖头鞋等不合适的鞋子。

5. 补充足够的水分

痛风患者应该补充足够的水分,以促进尿酸的排出。建议每天饮水量不少于 2L。

6. 定期复诊

痛风患者应定期复诊,以及时调整治疗方案。同时,痛风患者也应该定期检查尿酸水平,以监测病情变化。

五、专病相关评估

1. 实验室检查

包括血清尿酸、肾功能、血脂、血糖等指标的检查,以评估尿酸代谢状况及病情严重程度。

2. 影像学检查

可以采用 X 线、超声、CT 等检查方式,以确定关节炎症程度和尿酸盐沉积情况。

六、护理管理计划

痛风是一种代谢性疾病,通常发生在中年或老年人中。对于老年痛风患者,他们的身体功能和代谢水平都相对较低,因此需要特别注意护理管理。

(一) 住院期间护理管理计划

1. 饮食管理

控制痛风患者的饮食,特别是控制高嘌呤食物的摄入,如内脏、肉类、海鲜等。建议多食用蔬菜、水果和全谷类食物,注意保证膳食的均衡和多样性。对于老年人来说,还需要注意饮食的口感和易消化性,避免刺激性食物和油腻食物。

2. 运动管理

鼓励老年痛风患者进行适量的有氧运动,如散步、骑行、游泳等,帮助患者控制体重和代谢功能,同时可以缓解关节疼痛和提高身体抵抗力。但要注意避免剧烈运动和过度疲劳,以免加重病情。

3. 药物治疗

根据医生的处方,合理用药,如利尿剂、非甾体抗炎药、尿酸降低剂等。同时,要注意药物的剂量和使用时间,避免过度依赖和滥用药物。

4. 心理护理

老年痛风患者可能会出现情绪不稳定、焦虑、抑郁等问题,需要进行及时的心理护理和支持,帮助患者保持心态稳定和积极向上的态度。

5. 定期随访

老年痛风患者需要定期进行随访和复查，了解病情变化和身体健康状况，及时调整治疗方案和护理措施。

6. 并发症预防及护理

（1）疼痛。痛风发作时，患者的关节可能会出现剧烈疼痛和肿胀。为了避免进一步损伤，要确保患者在行动时小心谨慎。根据患者疼痛的程度和发生的原因，合理采取止疼措施，使疼痛减轻或消失。急性发作期指导患者绝对卧床休息，待疼痛缓解72小时后，循序渐进的恢复活动。手腕或肘关节受累时，可用小夹板固定减轻疼痛，局部给予冰敷，当痛风石破溃时需要预防感染。

（2）躯体活动障碍。提供合适的辅助设备，如拐杖或轮椅，以帮助患者行动。鼓励患者每天定期进行主动和被动运动，恢复关节功能和肌肉力量。

（3）预防感染。及时给予患者规范的药物治疗，如非甾体抗炎药或可的松，以减轻疼痛和炎症。根据医生的指示，调整药物剂量和使用频率，并监测药物的不良反应。

（4）潜在并发症。具体并发症趋势图见图9-1-1。

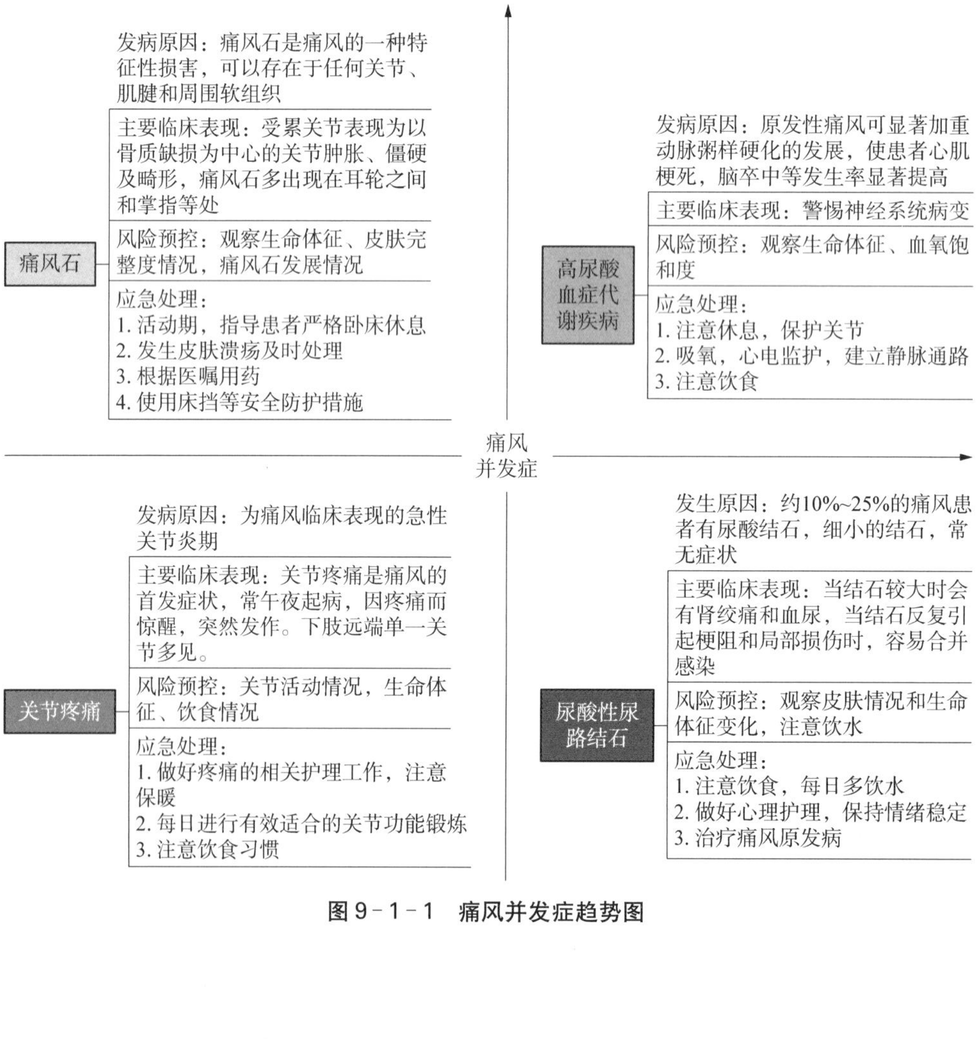

图9-1-1　痛风并发症趋势图

（二）出院后护理管理计划

1. 安排好患者的饮食和营养摄入

根据医嘱和营养师的建议,合理安排患者的饮食和营养摄入,避免摄入高嘌呤食物,避免肥胖等情况。

2. 定期复诊和监测

根据医嘱和患者的病情,定期复诊和监测患者的血尿酸水平、肝肾功能、血压等生命体征指标,及时调整治疗方案。

3. 健康生活方式的建议

为患者提供健康生活方式的建议,如适量锻炼、避免饮酒、戒烟等。

4. 用药管理

根据医嘱和药师的建议,正确用药,注意药品的剂量、用法和注意事项,避免药物滥用或误用。

5. 保持良好的心态

建议患者保持良好的心态,积极面对疾病,避免因疾病带来的心理负担和焦虑。

6. 家庭支持

鼓励患者与家人保持沟通和交流,加强家庭支持和护理,协助患者管理疾病,提高生活质量。

7. 紧急处理计划

制订紧急处理计划,包括患者突发症状的处理方法和就医流程等,以应对可能出现的紧急情况。

总之,出院后的护理管理计划需要综合考虑患者的身体状况、治疗情况和生活习惯等因素,以确保患者能够顺利恢复并降低疾病复发率。

案例与思考

一、患者基本情况

1. 基本信息

姓名:张××　　　性别:男　　　年龄:60 岁　　　学历:初中

民族:汉族　　　职业:退休　　　入院日期:2023.3.15

2. 主诉

痛风石破溃,有白色豆渣样物质排出。

3. 现病史

左膝关节疼痛 4 个月,夜间疼痛明显,偶有因疼痛而夜间惊醒,左膝关节活动略有受限。双手多处关节肿胀变形并伴有多处痛风石沉积,痛风石处皮肤发亮,有一处破溃,今为全面诊治来我院,以"痛风"收入我科。

4. 既往史

无。过敏史:青霉素。外伤史:无。手术史:无。

5. 个人史

吸烟史 30 年,每日一包;睡眠欠佳。

6. 婚育史

育有一子一女。

7. 家族史

母亲有痛风史。

8. 诊断

痛风性关节炎,高尿酸血症。

二、体格检查

体温 37℃,心率 76 次/分,呼吸 19 次/分,血压 135/80 mmHg,心律齐,心音正常,未闻及杂音,双下肢无水肿。

思考题

1. 哪些因素易诱发痛风?
2. 如何做好痛风患者的护理?

参考答案

1. 遗传与肥胖,高血压,饮食习惯。
2. 入院后指导患者卧床休息,抬高患肢,关节制动。降低血清尿酸水平,鼓励多饮水,使尿量每日达到 2 000 ml 以上,防止结石形成。

第二节　类风湿性关节炎患者的管理

学习目标

(1) 能阐述类风湿性关节炎的定义、病因、相关概念,描述典型症状、体征、并发症、治疗原则和要点。

(2) 能按照护理程序为老年类风湿性关节炎患者进行评估、制订护理计划并实施。

(3) 能为老年类风湿性关节炎患者及其家属进行饮食、运动和关节保护、药物、疼痛管理等方面的居家健康指导,帮助患者减缓病情的发展和预防并发症的发生。

(4) 树立尊重生命、关注健康的理念,以高度的责任心为老年患者服务。

类风湿性关节炎会影响关节和周围组织的健康,是由免疫系统攻击关节组织引起的疾病。类风湿性关节炎影响了约 1% 的全球人口,发病率与年龄相关,40 岁以上的人群更容易患病,女性患病率比男性高两倍。根据世界卫生组织的估计,2020 年全球类风湿性关节炎患者数量约为 1.8 亿,其中有大约 40％的人因疾病而无法正常工作。及时的预防和管理对于类风湿性关节炎非常重要。

一、发病原因

类风湿性关节炎是一种自身免疫性疾病,其发病原因目前尚不完全清楚,可能与以下因素有关。

1. 遗传因素

有家族史的人患类风湿性关节炎的风险更高。家族遗传因素是类风湿性关节炎发病的重要因素之一,有家族史的人群发病风险比一般人高出 3 倍左右。研究发现,患有类风湿性关节炎的患者,其一级亲属中也有 2％～5％的人群患上该疾病,而对于有一位二级亲属患有该疾病的人群,其发病风险也比一般人群高出很多。遗传因素对类风湿性关节炎的发病有重要影响,但具体的遗传方式仍然需要更多的研究来确定。除此之外,环境因素和免疫系统异常也是类风湿性关节炎的发病原因之一。

2. 环境因素

吸烟和暴露于某些病毒和细菌等环境因素与类风湿性关节炎有一定的关联。除了遗传因素外,环境因素也被认为与类风湿性关节炎的发病有关。吸烟是一个重要的环境因素,已被证实与类风湿性关节炎的发病风险增加有关。此外,暴露于某些病毒和细菌也可能增加患类风湿性关节炎的风险。研究表明,某些感染如风湿热、EB 病毒、肠道菌群异常等也与类风湿性关节炎的发病有关。因此,除了遗传因素外,环境因素也应该被重视,并采取相应的预防措施。

3. 免疫系统失调

类风湿性关节炎是一种自身免疫性疾病,免疫系统攻击自身的关节组织,导致关节炎症状的发生。正常情况下,免疫系统会保护身体免受外部病原体的侵袭,但在自身免疫疾病中,免疫系统错误地将正常的身体组织识别为外部入侵的病原体,从而攻击这些组织。在类风湿性关节炎中,免疫系统攻击关节的滑膜组织,导致关节炎症状的发生。同时,这种失调的免疫系统反应还会导致全身性症状和并发症的发生。

4. 激素水平异常

荷尔蒙水平异常可能与类风湿性关节炎的发病有关。具体来说,女性患者在荷尔蒙水平变化时,如月经期、妊娠期和围绝经期等,往往会出现病情加重或缓解的情况。此外,激素水平的异常也可能导致免疫系统失调,从而引发类风湿性关节炎的发生。因此,调节荷尔蒙水平和控制激素水平异常对类风湿性关节炎的治疗具有一定的帮助。

5. 年龄和性别

类风湿性关节炎多见于中老年女性。综上所述,类风湿性关节炎的发病原因是多方面的,目前还需要更深入的研究来揭示其病因机制。

二、临床表现

1. 关节炎

类风湿性关节炎常见于手腕、指间关节、膝关节和踝关节等,常呈对称性发病。关节肿胀、疼痛、僵硬、活动受限是类风湿性关节炎的主要表现。晨僵现象也是常见的症状,即早晨起床时关节僵硬、运动不灵活,需数小时方可缓解。除了关节炎之外,类风湿性关节炎还可能伴随其他症状,例如疲劳、发热、压痛和肌肉萎缩等。

2. 关节周围症状

类风湿性关节炎患者还可能出现关节周围的症状,如肌肉萎缩、皮肤硬化、皮下结节等。关节周围的症状也是类风湿性关节炎的一些常见表现,肌肉萎缩是指肌肉组织的变薄、减少,导致患处变得柔软而松弛。皮肤硬化则是皮肤逐渐变得坚硬、僵硬,同时也伴随着皮肤颜色的改变。皮下结节则是在皮下形成的硬块,常常在肘部、手指和足部等处出现。这些症状的出现可以进一步确认类风湿性关节炎的诊断,并且对治疗方案的制订和评估也具有重要意义。

3. 全身症状

类风湿性关节炎不仅仅是一种局部关节疾病,还可以导致全身性症状。如疲劳、发热、食欲不振、体重下降等。这些症状可能与患者的免疫系统异常有关,造成全身性炎症反应。此外,类风湿性关节炎还可以导致其他系统的并发症,如肺部疾病、贫血等。

4. 心血管系统症状

类风湿性关节炎患者还可能出现心血管系统症状,如心包炎、心肌炎、动脉炎等。这些心血管系统症状可能是由于类风湿性关节炎导致的全身性炎症反应和自身免疫反应所致。心包炎和心肌炎是最常见的心血管并发症之一,会导致心脏功能障碍和心力衰竭。动脉炎则可能导致动脉狭窄和闭塞,甚至引起心脏梗死和脑卒中等严重后果。因此,及时监测和治疗这些心血管系统症状对于保护患者的心血管健康至关重要。

三、诊断性评估

(一) 病史

类风湿性关节炎是一种常见的自身免疫性疾病,主要侵犯关节,引起疼痛、肿胀、僵硬等症状。以下是老年患者的类风湿性关节炎病史常见的内容。

1. 症状发作的时间

老年患者的类风湿性关节炎往往在 50 岁以上才出现,症状发作的时间通常比较长,可能有数月甚至数年之久。

2. 疼痛部位和程度

类风湿性关节炎患者通常表现为关节疼痛、肿胀和僵硬,常见的受累关节包括手、腕、膝和脚踝等。老年患者的疼痛程度可能比年轻患者更为严重,影响日常生活和活动能力。

3. 既往病史

老年患者在病史方面可能存在其他慢性疾病或病史,如高血压、糖尿病、心脏病等,这些疾病可能影响到类风湿性关节炎的治疗和管理。

4. 治疗史

老年患者可能已经接受过多种药物治疗,如非甾体抗炎药、糖皮质激素等,治疗史需要详细记录。

5. 活动能力

老年患者的活动能力可能受到限制,需要记录患者的行走距离、爬楼梯等方面的信息。

6. 心理状态

类风湿性关节炎可能对患者的心理状态产生影响,导致抑郁、焦虑等情况,需要及时评估和干预。

以上是老年患者的类风湿性关节炎病史的一些常见内容,护理过程中在进行护理管理计划时需要综合考虑患者的实际情况,制订个性化的护理方案。

(二) 体格检查

1. 关节肿胀和疼痛

检查时应让患者放松,逐个检查受影响的关节,观察是否肿胀和疼痛。可采用触诊和比较检查,双手触摸受影响的关节和对侧关节,以确定是否存在肿胀和疼痛。

2. 关节活动度

检查时应让患者放松,进行被动活动和主动活动,观察关节活动度是否正常。被动活动可以通过手动伸展和屈曲受影响的关节,以确定关节的活动范围。主动活动可以让患者进行简单的活动,观察关节活动度和运动是否正常。

3. 皮肤

检查时应仔细观察皮肤是否出现红疹、硬结等情况,触诊确定皮肤症状是否存在。

4. 眼部

检查时应观察眼部是否有疼痛、充血、干燥、视力下降等症状,使用裸眼或显微镜检查是否存在结膜炎、角膜炎等症状。

5. 心肺功能

检查心率、血压、呼吸等指标是否正常,使用听诊器检查心肺功能是否正常。

6. 神经系统

检查时应进行肌力、感觉、反射等项目的测试,以确定神经系统功能是否正常。

7. 其他

检查时应注意是否存在口腔溃疡、肝脾肿大等情况,使用触诊或其他相关检查方法进行确定。

需要注意的是,在进行体格检查时应注意不要给患者造成过多的疼痛和不适,同时也应避免过度检查对患者造成不必要的疲劳和影响。

（三）实验室检查

实验室检查是诊断类风湿性关节炎的重要手段之一，可以通过血液、尿液、关节液等样本的检查，来评估患者的病情和治疗效果。以下是常见的实验室检查项目及其意义。

1. 血常规

可以检查患者的红细胞、白细胞、血小板等指标，帮助评估炎症程度和贫血情况。

2. C 反应蛋白

C 反应蛋白是一种炎症标志物，可用于评估炎症程度和治疗效果。

3. 红细胞沉降率

红细胞沉降率是一种非特异性炎症标志物，可以帮助评估炎症程度和治疗效果。

4. 抗环瓜氨酸肽抗体

抗环瓜氨酸肽抗体是一种针对自身组织的抗体，其阳性率较高，可用于诊断类风湿性关节炎。

5. 类风湿因子

类风湿因子是一种自身抗体，其阳性率较高，但不是特异性指标，也可用于诊断类风湿性关节炎。

6. 肝肾功能、血脂、电解质、尿液等方面的检查

这些检查主要是为了评估患者的全身情况，确保患者的治疗安全和有效。

总之，实验室检查可以帮助医生更全面地了解患者的病情和治疗效果，但需要结合临床表现和其他检查手段进行综合分析，以确立诊断和治疗方案。

四、治疗原则

（一）基本治疗原则

类风湿性关节炎的治疗原则是早期、积极、全面的治疗，旨在达到缓解疼痛、减轻关节肿胀和改善关节功能的目的。治疗策略通常是结合药物治疗、物理治疗和康复治疗。药物治疗包括非甾体抗炎药、糖皮质激素、抗风湿药等，这些药物可以减轻疼痛、缓解炎症和控制病情进展。物理治疗包括热敷、冷敷、按摩、牵引等，有助于缓解肌肉疼痛、减轻关节肿胀和促进关节功能的恢复。康复治疗包括关节活动训练、肌力训练和平衡训练等，可以帮助患者恢复关节功能、增强肌力和平衡能力。综合治疗可以有效控制疾病进展、减轻症状和改善生活质量。除了药物治疗和康复治疗外，患者还应保持良好的生活习惯，如注意饮食、避免过度劳累和保持适当的体重等，这些措施对于控制疾病进展和维持健康的身体状态也非常重要。

（二）非药物治疗原则

对于老年类风湿性关节炎患者，非药物治疗原则包括以下方面。

1. 体育锻炼

适当的体育锻炼有助于增加关节的灵活性、强化肌肉和骨骼,降低疼痛和炎症,同时有益于身心健康。老年患者可以选择适合自己的低强度运动,如散步、太极拳、瑜伽等。

2. 体重管理

控制体重是减轻关节负担的有效方法,对于老年患者来说尤其重要。合理的饮食习惯和营养均衡的饮食有助于控制体重。

3. 康复训练

针对关节的康复训练可以帮助恢复关节活动度和力量,减少疼痛和炎症,提高生活质量。老年患者可以寻求专业的康复师进行个性化的康复训练。

4. 热敷和冷敷

在关节疼痛和炎症的时候,可以采用热敷或冷敷的方法缓解症状。热敷有助于促进血液循环、松弛肌肉、缓解疼痛,冷敷可以减轻炎症和肿胀。

5. 关节保护

保护关节是预防关节损伤和减轻疼痛的重要措施。老年患者应该注意保持正确的姿势,避免长时间的静坐或站立,避免重复运动和过度使用关节。

以上是非药物治疗类风湿性关节炎老年患者的主要原则,但具体治疗方案应根据患者的具体情况和医生的指导进行调整。

五、专病相关评估

1. 动态血压

类风湿性关节炎老年患者的专病相关评估中,动态血压监测是一个非常重要的指标。动态血压监测可以对老年患者的血压进行全天候的监测和记录,包括平时活动、睡眠等各个时间段。这有助于发现患者可能存在的高血压、低血压等问题,并及时调整治疗方案。

2. 心电图

对于类风湿性关节炎老年患者的专病相关评估,心电图检查可以帮助医生了解患者的心脏情况,包括是否存在心肌缺血、心肌梗死、心律失常等心脏并发症,为医生制订合适的治疗计划提供重要参考。

六、护理管理计划

(一) 住院期间护理管理计划

类风湿性关节炎是一种慢性炎症性关节病,需要长期的综合性治疗和管理。以下是类风湿性关节炎患者的护理计划。

1. 了解患者的病情和治疗方案

类风湿性关节炎是一种慢性自身免疫性疾病,通常表现为关节疼痛、肿胀和活动障碍,严重时可导致关节畸形和功能丧失。护理过程中应该了解患者的病史,包括疾病的发展过程、影响患者疾病的因素及既往治疗情况等。在护理过程中,应该注意关节的红肿、压痛和活动度等方面的变化,以及是否出现了其他系统的症状,如皮肤病变、贫血等。治疗类风湿性关节炎的方法包括药物治疗和非药物治疗。药物治疗包括疾病修复型药物、免疫抑制剂、非甾体抗炎药等,非药物治疗包括物理治疗、营养治疗、心理治疗等。护理过程中需要了解患者正在接受的治疗方案,以及患者对不同药物的反应情况,有助于护理过程中更好地指导患者使用药物和进行非药物治疗,提高治疗效果,改善患者的生活质量。同时,护理过程中还应该与患者建立密切的联系和沟通,及时关注患者的身体和情绪变化,提供必要的支持和帮助。

2. 促进患者的运动

运动可以帮助减轻疼痛和僵硬感,增强肌肉力量和关节灵活性。护理过程中应该鼓励患者进行适当的运动,如瑜伽、普拉提、游泳等。此外,护理过程中应该根据患者的病情和身体状况,制订合理的运动计划,确保患者的运动安全和有效性。在患者运动时,应该注意避免过度运动和关节受伤,同时引导患者正确使用辅助器具,如拐杖、手杖等,以减少关节负担。此外,护理过程中还应该定期检查患者的关节活动度和肌肉力量,以及跟踪患者的运动进展,及时调整运动计划。在鼓励患者进行运动的同时,护理过程中还应该注意患者的情绪变化。类风湿性关节炎是一种慢性疾病,会给患者带来很大的生活压力和心理负担。因此,护理过程中应该关注患者的情绪变化,及时给予支持和鼓励,帮助患者建立积极的心态,提高对疾病的应对能力。总之,对类风湿性关节炎患者来说,适度的运动可以带来许多好处,护理过程中应该积极促进患者的运动,同时注意患者的身体状况和情绪变化,为患者提供全方位的关爱和支持。

3. 提供疼痛管理

除了运动,疼痛管理也是类风湿性关节炎患者护理的重要内容之一。在提供疼痛管理方案时,护理过程中需要了解患者的具体症状和疼痛程度,选择适当的疼痛管理方法。温暖的湿热敷可以缓解关节僵硬和疼痛,通常使用热毛巾或热水袋,每次 15～20 分钟。冰敷则可以缓解关节肿胀和疼痛,通常使用冰袋或冰毛巾,每次 10～15 分钟。除此之外,还可以使用非处方药物,如布洛芬、对乙酰氨基酚等缓解疼痛和不适感,但需谨慎使用,遵循医嘱和用药说明书。同时,护理过程中也要密切观察患者的疼痛情况,及时调整和改进疼痛管理方案。

此外,对于疼痛难以缓解或需要长期控制的患者,护理过程中还应该与医生协商,制订更全面和有效的疼痛管理方案。这可能包括更强效的处方药物、关节注射或手术治疗等。同时,护理过程中也应该给予患者充分的心理支持和鼓励,帮助他们调整心态,积极面对疾病,提高自我管理和抗病能力。总之,类风湿性关节炎患者的疼痛管理是一项综合性的工作,需要护理过程中与医生、患者及患者家属紧密合作,共同制订合适的管理方案,以缓解患者的疼痛和不适感,提高生活质量。

4. 保持健康的饮食

除了运动和疼痛管理,保持健康的饮食也是类风湿性关节炎患者护理的重要内容之一。良好的饮食习惯可以帮助患者控制体重,减轻关节负担,同时提供足够的营养,增强免疫力,促进关节的健康。护理过程中应该提供适当的饮食建议,如鼓励患者多摄入富含纤维、维生素、矿物质和抗氧化剂的食物,如水果、蔬菜、全谷类食物、鱼类等,同时限制摄入饱和脂肪和糖分的食物。此外,对于患有肠胃问题的患者,应该避免摄入过多的咖啡因、辛辣和刺激性食物,以免加重肠胃不适症状。护理过程中也应该密切观察患者的饮食情况,提供个性化的饮食建议和帮助,确保患者的营养需求得到满足。

5. 提供心理支持

类风湿性关节炎患者经常会出现情绪波动和抑郁,护理过程中应该提供心理支持和安慰,鼓励患者积极面对疾病,保持乐观的态度。除了提供身体护理外,护理过程中还应该给予患者充分的心理支持。因为类风湿性关节炎是一种慢性疾病,患者经常需要长期治疗和管理。护理过程中可以通过定期的交流和问询来了解患者的情绪和心理状况,倾听他们的抱怨和忧虑,积极回应他们的需求和关注,帮助他们缓解情绪压力和焦虑情绪。

在提供心理支持时,护理过程中应该鼓励患者积极面对疾病,增强他们的自信心和抗压能力,帮助他们建立积极的生活态度和心态。此外,护理过程中还可以向患者提供一些心理疏导技巧,如深呼吸、放松训练、冥想等,帮助他们缓解疼痛和焦虑情绪,提高生活质量和幸福感。总之,对于类风湿性关节炎患者,护理过程中不仅需要提供专业的医疗护理,还应该给予他们充分的身心关怀和心理支持,帮助他们渡过难关,恢复健康和幸福。

6. 定期监测患者病情

护理过程中应该定期监测患者的病情和治疗效果,及时调整治疗方案和提供必要的支持和指导。同时,护理过程中还应该关注患者的生活质量和日常生活自理能力,提供必要的帮助和指导。除了提供针对性的护理和治疗,定期监测患者病情也是护理的重要内容之一。护理过程中应该定期与患者进行沟通,了解患者的症状和病情变化,及时记录相关信息,如疼痛程度、关节活动度等。

在护理过程中应该关注患者的药物治疗效果和不良反应,及时调整治疗方案和提供必要的指导和支持。此外,护理过程中还应该关注患者的生活质量和日常生活自理能力,提供必要的帮助和指导。对于日常生活自理能力受限的患者,护理过程中可以提供相关的日常生活技能训练,如独立进食、穿衣梳洗、行走等。同时,护理过程中还应该鼓励患者积极参加社交活动,保持良好的心理状态,促进康复和健康。

7. 并发症预防及护理

(1)疼痛。教会患者使用疼痛评估工具,鼓励患者主动说出疼痛,遵医嘱使用止痛药,指导患者注意保暖。指导患者进行适度的关节活动和物理治疗,以减少关节僵硬和增加关节灵活性。定期帮助患者进行关节活动,避免长时间保持一个姿势。

(2)活动无耐力。急性发作期指导患者卧床休息,与患者一起制订活动计划,安排运动频次,使用辅助设施,将常用物品放在患者容易拿到的地方。

(3)潜在并发症。具体并发症趋势图见图9-2-1。

(二)出院后护理管理计划

出院后的护理管理计划是指在患者离院后,医护人员对患者进行的一系列健康管理和指导措施。以下是类风湿性关节炎老年患者出院后的护理管理计划。

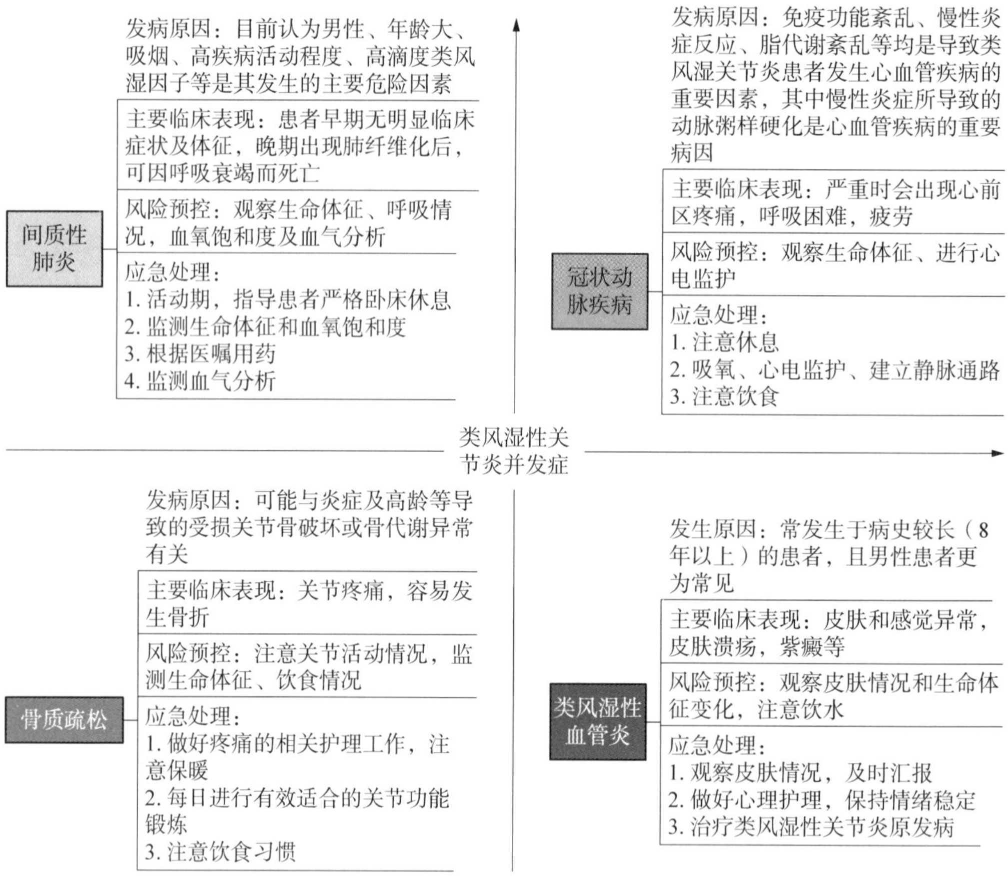

发病原因：目前认为男性、年龄大、吸烟、高疾病活动程度、高滴度类风湿因子等是其发生的主要危险因素

主要临床表现：患者早期无明显临床症状及体征，晚期出现肺纤维化后，可因呼吸衰竭而死亡

风险预控：观察生命体征、呼吸情况，血氧饱和度及血气分析

间质性肺炎

应急处理：
1. 活动期，指导患者严格卧床休息
2. 监测生命体征和血氧饱和度
3. 根据医嘱用药
4. 监测血气分析

发病原因：免疫功能紊乱、慢性炎症反应、脂代谢紊乱等均是导致类风湿关节炎患者发生心血管疾病的重要因素，其中慢性炎症所导致的动脉粥样硬化是心血管疾病的重要病因

主要临床表现：严重时会出现心前区疼痛，呼吸困难，疲劳

风险预控：观察生命体征、进行心电监护

冠状动脉疾病

应急处理：
1. 注意休息
2. 吸氧、心电监护、建立静脉通路
3. 注意饮食

类风湿性关节炎并发症

发病原因：可能与炎症及高龄等导致的受损关节骨破坏或骨代谢异常有关

主要临床表现：关节疼痛，容易发生骨折

风险预控：注意关节活动情况，监测生命体征、饮食情况

骨质疏松

应急处理：
1. 做好疼痛的相关护理工作，注意保暖
2. 每日进行有效适合的关节功能锻炼
3. 注意饮食习惯

发生原因：常发生于病史较长（8年以上）的患者，且男性患者更为常见

主要临床表现：皮肤和感觉异常，皮肤溃疡，紫癜等

风险预控：观察皮肤情况和生命体征变化，注意饮水

类风湿性血管炎

应急处理：
1. 观察皮肤情况，及时汇报
2. 做好心理护理，保持情绪稳定
3. 治疗类风湿性关节炎原发病

图 9-2-1　类风湿性关节炎并发症趋势图

1. 定期随访

医护人员需要在患者出院后定期与患者进行联系，了解患者的病情变化和用药情况，帮助患者及时调整治疗方案，防止病情恶化。

2. 饮食管理

患者需要遵循低盐、低脂、低嘌呤的饮食原则，增加膳食纤维摄入，饮食应多样化、均衡，避免暴饮暴食，防止肥胖和代谢性疾病的发生。

3. 运动锻炼

适当的运动锻炼可以促进血液循环，缓解肌肉和关节的僵硬和疼痛，减轻症状。但需要注意运动量的控制，避免过度疲劳和受伤。

4. 关节保护

患者需要注意保护关节，避免受到外力或过度使用而导致损伤和疼痛。在行走、爬楼梯等活动中应采取正确的姿势和动作。

5. 疼痛管理

针对患者出院后可能出现的关节疼痛，医护人员需要根据疼痛程度和患者的个体差异制订相应的疼痛管理方案，如热敷、按摩、物理治疗等。

6. 心理疏导

患者在疾病治疗过程中可能出现抑郁、焦虑等情绪问题,医护人员需要及时进行心理疏导和支持,帮助患者建立积极的心态,提高生活质量。

7. 药物管理

出院后,患者需要按医生的嘱咐进行规范用药,避免漏服和误服。患者需要了解药物的名称、用法、用量和不良反应等方面的知识,避免因药物问题而出现的意外。

8. 家庭环境改善

对老年患者而言,良好的家庭环境对于疾病康复和生活质量的提高具有重要作用。医护人员需要了解患者的家庭情况,对家庭环境进行评估,提出相应的改善措施,如改善卫生条件、降低家庭中的噪音等。

9. 家庭护理培训

对于老年患者而言,家庭护理的重要性不可忽视。医护人员需要对患者的家属进行护理培训,包括基本的护理知识、日常护理技能、药物管理等,提高家庭护理的质量和安全性。

●案例与思考 »»

一、患者基本情况

1. 基本信息

姓名:刘×× 　　性别:男 　　年龄:72 岁 　　学历:小学

民族:汉族 　　职业:退休 　　入院日期:2023.1.28

2. 主诉

感冒后出现关节肿痛 2 周。

3. 现病史

8 年前出现全身关节肿痛,为间断性隐痛,伴有肿胀,以四肢小关节明显,经治疗后仍然反复发作,2 周前感冒后出现关节肿痛,以“类风湿性关节炎”收入我科。

4. 既往史

高血压。过敏史:无。外伤史:无。手术史:无。

5. 个人史

无;睡眠欠佳。

6. 婚育史

育有一子。

7. 家族史

父亲有关节炎史。

8. 诊断

类风湿性关节炎。

二、体格检查

体温 37℃,心率 86 次/分,呼吸 21 次/分,血压 155/80 mmHg,心律齐,心音正常,未闻及杂音,双下肢无水肿。

● 思考题 》》》

1. 类风湿性关节炎评估和观察要点。
2. 类风湿性关节炎指导要点。

参考答案

1. ①评估患者关节疼痛程度,评估患者关节的活动度。②评估患者晨僵出现的时间、持续的时间。③评估患者的一般情况及生活自理能力。④了解诊断、治疗和护理要求,选择体位。

2. ①根据患者自身特点,给予心理护理,减轻患者的思想负担。②关心安慰患者使患者以积极乐观的态度对待疾病。增强信心,积极配合,加强功能锻炼。③指导患者按照医嘱服药。不能自行停药。④讲解药物的作用和不良反应。指导患者发现不适及时就医。

第十章

老年人神经系统常见疾病管理

第一节　脑血管疾病患者的管理

学习目标 》》》

（1）能阐述脑血管疾病的定义、分类、病因、相关概念，描述典型症状、体征和并发症、治疗原则和要点。

（2）能按照护理程序为老年脑血管疾病患者进行评估、制订护理计划并实施。

（3）能为老年脑血管疾病患者及其家属进行饮食、运动、药物、康复、生活方式、应急处理等方面的居家健康指导，帮助患者减缓病情的发展和预防并发症的发生。

（4）树立尊重生命、关注健康的理念，以高度的责任心为老年患者服务。

脑血管疾病（cerebral vascular diseases，CVD）是指脑血管病变引起的局限性或弥漫性脑功能障碍的一类疾病的总称。我国脑血管疾病发病年龄呈年轻化，平均在 65 岁，且男性发病率高于女性。地域特征呈北部高、南部低，中部地区突出，且农村高于城市。脑血管病类型也存在差异，主要表现为缺血性脑卒中发病率持续上升，而出血性脑卒中发病率呈缓慢下降趋势。脑血管病患病率、发病率和死亡率随着年龄的增长而增高，其造成的危害随着人口老龄化的加剧而日益加重。

脑卒中是指各种原因引起的急性发作的脑血管疾病，包括缺血性脑卒中和出血性脑卒中。缺血性脑卒中又称脑梗死，指各种原因引起的脑部血液供应障碍，局部脑组织发生不可逆性损害，导致脑组织缺血、缺氧性坏死。出血性脑卒中又称自发性脑出血，是指原发性非外伤性脑实质内出血。

全球疾病负担研究数据显示，脑卒中已位居我国成人死亡与残疾病因首位，且我国人口众多，患者人数也位居世界首位。根据《中国脑卒中防治报告 2020》显示，我国脑卒中患病率为 1.47％，年发病率为 0.20％，农村居民脑卒中死亡率为 0.16％，城市居民脑卒中死亡率为 0.129％，我国已逐渐成为脑卒中终身患病风险最高和社会负担最重的国家。

一、发病原因

1. 不可干预因素

包括年龄、性别、遗传、出生体重。随着生育年龄增长,发病比例也随之升高,尤其是55 岁以后,男性比女性更多。若父母曾患脑卒中,则其子女患病风险将显著提高。一项研究表明,出生体重低于 2.5 kg 的人患脑卒中的危险比出生体重 4 kg 的人高出 2 倍多。

2. 高血压

高血压是脑卒中最常见的危险因素之一,在我国 73% 脑卒中的发生与高血压相关。不论收缩压或舒张压的增高均可使脑卒中的发病危险增高并呈正相关。

3. 吸烟

吸烟是缺血性脑卒中重要且独立的危险因素。吸烟会引起血管硬化加快,促进血小板聚集,使缺血性脑卒中相对风险升高 90%,蛛网膜下腔出血风险增加 2 倍。

4. 糖尿病

糖尿病是脑卒中的独立危险因素,脑卒中也与微血管及大血管病变、高脂血症及缺血性脑卒中的发生有关。

5. 其他危险因素

患有心房颤动的人患缺血性脑卒中的风险比健康人高出 4~5 倍,而血脂异常、缺乏体力活动等因素也会增加脑卒中的发病风险。

二、临床表现

如果患者突然发生下列任何一种症状,应考虑脑卒中:①一侧肢体(伴或不伴面部)乏力或麻木。②单侧面部麻木,口角歪斜。③讲话不清楚或对语言的理解有困难。④双眼向一侧凝视。⑤单侧或两眼视力丢失或模糊。⑥眩晕伴有呕吐。⑦以往罕见的剧烈头痛、呕吐。⑧意识障碍、抽搐。

三、诊断性评估

(一) 病史

应全面详细了解患者病史,包括以下内容。

1. 家族史

询问患者有无高血压、糖尿病、血脂异常、冠心病、脑卒中等家族史。

2. 病程

脑卒中发生时间、症状、起病时的活动情况,重要的是询问症状出现的时间,如果是睡眠过程中发病,应以睡前最后各种表现正常的时间作为发病时间的依据。

3. 症状及既往史

包括恶心、呕吐、头痛、血压升高、不同程度的意识障碍及阳性的神经系统体征及进展特征,是否有外伤史、原发性高血压病史、缺血性或出血性脑卒中史、糖尿病史。

4. 药物史

询问服药史,药物治疗的安全性应该考虑多方面因素,尤其是抗凝药物使用史,包括服药时间和剂量、凝血功能状况、是否存在可能引发出血的内科疾病,以及是否存在使用成瘾药物(如可卡因)等。

5. 生活方式

日常饮食中摄入的脂肪、食盐量,饮酒史,吸烟支数,日常活动量及体重改变等情况。

6. 心理社会因素

包括家庭生活情况、工作场所及内容、受教育程度及有无精神创伤或疾病史。

(二)体格检查

(1)评估生命体征、意识状态、气道、呼吸和循环功能。

(2)常规进行体格检查及神经系统专科检查,一般应用脑卒中量表来判断病情严重程度。目前国际上最常使用美国国立卫生研究院脑卒中量表、中国脑卒中患者临床神经功能缺损程度评分量表(1995),斯堪的纳维亚脑卒中量表、脑出血评分量表、格拉斯哥昏迷量表。

(3)认知功能及情感状态评估。通常可采用简易精神状态检查量表和蒙特利尔认知评估量表评估认知功能。

(三)实验室检查

1. 基本项目

包括血常规、血生化、凝血功能、血型、交叉配血、心电图及胸部 X 线或 CT 等检查。根据具体情况,部分患者还可选择动脉血气分析、血栓弹力图、毒理学筛查等检查。

2. 推荐项目

头部平扫 CT、常规 MRI。常用的检查还包括颈动脉超声、经颅多普勒、磁共振脑血管造影、高分辨磁共振成像、CT 血管造影和数字减影血管造影等。

四、治疗原则

(一)脑卒中治疗的基本原则

1. 缺血性脑卒中

治疗应遵循超早期、个体化和整体化的原则。

(1)超早期治疗。一旦发病,选用最佳的治疗方案,尽可能保证在治疗时间窗内进行。

(2)个体化治疗。询问患者年龄、判断病情进展程度、临床疾病类型及自身基础疾病等,综合考虑以便采取最适合患者的治疗方式。

(3)整体化治疗。积极治疗病因、对症处理、支持疗法和及时早期康复治疗等综合措施,同时预防性地干预高危因素。急性期的治疗至关重要,尤其是早期溶栓(尽一切方式缩短时间,保证在发病后 3～4.5 小时以内)、同时合理控制血压、防治脑水肿、控制血糖、抗血小板聚集、抗凝治疗、脑保护治疗、中医药治疗、血管内介入治疗、早期康复治疗等。

2. 出血性脑卒中

一般应卧床休息 2～4 周,避免不良情绪刺激保持安静。内科治疗以降低颅内压、调整血压、止血和凝血治疗、亚低温治疗为主,若出现严重脑出血,可能造成患者生命危险时,应考虑行外科手术治疗,清除颅内血肿,从而降低颅内压,挽救患者生命。如果患者出现昏迷等意识障碍情况,或出现应激性溃疡引起消化道出血的患者应禁食,必要时予以胃肠减压,排空胃内容物,保持水电解质平衡。当患者过度头痛及烦躁加剧时,可遵医嘱予以使用止痛药、镇静剂。

(二) 非药物治疗

主要原则是稳定患者病情,减缓疾病进程,合并高血压的患者应积极控制血压,合并高血脂患者调节血脂、合理饮食等。患者处于恢复期时,康复治疗是最重要的治疗手段,可以联合康复科共同完成康复治疗,可使用或综合使用如物理疗法、中医治疗等促进患者或侧肢体的运动,同时进行言语训练、认知训练、吞咽功能训练,强化日常生活与交流沟通能力,帮助患者早日回归社会,减轻家庭负担。

(三) 临床症状与护理干预

1. 吞咽困难的护理

(1) 吞咽困难筛查。在入院 24 小时内进食或饮水前应进行吞咽困难筛查,常用的吞咽困难筛查工具包括进食评估调查工具-10、改良洼田饮水试验。筛查无异常,方可进食。筛查异常,应请专业人员进行评估并制订康复治疗方案。

(2) 使用营养风险筛查工具进行营养风险筛查。必要时每周进行重复筛查。存在营养风险,护理人员应联系营养师进行全面的营养状况评估,制订营养支持方案并落实。

(3) 吞咽困难进食途径。根据患者吞咽功能、营养状态与医师建议,选择不同的进食途径,包括持续性经胃管或鼻肠管注食,间歇性经口或鼻至胃或食管注食,治疗性经口进食。对于长期留置胃管的患者,可考虑经皮内镜下胃造口术。

(4) 误吸的防护。①确保管饲患者喂养管位置正确,取坐位或半卧位,监测胃残余量,及时清除口腔内分泌物。②逐步帮助患者从管饲过渡到治疗性经口进食,在此过程中要严格把控调整进度,尤其注意在进食环境、进食姿势和体位、进食量,与营养科沟通,合理选择食物及搭配,喂食中采取措施预防误吸的发生。③窒息紧急处理。进食时需有人看护,如果患者进餐过程中出现窒息,应及时发现窒息前兆及表现,立即使用海姆利希手法进行有效处理。

(5) 健康教育。对患者及其主要照顾者进行吞咽困难的危险因素、主要治疗与护理配合、用药、食物调整与工具选择、喂食技能与防误吸技巧、误吸及窒息的识别和急救、正确的口腔卫生保健方法、简单的康复训练方法、患者常见心理问题的疏导、返院复诊等。

2. 语言障碍的护理

制订合理的训练计划,进行针对性的语言功能锻炼,一般采用联合治疗,使用两种及以上的方式进行,例如音乐疗法结合语言康复训练、中医针灸结合与先进仪器结合语言康复训练等。护理中常用手势、口头沟通、书面沟通和触摸。听觉训练,可采取听广播听音乐、看电视以及读报等手段。交流能力训练,引导患者在某些场合说出固定话术,如早晨见面说"早上好!"等,并转化为有意识地说出。命名性失语时重点训练的是口头表达能力,包括命令、文字和称呼。这些技能能帮助患者更好理解日常生活中的物品,并能够准确描述它们的名称和用途。通过反复练习,可以巩固所学的词汇。运动性失语,主要是发音转换训练、文字和构音训练,由简单到复杂,先让患者尝试用喉部发音,再尝试说常用的单独的字,再尝试说简单的词组,随着会说的词组数量的增加,会指导患者说出一些简单的句子,例如"我们去吃饭",然后逐渐过渡到说一些长句子,后再训练患者说更复杂的句子,最后让他们读一些简单的故事或小文章。

3. 运动与感觉障碍的护理

进行运动-感觉障碍护理干预,应建立感觉-运动训练一体化的护理方案。对于轻微到中等程度的脑卒中患者,在24小时内,应该采取有针对性的康复措施,包括床上和床旁康复运动,以及早期的离床期康复训练,以确保患者的身体和心肺功能得到有效的恢复,并且要按照逐步提高的原则来实施。有条件时,应给予适当监护。

4. 认知障碍的护理

康复训练一般分为补偿训练和直接修复认知训练。此外,通过沟通交谈、参加体育运动、给予护理支持等积极的护理干预,对改善脑卒中后的认知障碍精神行为症状具有积极作用。补偿训练策略是着重关注患者疾病引起的特有的活动能力损害,进行针对性训练,促进其正常生活功能恢复。如记忆障碍可以借助手机等辅助电子设备或记事本等非电子辅助设备的外在方法和练习检索以及自我记忆训练等内在方法进行补偿。直接修复认知训练主要通过实践练习、利用缩略词、歌曲、戏曲等进行记忆训练等方法直接改善患者被损害的认知域。

5. 排尿功能障碍的护理

排尿障碍主要包括尿频、尿急、尿失禁与尿潴留,其中脑卒中后持续存在尿失禁是预后的不良指标之一。尿失禁患者应有计划实施膀胱功能管理及训练,包括行为疗法、盆底肌训练、中西医结合疗法等。尿失禁者尽量减少留置尿管,可尝试性使用便盆、纸尿裤,同时应注意会阴部皮肤的护理,保持会阴清洁干燥。留置导尿管期间,建议每天早晚冲洗会阴,按时更换尿管和尿袋。建议联合康复治疗师进行针灸,可有效改善脑卒中后尿潴留。病情稳定后,尽早期拔除导尿管。

五、专病相关评估

(一) 肌力

脑卒中后由于肌无力和肌肉痉挛严重影响脑卒中患者的运动功能,肌无力是神经系统损伤后的缺失症状。临床最常用的美国医学研究委员会(Medical Research Council,MRC)的运动指数法进行判断。见表 10-1-1。

表 10-1-1 肌力 MRC 分级法

分级	表现
0 级零(zero, 0)	未触及肌肉的收缩
1 级微弱(trace, T)	可触及肌肉的收缩,但不能引起关节活动
2 级差(poor, P)	解除重力的影响,能完成全关节活动范围的运动
3 级尚可(fair, F)	能抗重力完成全关节活动范围的运动,但不能抗阻力
4 级良好(good, G)	能抗重力和轻度阻力,完成全关节活动范围的运动
5 级正常(normal, N)	能抗重力及最大阻力,完成全关节活动范围的运动

(二) 格拉斯哥昏迷量表

格拉斯哥昏迷量表是一种用于评估和计算患者意识水平的工具,具体内容包括 3 个部分,睁眼反应、语言反应和运动反应,最高得分 15 分,最低得分为 3 分,分数越低,病情越重,通常在 8 分以上恢复机会较大,7 分及以下预后较差,3~5 分伴脑干反射消失的患者有潜在死亡的危险。见表 10-1-2。

表 10-1-2 格拉斯哥昏迷量表

	反应状态	得分(分)
睁眼反应	自动睁眼	4
	呼之睁眼	3
	疼痛引起睁眼	2
	不睁眼	1
语言反应	定向正常	5
	应答错误	4
	言语错乱	3
	言语难辨	2
	不语	1
运动反应	能按指令动作	6
	对针痛能定位	5
	对针痛能躲避	4
	刺痛肢体屈曲反应	3
	刺痛肢体过伸反应	2
	无动作	1

六、护理管理计划

（一）住院期间护理管理

1. 生活护理

（1）根据 Barthel 指数评分评估患者的日常生活活动能力，以便于进行相应的指导与协助。为预防压疮，应保持床单位整洁、干燥。不能自主翻身的患者建议使用气垫床或按摩床，抬高患肢并协助被动运动，必要时使用泡沫敷料等减压贴保护骨突处。

（2）遵医嘱给予患者高维生素、高热量饮食，同时保证足够水分的摄入；鼻饲流质的患者应根据患者情况及时喂食，从而给予足够的营养供给；进食时及进食后保证床头抬高30～60分钟，预防食物反流。通过提供全面的护理服务，包括帮助患者洗澡、进餐、排便、洗澡以及更换衣物，以提高他们的舒适度，并尽可能满足其基本生活需求。

（3）稳定期患者可取舒适卧位，同时协助进行翻身、拍背。如果患者需床上大、小便，应首先指导患者学会使用坐便器，保证条件方便、环境足够隐蔽，同时给予充足的时间，尽量养成定时排便的习惯，适当床上运动，按摩下腹部促进肠道蠕动，保持大便通畅。

（4）指导下肢踝泵运动，观察有无下肢肿胀及疼痛，积极预防下肢静脉血栓形成。

2. 病情观察及护理

（1）严密监测并记录生命体征及意识、瞳孔变化，准确记录出入液量。

（2）如果发现患者出现剧烈头痛、呕吐呈喷射性、血压升高、脉搏减慢、烦躁不安或意识状态持续恶化、双侧瞳孔不对称、呼吸变得不规则等症状，应立即通知医生进行诊断和治疗，同时备好抢救药物并采取相应的护理措施。

（3）使用降压药后应定时测量血压以判断疗效及有无药物不良反应，使用溶栓药物后严密监测生命体征，观察有无出血情况等。

3. 心理护理

（1）进行疾病相关知识的健康宣教，帮助患者认识疾病、配合治疗，以便改善预后。

（2）日常护理工作中，注意多关心、尊重患者，可以采取交谈、鼓励患者表达感受的方式，舒缓患者焦虑、悲观的情绪，使患者快速适应角色。

（3）由于疾病原因，患者进食、洗漱和如厕需护理人员协助且等候时间较长，应注意避免厌烦情绪。

（4）康复训练过程中患者可能出现注意力不集中、缺乏主动性、悲观及急于求成的不良心理现象，适当鼓励患者稳定情绪，克服康复锻炼遇到的困难，为患者提供舒适的休养环境，同时可联系家属陪同，共同营造和谐的亲情氛围。

4. 安全护理

为了确保患者的健康，建议采取一系列措施。①调整床铺的高度，并设置床挡，放置可供患者轻松拿取的呼叫铃及日常用品。②改善住院环境，使其宽敞、明亮，没有任何障碍物阻拦；在病房走廊、厕所等处设置扶手，使患者可以轻松起立、移动；确保地面保持清洁、干爽,并采取有效的防水防滑措施。③提倡患者穿着舒适的防滑软橡胶底鞋,或是宽松的棉布衣服。④在患者行走时,要尽量减少对他们的打扰;对于行走困难或步态不稳的患者,应当使用手杖、助行器等辅助工具,确保 24 小时有专业的陪伴,确保他们在监护人的监控下安全行走。

　　5. 并发症预防及护理

　　脑卒中常并发其他脏器的疾病,常见的有感染、压疮、脑疝和上消化道出血等。详见图 10 − 1 − 1。

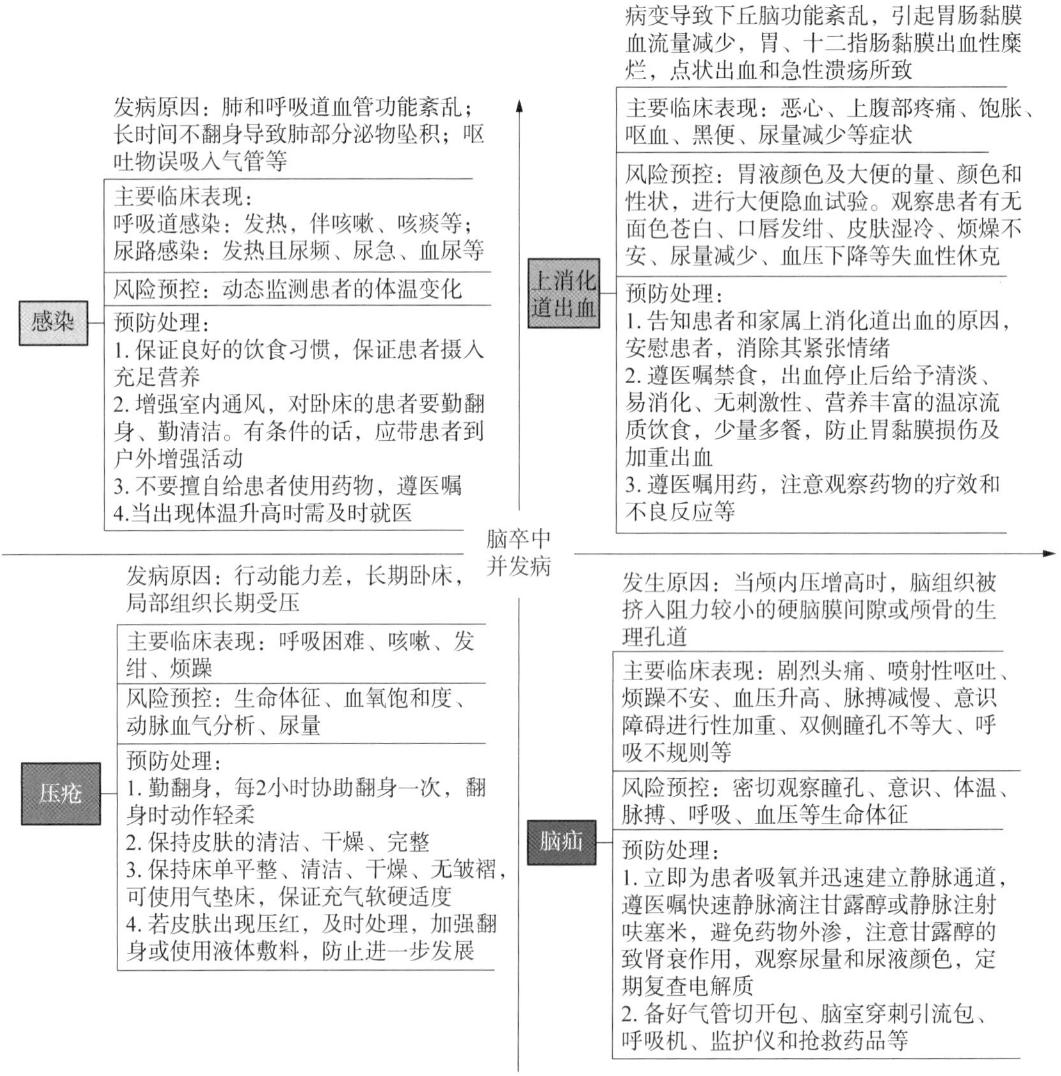

图 10 − 1 − 1　脑卒中常见并发症趋势图

感染

发病原因:肺和呼吸道血管功能紊乱;长时间不翻身导致肺部分泌物坠积;呕吐物误吸入气管等

主要临床表现:
呼吸道感染:发热,伴咳嗽、咳痰等;
尿路感染:发热且尿频、尿急、血尿等

风险预控:动态监测患者的体温变化

预防处理:
1. 保证良好的饮食习惯,保证患者摄入充足营养
2. 增强室内通风,对卧床的患者要勤翻身、勤清洁。有条件的话,应带患者到户外增强活动
3. 不要擅自给患者使用药物,遵医嘱
4. 当出现体温升高时需及时就医

上消化道出血

病变导致下丘脑功能紊乱,引起胃肠黏膜血流量减少,胃、十二指肠黏膜出血性糜烂,点状出血和急性溃疡所致

主要临床表现:恶心、上腹部疼痛、饱胀、呕血、黑便、尿量减少等症状

风险预控:胃液颜色及大便的量、颜色和性状,进行大便隐血试验。观察患者有无面色苍白、口唇发绀、皮肤湿冷、烦燥不安、尿量减少、血压下降等失血性休克

预防处理:
1. 告知患者和家属上消化道出血的原因,安慰患者,消除其紧张情绪
2. 遵医嘱禁食,出血停止后给予清淡、易消化、无刺激性、营养丰富的温凉流质饮食,少量多餐,防止胃黏膜损伤及加重出血
3. 遵医嘱用药,注意观察药物的疗效和不良反应等

脑卒中并发病

压疮

发病原因:行动能力差,长期卧床,局部组织长期受压

主要临床表现:呼吸困难、咳嗽、发绀、烦躁

风险预控:生命体征、血氧饱和度、动脉血气分析、尿量

预防处理:
1. 勤翻身,每2小时协助翻身一次,翻身时动作轻柔
2. 保持皮肤的清洁、干燥、完整
3. 保持床单平整、清洁、干燥、无皱褶,可使用气垫床,保证充气软硬适度
4. 若皮肤出现压红,及时处理,加强翻身或使用液体敷料,防止进一步发展

脑疝

发生原因:当颅内压增高时,脑组织被挤入阻力较小的硬脑膜间隙或颅骨的生理孔道

主要临床表现:剧烈头痛、喷射性呕吐、烦躁不安、血压升高、脉搏减慢、意识障碍进行性加重、双侧瞳孔不等大、呼吸不规则等

风险预控:密切观察瞳孔、意识、体温、脉搏、呼吸、血压等生命体征

预防处理:
1. 立即为患者吸氧并迅速建立静脉通道,遵医嘱快速静脉滴注甘露醇或静脉注射呋塞米,避免药物外渗,注意甘露醇的致肾衰作用,观察尿量和尿液颜色,定期复查电解质
2. 备好气管切开包、脑室穿刺引流包、呼吸机、监护仪和抢救药品等

图 10 − 1 − 1　脑卒中常见并发症趋势图

1)感染

(1)保证良好的饮食习惯,保证患者摄入充足营养。

(2)增强室内通风,对卧床的患者要勤翻身、勤清洁。

（3）有条件的话，应带患者到户外增强活动。

（4）不要擅自给患者使用药物，遵从医嘱。

（5）当出现体温升高又无明显感染因素或感染源时，应高度怀疑肺部感染的可能性，需及时就医。根据患者具体情况制订姑息治疗或者是加用抗生素治疗的诊疗方案。

2）压疮

（1）勤翻身，每2小时协助翻身一次，翻身时动作轻柔。

（2）保持皮肤的清洁、干燥、完整。

（3）保持床单平整、清洁、干燥、无皱褶，可使用气垫床，保证充气软硬适度。

（4）若皮肤出现压红，及时处理，加强翻身或使用液体敷料，防止进一步发展。

3）脑疝

（1）应密切观察患者生命体征，如患者出现剧烈头痛、喷射性呕吐、烦躁不安、血压升高、脉搏减慢、意识障碍进行性加重、双侧瞳孔不等大、呼吸不规则等脑疝的先兆表现时，应立即报告医生。

（2）立即进行吸氧治疗，并尽快打开静脉通道。按照医生的指示，快速滴注甘露醇或呋塞米，注意不要让药物外渗。甘露醇应在15～30分钟内滴完。

（3）备好气管切开包、脑室穿刺引流包、呼吸机、床旁监护仪和抢救药品等。

4）上消化道出血

（1）病情监测。请注意观察患者是否出现恶心、上腹部不适、呕吐、腹泻、尿量减少等症状。可通过抽吸患者胃液，以及观察大便的量、颜色和形状，同时进行大便隐血试验判断消化道出血情况。当患者出现失血性休克时，会出现面色苍白、口唇发绀、皮肤湿冷、烦躁不安、尿量减少、血压下降等表现。

（2）心理护理。告知患者和家属导致消化道出血的原因，并帮助他们缓解焦虑情绪，确保病房安静舒适，并确保他们得到充分休息。

（3）饮食护理。遵医嘱禁食，出血停止后可遵医嘱给予清淡、易消化、营养丰富的温凉流质饮食，为了保护胃黏膜免受损害并减少出血，应该遵循少量多餐的原则。

（4）用药护理。注意观察药物的疗效和不良反应等。

（二）出院后延伸护理管理

1. 生活方式管理

（1）膳食种类应增加食用谷物、薯类和水果，并且摄入低脂奶制品。同时，也应该注意摄入适量的能量和营养，避免摄入饱和脂肪和反式脂肪酸。

（2）推荐食盐摄入量≤6 g/d，具有心脑血管疾病危险因素者，应控制每日胆固醇摄入量。

（3）个体应经常接受医疗咨询，以选择最佳的身体活动方式。健康成年人可进行至少40分钟的快走、慢跑、骑自行车等中等或以上强度的有氧运动，且每周进行3～4次。

（4）对于不能满足最低体力活动建议的成年人，也要进行一定的体力活动，减少久坐行为。

（5）为了减轻体重，超重和肥胖者应该采取一些有益的措施，包括保持健康的生活方式、改善饮食习惯、增加运动量等。每年至少进行一次 BMI 筛查来确定超重或肥胖,以便早期进行干预。

(6)吸烟者应戒烟。动员全社会参与,在社区人群中采用综合性控烟措施,不吸烟者应避免被动吸烟。继续加强宣传教育,提高公众对主动与被动吸烟危害的认识。建议饮酒者应尽可能减少酒精摄入量。

2. 血压管理

(1)定期筛查人群中的高血压患者并给予恰当的治疗和随诊。采用正确的血压测量方法监测血压。

(2)既往未接受降压治疗的缺血性脑卒中患者,发病数天后如果收缩≥140 mmHg 或舒张压≥90 mmHg,应启动降压治疗;抗高血压药物种类和剂量的选择及降压目标值应个体化,做好患者用药宣教。

(3)急性缺血性脑卒中患者血管再通后,血压应控制低于基础血压 20～30 mmHg,但不应低于 90/60 mmHg。

(4)加强患者病情观察,注意倾听患者主诉,警惕主动脉夹层、血容量减少、心输出量减少等原因导致的脑卒中后低血压发生,在患有脑卒中并出现低血压时,应与医生密切沟通,以便尽快查明原因并进行治疗。必要时可采取扩容升压措施。

(5)根据患者高血压风险分层,指导患者定期随诊复查,必要时至高血压专科就诊。

3. 血糖管理

(1)糖尿病和糖尿病前期是缺血性脑卒中患者脑卒中复发或死亡的独立危险因素,应提高对缺血性脑卒中患者的血糖管理重视程度。

(2)为患者制订个体化血糖控制目标和降血糖方案,推荐糖化血红蛋白治疗目标为<7%。

(3)应加强血糖监测,将高血糖患者血糖控制在 7.8～10.0 mmol/L,血糖超过10 mmol/L 及时就诊,遵医嘱给予胰岛素降血糖治疗。

(4)血糖低于 3.3 mmol/L 时,可予 10%～20%葡萄糖口服,目标是达到正常血糖值。

4. 血脂管理

(1)为及时发现血脂异常,建议 20～40 岁成年人至少每 5 年检测 1 次血脂,建议 40岁以上男性和绝经期女性每年监测血脂,脑血管病高危人群建议定期(每 6 个月)监测血脂。

(2)血脂水平的变化与个人的饮食习惯和生活方式密切相关,因此,在治疗血脂异常时,不管采取何种药物调节,都应该坚持控制饮食,并且改变不良的生活习惯。

(3)对于服用调脂药物的脑卒中患者,应注意患者的服药依从性。

5. 突发应急处理

当患者出现意识或肢体感觉变化,让患者保持安静,完全卧床。在急性期内尽量不要搬动患者,观察患者的生命体征,拨打 120 急救电话。保持呼吸道通畅。昏迷患者要松开上衣纽扣和腰带,有义齿者也应摘出,并将患者头侧向一边,保持呼吸道通畅。脑卒中患者抽搐时,迅速清除患者周围危险物品。

案例与思考

一、患者基本情况

1. 基本信息

姓名:徐×× 　　性别:男 　　年龄:79 岁 　　学历:初中

民族:汉族 　　职业:退休 　　入院日期:2023.2.14

2. 主诉

右下肢乏力 1 天。

3. 现病史

患者入院前一天晚饭后无明显诱因下出现右下肢乏力,无法行走,当时未重视,后症状进行性加重,拨打 120 急救电话,急诊头颅 CT:双侧基底节区腔隙灶伴脑萎缩,左侧额部硬膜下积液,两侧颈内外动脉分叉部、颈内动脉颅内段钙化斑块,管腔轻度狭窄。当时予以丁苯酞、尤瑞克林、奥拉西坦对症治疗,症状较前好转,现为进一步诊治,急诊拟"急性脑血管病"收入我科。

4. 既往史

患者 8 年前有脑梗死,此后遗留右下肢乏力,能扶墙行走。有高血压病史多年,最高收缩压超过 180 mmHg,长期规则服用缬沙坦控制血压,血压控制可。患者既往有冠心病,长期口服欣康改善症状。患者否认糖尿病等慢性病史。

5. 个人史

吸烟史 20 年,每日 1 包。睡眠欠佳。

6. 婚育史

育有一子一女。

7. 家族史

父母均有高血压史。

8. 诊断

大脑动脉血栓形成引起的脑梗死。

二、体格检查

体温 36.8℃,呼吸 15 次/分,心率 76 次/分,血压 160/80 mmHg,心律齐,心音正常,无咳嗽咳痰,无胸闷胸痛,无心悸气促,无腹痛腹泻,无呕血黑便等。神志嗜睡,构音障碍,右侧鼻唇沟变浅,伸舌右偏,右上肢肌力 3 级,右下肢肌力 2 级,左侧肌力正常。

思考题

1. 上述病史中,患者家属如何在居家情况紧急识别脑卒中?

2. [单选]脑血栓形成的最常见病因是?（　　　）

A. 高血压　　　　　　　　　　　　B. 脑动脉粥样硬化

C. 各种动脉炎　　　　　　　　　　D. 血压偏低

3. 肌力水平如何分级?

4. [单选]对该类患者诊断最有价值的检查?（　　　）

A. 心电图   B. 脑电图

C. 颅脑 CT   D. 经颅多普勒

5. ［单选］早期溶栓是指在几小时内？（   ）

A. 4.5   B. 6

C. 8   D. 12

参考答案

1. 可按照"F、A、S、T"的顺序，依次来进行脑卒中的识别。

① "F"（face）：判断患者是否出现了面部表情不对称，要求患者笑一下，看一下他有没有口角歪斜、一侧脸部肌肉无法收缩的情况发生。

② "A"（arm）：进行肢体功能的判断。让患者上举双臂，握拳，观察有没有单侧肢体无力的情况。看是否有指尖麻木、触觉消失的情况。

③ "S"（speech）：检查患者的语言功能是否正常，可以让其重复一句话，也可以询问几个简单的问题。

④ "T"（time）：记下患者的发病时间，第一时间联系医院进行治疗。

2. B

3. 肌力水平的分段和表现见表 10 - 1 - 2。

4. C

5. A

第二节　阿尔茨海默病患者的管理

🔵 学习目标 ≫≫

（1）能阐述阿尔茨海默病的定义、病因、相关概念，描述典型症状、体征、并发症、治疗原则和要点。

（2）能按照护理程序为阿尔茨海默病患者进行评估、制订护理计划并实施。

（3）能为阿尔茨海默病患者及其家属进行饮食、药物、家庭照护、安全等方面的居家健康指导，帮助患者减缓病情的发展和预防并发症的发生。

（4）树立尊重生命、关注健康的理念，以高度的责任心为老年患者服务。

阿尔茨海默病（Alzheimer disease，AD）是发生于老年和老年前期，以进行性认知功能障碍和行为损害为特征的中枢神经系统退行性病变。老龄化趋势下神经退行性疾病激增，痴呆已逐渐成为老年人的一种常见病，其中阿尔茨海默病相关痴呆（Alzheimer disease and related dementias，ADRD）占 60%～80%，在国内，阿尔茨海默病的发病率和死亡率都稳步上升,已成为中国居民的第五大死亡原因,给个人、家庭及社会造成了巨大的经济负担。

《中国阿尔茨海默病报告2022》显示我国ADRD的患病率和死亡率略高于全球水平。在过去的30年里,尽管综合死亡率下降了0.39%,中国的阿尔茨海默病死亡人数从1990年的第十名上升到2019年的第五名。并且,在各个年龄组别中,女性的ADRD患病率及死亡率均高于男性。2019年我国ADRD死亡率较高的地区主要集中在沿海,经过年龄标准化后发现,患病率较高的地区主要集中在华南和东北部分地区。阿尔茨海默病防治难度很大,其主要原因在于很难进行早期诊断。在《"健康中国2030"规划纲要》中,政府提出要推动开展老年心理健康及关怀服务,提高对老年痴呆症等的有效干预。

一、发病原因

阿尔茨海默病的发病机制非常复杂,涉及分子生物学、基因遗传学、基础医学、临床医学等多个方面,需要多领域研究探讨,但随着遗传及病理发病机制的认识更为深入,目前研究发现与以下因素相关。

(一) 分子生物学机制

阿尔茨海默病的主要病理特征是淀粉样斑块和神经原纤维缠结,还可见相关的星形胶质细胞增生和小胶质细胞激活、脑淀粉样血管病变等。β淀粉样蛋白和Tau蛋白是阿尔茨海默病发病机制的两大分子标志物。经大量研究认为,阿尔茨海默病的发生和发展与至少4种突变或多型性基因有关,散发性阿尔茨海默病可能是由遗传与环境因素的复杂作用而相互驱动产生的,目前认为遗传因素约占阿尔茨海默病风险70%。

(二) 炎症

小胶质细胞是中枢神经系统的免疫细胞,可对周围的淀粉样蛋白沉积起保护作用,但也可通过释放炎症介质伤害神经元。炎症引起血脑屏障渗漏,一旦出现环境污染物,其敏感性增加,如果肺泡吸收到一定的微小颗粒,当它不断在血流中循环,一旦进入大脑,可能会导致炎症进一步发生。同时,血液屏障渗漏导致血浆蛋白(包括纤维蛋白原)等进入脑实质,产生神经炎症。

(三) 微血管病变

研究表明,阿尔茨海默病患者脑中的β淀粉样蛋白产生活性氧,促进释放内皮素,收缩脑毛细血管,导致脑血流量降低及脑细胞和突触的损伤。在阿尔茨海默病中,沉积物位于脑内毛细血管中,与海马组织微梗死和认知能力下降有关。

(四) 代谢紊乱

研究发现,代谢紊乱与阿尔茨海默病的发生发展密切相关。

（五）碱能系统损伤

乙酰胆碱与学习和记忆有关，海马是学习记忆的重要解剖基础。当边缘系统海马神经元相关的记忆功能被损害，乙酰胆碱水平急剧下降，大脑皮层胆碱能神经系统受到影响，随后大脑皮层记忆储存遭到破坏。

（六）其他因素

另有研究发现，阿尔茨海默病的发病机制还与支链氨基酸代谢异常、参与胰岛素调节的瘦素系统功能障碍、高血压促使的 Willis 环动脉粥样硬化等因素相关。

二、临床表现

阿尔茨海默病临床表现为记忆障碍、失语、失用、失认、视空间能力损害、抽象思维和计算力损害、人格和精神行为改变等。阿尔茨海默病的症状可以分为"ABC"三大类，"A"（activity）是指生活功能改变、"B"（behavior）是指精神和行为症状、"C"（cognition）是指认知损害。

（一）生活功能改变

发病早期患者出现近记忆力下降，但自我生活能力受到的影响较小，一些长期从事高智力工作的患者，主要表现为工作能力和效率下降。在疾病晚期，患者的自我生活能力下降，严重者需要由他人完全照顾。

（二）精神和行为症状

即使在疾病早期，患者会出现兴趣减少、活动及外出减少、不愿做事情、对周围的人或事漠不关心，同时情绪不稳定、易怒。认知功能的进一步损害会导致患者出现片段的幻觉、妄想（多以被偷窃和嫉妒为主）。有些患者可能会出现昼夜颠倒的状况，以及拾捡、收集废品。可表现出过度进食等亢进的本能活动，甚至出现攻击行为。

（三）认知损害

神经认知损害最先出现的表现为遗忘，随后计算能力、定向力、视空间感知、执行及理解能力等认知领域都会受到影响，也会出现失语、失认、失用。

三、诊断性评估

阿尔茨海默病的诊断主要依据患者详细的病史、临床资料、结合相关精神量表检查及有关辅助检查。国际公认的阿尔茨海默病诊断标准是 1984 年发表于《神经学》（Neurology）的美国国立神经病、语言障碍和脑卒中研究所-阿尔茨海默病及相关疾病协会标准。

（一）病史

应全面详细了解患者病史，包括以下内容。

1. 家族史

询问患者有无阿尔茨海默病的家族史。

2. 病程

患者起病时间，是否存在进行性加重。

3. 症状及既往史

目前及既往出现工作及日常生活中的功能损害。由于认知损伤不仅仅局限于遗忘，它也可能影响到其他非遗忘领域，例如语言、视觉和执行功能，从而导致更严重的后果。突然出现性格、心理状态以及行为上的显著转变。

（二）体格检查、精神状况及认知测评

1. 完整的体格检查

包括神经科检查。

2. 精神状况检查

3. 认知测评

进行认知功能筛查，包括简易智力状态检查量表或蒙特利尔认知评估量表、日常生活活动能力评定、临床痴呆评定量表、阿尔茨海默病认知评估量表，以及专门针对某个特定认知维度的评估如记忆力评估，如霍普金斯词语学习测验，语言能力评估，如波士顿命名测验，注意力/工作记忆评估、视觉空间能力评估、执行功能评估等。

（三）实验室检查

1. 基本项目

除常规生化项目（应包括同型半胱氨酸）外，为了保证认知功能，必须特别注意排查甲状腺功能障碍、维生素 B_{12} 和叶酸不足、贫血和神经梅毒等可能对其造成影响的身体疾病。

2. 脑电图

阿尔茨海默病患者的脑电图可出现 α 波减少、θ 波增高、平均频率降低的特征。然而，有些患者的早期脑电图检查结果正常，这可以为阿尔茨海默病的诊断提供重要的依据。

3. 脑影像

推荐磁共振成像（包括海马相）除外脑血管病变及明确脑萎缩程度，亦可考虑通过氟代脱氧葡萄糖-正电子发射断层成像反映大脑不同部位的代谢水平。

4. 阿尔茨海默病生物标志物检查

正电子发射断层成像扫描显示 Aβ 或 Tau 成像阳性。脑脊液中 Aβ42 蛋白水平下降，总 Tau 蛋白和磷酸化 Tau 蛋白水平升高。同样遗传学检查可检测基因突变。

四、治疗原则

（一）阿尔茨海默病的治疗原则

（1）尽早诊断，及时治疗，终身管理。

（2）当前的抗阿尔茨海默病药物无法完全消除病情，但可以减慢病情的发展，因此建议患者采取长期的治疗方案。

（3）针对痴呆伴发的精神行为症状，非药物干预为首选，抗痴呆治疗是基本，在必要的情况下，可以使用精神药物，但是应该定期评估治疗效果和不良反应并避免长期服用。

（4）通过提供健康教育、心理支持和实际帮助，可以显著改善阿尔茨海默病患者的生活质量。

（二）非药物治疗

非药物治疗重点关注于以人为中心，通过提高个体的功能、增加社交活动和锻炼身体来缓解精神行为障碍，增加智能刺激，通过提高认知水平、优化行动策略，有效缓解家庭矛盾，并促进社会支持。

1. 面向患者的非药物干预方法

通过环境调节、感官刺激、行为矫正、音乐疗法、心理辅导、香氛疗法、认知调节和其他多种方式，来改善患者的健康状况。

2. 面向照料者的支持性干预

制订和实施非药物干预技术，特别要注意个体差异。

（三）阿尔茨海默病的药物治疗

1. 改善认知的药物

胆碱酯酶抑制剂，如多奈哌齐、卡巴拉汀等；谷氨酸受体拮抗剂，如美金刚等。对中度或中重度的阿尔茨海默病患者，使用1种胆碱酯酶抑制剂和美金刚联合治疗，可提高患者认知水平、增强日常生活技能和社会功能，有助于缓解心理障碍。

2. 针对精神行为症状的药物治疗

1）抗精神病药　主要用于控制严重的幻觉、妄想和兴奋冲动症状。抗精神病药的使用应遵循小剂量起始，根据治疗反应及不良反应缓慢增量，症状控制后缓慢减量至停药的原则。常用的药物包括利培酮、奥氮平、喹硫平等。

2）抗抑郁药　主要用于治疗抑郁、轻度激越和焦虑。常用的药物如曲唑酮、舍曲林、西酞普兰、米氮平等。

3）心境稳定剂　可缓解冲动和激越行为等症状。常用药物如丙戊酸钠。

五、专病相关评估

（一）认知评估

（1）综合认知评估。

（2）单领域认知评估，如情景记忆功能、语言功能、视空间结构功能、执行功能等。

（二）行为评估

精神行为障碍评估。

（三）功能评估

使用日常生活活动能力评定或工具性日常生活操作能力量表进行生活功能评估。

六、护理管理计划

（一）住院期间护理管理

1. 心理护理

（1）焦虑行为。患者通常表现为坐立不安、来回踱步等，护理人员须确保病房里的环境安静，并提供充分的关怀和支持，举办一些有趣的活动，并教会患者欣赏一些轻松愉悦的音乐。

（2）抑郁行为。患者通常表现为呆滞、睡眠障碍、疲倦等，护理人员应耐心倾听患者的故事，避免强迫他们做不喜欢的事情，并用温暖的话语来表达关怀。

（3）精神症状和性格变化。患者通常表现为如猜疑、自私、幻觉、妄想等。护理人员应该拥有慈悲和关怀，以真挚的态度面对患者，并尽力满足他们的需求。如果无法满足某些特定的需求，耐心地向他们解释，避免使用不适当的语言和行为，导致他们感到沮丧，甚至出现暴力倾向。

2. 语言训练

患者可能会出现语言障碍，因此护理人员应该保持耐心，并尽力利用所有的护理和治疗机会，与患者进行有效的沟通。通过使用带有单词和短语的卡片和图片，帮助患者进行语言能力的提高。此外，还应鼓励他们阅读报纸、收听广播、观看电视，并接受外部刺激。学会分辨失语类型，当患者出现命名性失语，主要表现为遗忘名称，在护理过程中，重复提及名称有助于加深记忆；当患者出现运动性失语，为帮助患者克服发音困难，可以在护理时向他们示范口型，并指导他们说话。

3. 用药护理

护理人员应当确保患者每次服用的药物都按照规定的时间和剂量进行送达，并且要确保药物不会被遗忘或者被随意丢弃。在服用药物的过程中，必须由专业的护理人员提供支持,对于拒绝接受治疗的患者,必要时还要进行口腔检查,如舌下、上颚、唇齿间等易藏药物的位置,确认药物已服。对于中、重度痴呆患者,在服用药物后,他们往往无法表达出任何不适,因此,护理人员需要密切关注患者的反应,并及时向医生汇报,以便及时调整治疗方案。对于卧床患者、吞咽困难的患者,不宜吞服药片,应将药物分解为细颗粒,然后加入温开水中饮用。

4. 安全护理

（1）跌倒。阿尔茨海默病多伴有椎体外系病变,表现为扭转、痉挛、震颤、麻痹及各种各样的行动失调,在日常活动中很容易摔倒或受伤。此外,由于老年人的骨骼较脆弱,更容易骨折。护理人员应在床边、就餐区、盥洗间等跌倒高危区域及腕带上张贴防跌倒警示标识。将日常用品和呼叫器放在患者方便拿取的地方。当使用带有轮子的家具,如床和轮椅时,应确保轮锁处于静止状态,并在转移时使用安全带或护栏。确定患者需要照护的程度,按实施要求提供护理。告知患者离床活动时应有他人陪同。设有护工或家属专人24小时看护,保持患者在照护者的视线范围内。建议患者定期接受康复医生提供的肌肉力量、平衡能力以及步态训练,以帮助他们更好地适应日常生活。同时,要定期监测他们的情况,确保训练的有效性。为了保护患者的安全,应该指导他们正确使用保护性器具,如助行器。对于严重的骨质疏松和髋关节骨折患者,可以协助他们佩戴髋部保护器。每班床边应该交接跌倒风险因素和预防措施的执行情况。

（2）自伤。阿尔茨海默病患者自理能力部分或全部丧失,由于心理脆弱等原因,部分患者会受抑郁、幻觉或妄想的支配,下意识地出现自伤、自杀行为。护理人员和家属应该提供全方位的关怀,仔细检查,并且随时注意可能出现的异常情况,以便尽快确定患者是否有自残或自杀的风险,并妥善保存利器和药品。

（3）走失。阿尔茨海默病患者记忆功能受损,尤其是中、重度痴呆患者,定向力出现障碍,易发生走失。建议患者尽量不要独自外出,外出必须有家属或其他监护人陪伴。佩戴手腕带,同时在患者衣兜内放置名片,写清患者姓名、疾病、病区床号、家庭住址、家人的联系电话号码等,一旦患者迷路,能够被人发现并送回。

5. 并发症预防及护理

由于长期卧床和大小便失禁,重度阿尔茨海默病患者晚期可能会出现许多并发症,这些并发症可能会影响他们的生活质量,如进食障碍、感染、压疮、睡眠障碍等。并发症是导致患者死亡的主要原因,优质的护理是预防各种并发症的关键,因此应当给予充分的重视和关注。晚期护理应强调针对并发症,具体并发症趋势图见图10-2-1。

1）进食障碍

（1）减少误吸,评估舌后坠情况,反复评估口腔和喉内是否有阻塞物,可用纸擦或轻柔地吸引口和喉的分泌物,必要时予以吸引。

（2）保证进食环境的安静,调整患者食物的类型及性状,避免过硬、过干或纯流质的食物,而改用糊状食物,有针对性开展口咽部肌群功能训练来帮助改善吞咽障碍。

（3）如有胃管,确保胃管在位,喂食前将床头抬高,评估胃残余量,缓慢注入,每餐不得超过200 ml,鼻饲4～6次/天,鼻饲后保持半卧位30～60分钟再恢复体位,以利于食物消化。

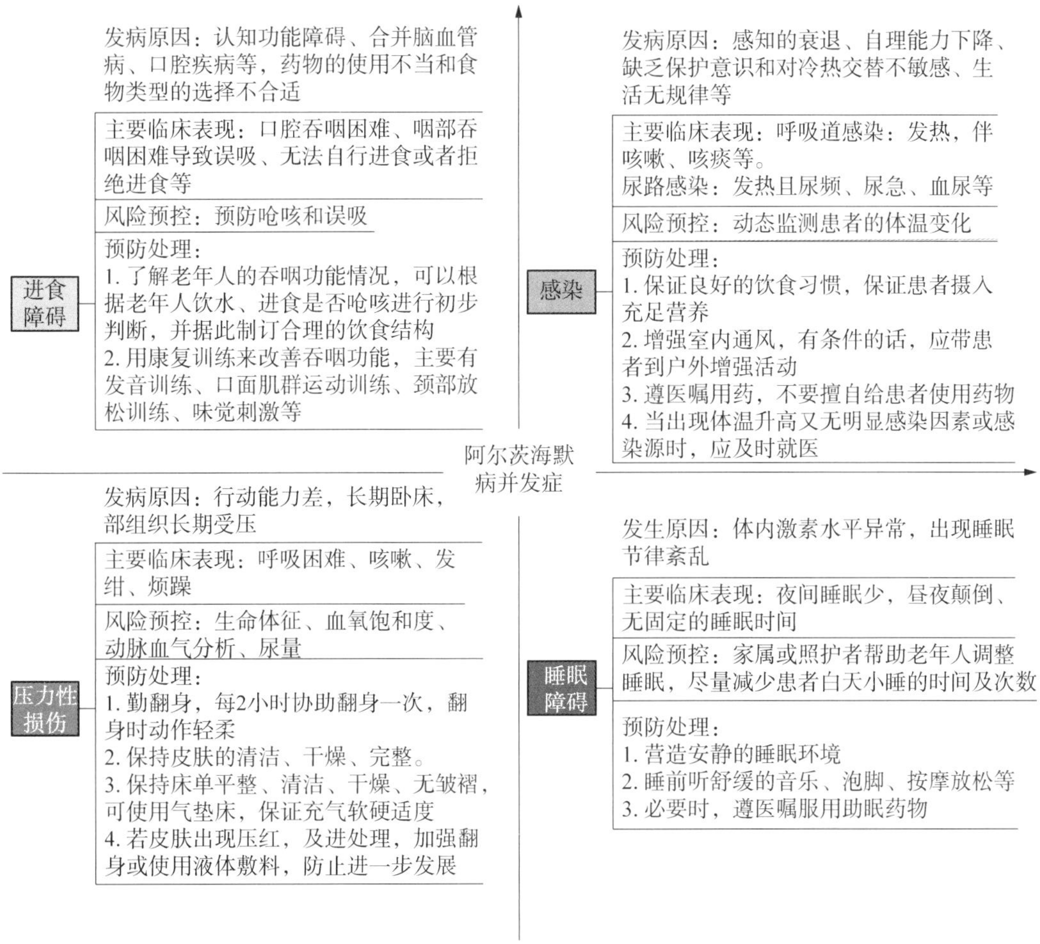

发病原因：认知功能障碍、合并脑血管病、口腔疾病等，药物的使用不当和食物类型的选择不合适

主要临床表现：口腔吞咽困难、咽部吞咽困难导致误吸、无法自行进食或者拒绝进食等

风险预控：预防呛咳和误吸

预防处理：
1. 了解老年人的吞咽功能情况，可以根据老年人饮水、进食是否呛咳进行初步判断，并据此制订合理的饮食结构
2. 用康复训练来改善吞咽功能，主要有发音训练、口面肌群运动训练、颈部放松训练、味觉刺激等

进食障碍

发病原因：感知的衰退、自理能力下降、缺乏保护意识和对冷热交替不敏感、生活无规律等

主要临床表现：呼吸道感染：发热，伴咳嗽、咳痰等
尿路感染：发热且尿频、尿急、血尿等

风险预控：动态监测患者的体温变化

预防处理：
1. 保证良好的饮食习惯，保证患者摄入充足营养
2. 增强室内通风，有条件的话，应带患者到户外增强活动
3. 遵医嘱用药，不要擅自给患者使用药物
4. 当出现体温升高又无明显感染因素或感染源时，应及时就医

感染

阿尔茨海默病并发症

发病原因：行动能力差，长期卧床，部组织长期受压

主要临床表现：呼吸困难、咳嗽、发绀、烦躁

风险预控：生命体征、血氧饱和度、动脉血气分析、尿量

预防处理：
1. 勤翻身，每2小时协助翻身一次，翻身时动作轻柔
2. 保持皮肤的清洁、干燥、完整
3. 保持床单平整、清洁、干燥、无皱褶，可使用气垫床，保证充气软硬适度
4. 若皮肤出现压红，及进处理，加强翻身或使用液体敷料，防止进一步发展

压力性损伤

发生原因：体内激素水平异常，出现睡眠节律紊乱

主要临床表现：夜间睡眠少，昼夜颠倒、无固定的睡眠时间

风险预控：家属或照护者帮助老年人调整睡眠，尽量减少患者白天小睡的时间及次数

预防处理：
1. 营造安静的睡眠环境
2. 睡前听舒缓的音乐、泡脚、按摩放松等
3. 必要时，遵医嘱服用助眠药物

睡眠障碍

图 10-2-1　阿尔茨海默病并发症趋势图

2）感染

（1）保证良好的饮食习惯，保证患者摄入充足营养。

（2）增强室内通风，对卧床的患者要勤翻身、勤清洁。

（3）有条件的话，应带患者到户外增强活动。

（4）不要擅自给患者使用药物，遵医嘱用药。

（5）当出现体温升高又无明显感染因素或感染源时，应高度怀疑肺部感染的可能性，需及时就医。根据患者具体情况制订姑息治疗或者是加用抗生素治疗的诊疗方案。

3）压疮

（1）勤翻身，每2小时协助翻身一次，翻身时动作轻柔。

（2）保持皮肤的清洁、干燥、完整。

（3）保持床单平整、清洁、干燥、无皱褶，可使用气垫床，保证充气软硬适度。

（4）若皮肤出现压红，及时处理，加强翻身或使用液体敷料，防止进一步发展。

4）睡眠障碍

（1）营造安静的睡眠环境。

（2）睡前听舒缓的音乐、泡脚、进行背部按摩、放松身体等。

（3）必要时，遵医嘱服用助眠药物。

（二）出院后延伸护理管理

1. 心理护理

（1）为了预防抑郁症和其他心理问题，应该保持积极的情绪，并在必要时寻求心理咨询和治疗。让患者与周围人进行良好的沟通，增加患者与外界的交流，延缓患者的生活能力丧失，减少不良情绪。

（2）为了减少患者生活环境中可能导致不良情绪和异常行为的刺激因素，护理人员应该采取措施来改善这些因素，比如提供相对安静、没有争吵的环境。

（3）饲养宠物可减少患者的孤独感。音乐治疗有助于改善患者的情绪，使患者减少不良情绪，让患者聆听能唤起愉快体验的熟悉音乐，能让患者在周围环境中感觉到舒适、平和。

2. 饮食护理

（1）提供健康的饮食，应该选择营养丰富、味道鲜美、荤素搭配合理的食物，并且保持适当的温度，避免有刺和骨头。饮食种类方面，应品种多样化，以清淡、低糖、低脂、低盐、高蛋白、高纤维素的食品为主。

（2）对于吞咽困难的患者，半流质或软食是最佳选择。建议患者在饮食时，尽量慢速，避免过度咀嚼，并在每次饮食完成后，重复几次空咽运动，以确保完全吞咽，避免噎食和呛咳。

（3）对少数食欲亢进、暴饮暴食患者，为避免由于消化和吸收问题导致的呕吐和腹泻，应该适度控制饮食。

（4）为避免患者进食时无人陪伴而发生窒息或其他危险情况，建议每天三餐按时、按量摄取，并且尽可能遵循患者平时的饮食习惯。

（5）避免摄入任何有刺激性的食物，包括酒、咖啡和浓茶，并尽量减少油煎和油炸的食品。

3. 药物护理

（1）药物的应用应该在医生的指导下进行，不得擅自加减药物，更不得擅自停药，应该严格遵医嘱，定时定量服用。

（2）用药期间严格监测患者身体的各项指标，一旦出现不良反应，应该立即到医院就诊，在医生的指导下调整药量或更换药物。

4. 定期复查

谨遵医嘱定期复诊。在日常生活中，需要密切关注患者的身体状况，一旦发现疾病恶化，或出现其他并发症，应立即前往医院，避免造成严重危害。患者尽量不要独自就诊，可让家属陪同。就医前医生会询问患者病史、症状、日常行为表现、精神状况等，患者及家属需详细准确告知，同时将会进行相应的检查，注意穿着宽松、舒适的衣服。

5. 社区管理

（1）阿尔茨海默病老年患者的发现。要做到早发现、早就医、早治疗。当出现记忆力下降的情况，经人提醒也不能回忆起，已经影响到了日常生活。出门后找不到回家的路，即使在熟悉的环境中也会出现迷路的情况。语言能力下降，无法看懂文字，也无法准确表达。患者通常词不达意，说话没有逻辑。性格改变，如之前外向的性格突然变得沉默寡言，之前内向的性格突然变得兴奋、欣快。当患者出现以上症状时需及时就医。

（2）阿尔茨海默病老年患者的随访。阿尔茨海默病老年患者要遵医嘱治疗，明确诊断，积极治疗，需要家属重视并有极大的耐心，避免病情进一步发展，导致严重的后果，长期护理患者会令照料者的身心俱疲。要注重锻炼患者在卫生、饮食、大小便、起居等日常生活自理能力及生活技能的训练至关重要。坚持服药到口，加强人员陪护，避免走失、跌倒等意外事件发生。

（三）居家管理健康干预

1. 风险指标监测

（1）及时发现。阿尔茨海默病的症状或症状加重，出现显著的记忆力减退，空间、思维、语言能力等全面下降，甚至性情改变，忘记自己是谁，原本很内向的人忽然变得冲动等，要及时到医院诊治，并定期复查，监测随访病情的变化，延缓其进展。

（2）检测并发症。阿尔茨海默病患者肺炎的发病率很高，大多数阿尔茨海默病患者死于并发肺炎。当患者出现发热、咳嗽、咳痰等呼吸道症状时应及时就诊。

2. 生活方式指导

（1）控制基础疾病。高血压、高血糖、高脂血症等基础疾病会增加阿尔茨海默病的发病率，所以要控制这些疾病，进行降压、降糖、降血脂的治疗。

（2）改变不良生活习惯。戒烟、戒酒，同时注意保证充足的睡眠，保持良好的情绪。特别是对精神兴奋型患者来说，更应该注意。为了调整患者睡眠，可在白天给他们一些刺激，鼓励他们做一些有益、有趣的手工活动和适当的体育锻炼。

（3）避免头外伤。保护头部，不要做剧烈的、危险的、无保护措施的运动。

（4）改善饮食。注意饮食清淡，不要吃辛辣、刺激性食物，可以多吃富含胆碱和叶酸的食物，如花生、核桃、绿叶蔬菜、牛肉等。

（5）适当运动。能改善心、肺功能，同时也能改善脑功能，对于延缓大脑衰退起到积极作用，可降低阿尔茨海默病的发病率。病情允许，适当让他们做一些简单家务，以及散步、太极拳等适合老年人活动的项目。建议为行动不便的患者提供人工支持，并提供适当的运动项目，如玩健身球、握握力器、打算盘和写字。对于卧床的患者，建议在床上进行主动收缩全身或部分肌肉的训练。

（6）适当用脑。平时可以多读书、看报，也可以进行象棋、游戏等娱乐活动，这些可以刺激大脑神经元活性，降低阿尔茨海默病的发病率。

（7）家庭预防。子女应该尽可能多地抽出时间陪伴老年人，多与他们沟通交流，鼓励他们接触新鲜事物。同时要让老年人多参与集体活动，广泛社交。

3. 心理行为干预

做好加强陪伴和护理的心理准备。治疗最重要、最关键的是家属全面、细致的护理工作，及时就诊，在医生的指导下用药物控制伴随的焦虑、抑郁、妄想、躁动等精神症状。同时也要有更多的耐心，不要批评指责，这样能够减缓病情的发展。

4. 突发应急处理

一般阿尔茨海默病的老年患者在家中易发生跌倒等意外事件,应检查身体有无骨折等损伤的发生,在不确定的情况下不要挪动患者,及时拨打 120 急救电话,原地待命。当患者出现发热等情况,做好体温监测,予以物理降温,及时就医。当患者出现呛咳,应让患者侧卧,进行拍背,保持呼吸道通畅,当发生异物窒息时,可使用海姆利希手法。

● 案例与思考 ≫

一、患者基本情况

1. 基本信息

姓名:朱××   性别:女   年龄:76 岁   学历:小学

民族:汉族   职业:退休   入院日期:2023.1.14

2. 主诉

言语模糊,记忆力障碍 1 年余。

3. 现病史

患者神志清楚,易醒健忘,睡眠差,无法与家人进行有效沟通,反应迟钝,计算力、理解力下降,注意力不集中,且吞咽困难、饮水呛咳,大小便可自理。今为全面诊治来我院,以"阿尔茨海默病"收入我科。

4. 既往史

脑梗后遗症,糖尿病史,双侧基底节区及额顶叶白质少许腔隙灶,额顶叶白质少许缺血改变。过敏史:无。外伤史:头部外伤史。手术史:无。

5. 个人史

无吸烟史、饮酒史,睡眠欠佳。

6. 婚育史

育有一子一女。

7. 家族史

父亲有阿尔茨海默病史。

8. 诊断

阿尔茨海默病。

二、体格检查

体温 36.8℃,呼吸 15 次/分,心率 82 次/分,血压 118/70 mmHg,右上肢肌力 Ⅴ级,右下肢肌力Ⅳ级,腱反射(+)。

● 思考题 ≫

1. [单选]阿尔茨海默病的早期核心症状是什么?(   )

A. 视空间感知障碍   B. 记忆障碍

C. 抽象思维障碍   D. 语言障碍

E. 失用、失认

2. [单选]根据患者情况,下列护理措施不正确的是?(   )

A. 照顾老年人的生活起居　　　　　B. 辅助药物治疗,观察患者的反应

C. 加强认知方面的锻炼　　　　　　D. 对老年人实施保护性约束

3. 该患者饮食护理中需特别注意什么?

4. [多选]患者除了吞咽障碍以外,还可能发生哪些并发症?(　　　)

A. 肺部感染　　　　　　　　　　　B. 睡眠障碍

C. 压疮　　　　　　　　　　　　　D. 尿路感染

5. [多选]阿尔茨海默病的治疗基本原则(　　　)

A. 尽早诊断　　　　　　　　　　　B. 及时治疗

C. 终身管理　　　　　　　　　　　D. 药物干预即可

参考答案

1. B

2. D

3. 患者存在吞咽障碍,对吞咽困难者,食物要以半流质或软食为宜。应缓慢进食,不可催促,每次吞咽后要让患者反复做几次空咽运动,确保食物全部咽下,以防噎食及呛咳。必要时予以置入胃管,鼻饲前确保胃管在位,将床头抬高,评估胃残余量,缓慢注入,每餐不得超过 200 ml,鼻饲 4~6 次/天,鼻饲后保持半卧位 30~60 分钟再恢复体位,以利于食物消化。

4. ABCD

5. ABC

第三节　帕金森病患者的管理

●学习目标》》》

　　(1) 能阐述帕金森病的定义、病因、相关概念,描述典型症状、体征、并发症、治疗原则和要点。

　　(2) 能按照护理程序为帕金森病患者进行评估、制订护理计划并实施。

　　(3) 能为帕金森病患者及其家属进行饮食、药物、运动、家庭照护、安全等方面的居家健康指导,帮助患者减缓病情的发展和预防并发症的发生。

　　(4) 树立尊重生命、关注健康的理念,以高度的责任心为老年患者服务。

　　帕金森病(Parkinson disease,PD),又名震颤麻痹(paralysis agitans),是常见于中老年的神经系统变性疾病,临床上以静止性震颤、运动迟缓、肌强直和姿势平衡障碍为主要特征。

帕金森病全人群患病率约为 0.3%。在我国 65 岁以上人群患病率为 1 700/10 万,与欧美国家相似。患病率随年龄增加而成倍升高,男性稍高于女性。

一、发病原因

(一)年龄因素

帕金森病的发病与年龄有关。随着年龄的增长,黑质多巴胺能神经元呈退行性变,多巴胺能神经元不断变性和丢失,多巴胺递质渐进性减少。尽管如此,其程度并不足以导致发病,老年人群中患病者也只是少数,但当黑质多巴胺神经元和纹状体多巴胺递质减少到一定量时,帕金森病症状开始逐渐显现。所以神经系统老化只是帕金森病的促发因素。

(二)环境因素

20 世纪 80 年代初,研究人员发现一种嗜神经毒 1 - 甲基- 4 - 苯基- 1,2,3,6 - 四氢吡啶可诱发典型的帕金森综合征。所以,长期接触杀虫剂、除草剂等工业化学品是帕金森病发病的危险因素。

(三)遗传因素

迄今已经发现许多基因易感性可能是帕金森病发病的易感因素。目前认为约 10% 的患者有家族史,绝大多数患者为散发性。

(四)多因素交互作用

目前普遍认为,帕金森病可能在多种因素参与、交互作用下发病。遗传因素使患病易感性增加,在环境因素、衰老共同作用下,通过一系列的机制引起黑质多巴胺能神经元变性及减少而引起发病。

二、临床表现

帕金森病的典型症状分为两大类:运动症状、非运动症状。

(一)运动症状

常见于一侧上肢逐渐累及到同侧下肢,再波及对侧上肢及下肢,呈"N"型进展。

1. 静止性震颤

常为首发症状,多始于一侧上肢远端,静止位时出现或明显,随意运动时减轻或停止,紧张或激动时加剧,入睡后消失。典型表现是拇指与示指呈"搓丸样"。令患者一侧肢体运动如握拳或松拳,可使另一侧肢体震颤更明显,该试验有助于发现早期轻微震颤。少数患者可不出现震颤,部分患者可合并轻度姿势性震颤。

2. 肌强直

被动运动关节时阻力增高，且呈一致性，类似弯曲软铅管的感觉，故称"铅管样强直"。在有静止性震颤的患者中可感到在均匀的阻力中出现断续停顿，如同转动齿轮，称为"齿轮样强直"。患者可出现特殊的屈曲体姿，表现为头部前倾，躯干俯屈，肘关节屈曲，腕关节伸直，前臂内收，髋及膝关节略微弯曲。

3. 运动迟缓

随意运动减少，动作缓慢、笨拙。早期以手指精细动作如解纽扣、扣纽扣、系鞋带等动作缓慢，逐渐发展成全面性随意运动减少、迟钝，晚期因合并肌张力增高，导致起床、翻身均有困难。体检见面容呆板，双眼凝视，瞬目减少，酷似"面具脸"。口、咽、腭肌运动徐缓，表现语速变慢，语音低调；书写字体越写越小，呈"小字征"。做快速重复性动作，如拇、示指对指时，表现为运动速度缓慢和幅度减小。

4. 姿势步态障碍

在疾病早期，表现为走路时患侧上肢摆臂幅度减小或消失，下肢拖曳。随病情进展，步伐逐渐变小变慢，启动、转弯时步态障碍尤为明显，自坐位、卧位起立时困难。有时行走中全身僵住，不能动弹，称为冻结现象。有时迈步后，以极小的步伐越走越快，不能及时止步，称为前冲步态或慌张步态。

(二) 非运动症状

十分常见和重要的临床症状，可以早于或伴随运动症状而发生。

1. 感觉障碍

疾病早期即可出现嗅觉减退或睡眠障碍，尤其是快速眼动期睡眠行为异常。中晚期常伴有肢体麻木、疼痛。有些患者有不宁腿综合征。

2. 自主神经功能障碍

临床常见便秘、多汗、脂溢性皮炎等。吞咽活动减少可导致流涎。疾病后期也可出现性功能减退、排尿障碍或体位性低血压。

3. 精神和认知障碍

近半数患者伴有抑郁，并常伴有焦虑。15％～30％的患者在疾病晚期发生认知障碍乃至痴呆，以及幻觉，其中视幻觉多见。

4. 睡眠障碍

夜间多梦，伴大声喊叫和肢体舞动。

三、诊断性评估

(一) 病史

应全面详细了解患者病史，包括以下内容。

1. 家族史

询问患者有无帕金森病的家族史。

2. 病程

患者起病时间,是否存在进行性加重。

3. 症状及既往史

目前及既往出现工作及日常生活中的功能损害,包括遗忘、语言障碍、运动功能障碍,有无出现性格、心理状态及行为上的改变。有无糖尿病、高血压,有无跌倒史等。

4. 药物史

询问服药史,有无药物过敏史,了解现阶段药物治疗情况。

5. 心理社会因素

包括家庭生活情况、受教育程度、社交情况及有无精神创伤或疾病史。

(二) 体格检查

1. 一般体格检查

观察头颅形状和大小、外貌、身体畸形等。

2. 神经系统检查

包括意识状态、精神状态、智力水平、活动状态及各种反射和病理征等。

3. 认知测评

包括简易智力状态检查量表或蒙特利尔认知评估量表、日常生活活动能力评定、临床痴呆评定量表、认知功能的总体评估,以及专门针对某个特定认知维度的评估如记忆力评估,如霍普金斯词语学习测验;语言能力评估,如波士顿命名测验、注意力/工作记忆评估、视觉空间能力评估、执行功能评估等。

(三) 实验室检查

血、唾液、脑脊液常规检查均无异常,在少数患者中可以发现血 DNA 基因突变;可以发现脑脊液和唾液中 α 突触核蛋白、DJ - 1 蛋白含量有改变。

(四) 影像学检查

(1) 正电子发射断层成像。
(2) 磁共振成像。
(3) 嗅棒测试、经颅超声。

(五) 病理检查

外周组织,如胃窦部和结肠黏膜、下颌下腺、周围神经等部位可以检见 α 突触核蛋白异常聚积。

四、治疗原则

帕金森病的主要治疗方法包括药物治疗和手术治疗,以药物治疗作为首选治疗手段。早期治疗采用药物治疗和运动疗法等非药物治疗。

（一）非药物治疗

帕金森患者在饮食方面可给予低盐、低脂、高膳食纤维的食物，多食用新鲜的蔬菜、水果，多饮水，预防便秘。在日常生活中，保证良好的作息习惯，保证充足的睡眠，可以进行适当的有氧活动，维持肢体的运动功能。

（二）药物治疗

早诊断、早治疗。尽可能以最小的剂量达到满意的临床效果为原则。以达到有效改善症状、提高工作能力和日常生活质量为目标。≥65 岁患者，或伴有智能减退，首选左旋多巴。

（1）复方左旋多巴类。包括苄丝肼左旋多巴、卡比多左旋多巴，是治疗本病最基本、最有效的药物，对强制、少动、震颤等均有良好的疗效。根据病情而渐增剂量至疗效满意并不出现不良反应为止，餐前 1 小时或餐后 1.5 小时服药。活动性消化道溃疡者慎用，闭角型青光眼、精神病患者禁用。

（2）抗胆碱能类。苯海索、丙环定、甲磺酸苯扎托品、东莨菪碱。主要适用于震颤明显且年轻患者。

（3）金刚烷胺类。对少动、强制、震颤均有改善作用，对改善异动症有帮助。

（4）多巴胺激动剂。常用的有普拉克索、罗匹尼罗、罗替戈汀、阿扑吗啡等。适用于早发型患者，也可以与复方左旋多巴胺合用辅助治疗中晚期患者。

（5）单胺氧化酶 B 抑制剂。包括司来吉兰、雷沙吉兰。可单独使用治疗轻度症状患者，也可与复方左旋多巴合用治疗中晚期患者。

（6）儿茶酚-氧位-甲基转移酶抑制剂。包括恩他卡朋、托卡朋。与复方左旋多巴合用，可增强复方左旋多巴疗效，改善波动症状。

（三）手术治疗

手术治疗仅是改善症状，难以根治疾病，术后仍需减量药物治疗。手术治疗主要包括神经核损毁术、脑深部电刺激术。

（四）一般支持治疗

主要包括营养支持治疗、有效心理疏导和抗抑郁药物治疗的心理支持治疗、日常锻炼运动改善患者日常生活质量等。

五、专病相关评估

（一）综合评估

（1）韦氏帕金森病评定量表。用于帕金森病综合功能障碍评估。

（2）Hoehn-Yahr 分级表。评定帕金森病病情严重程度。

（二）运动功能评估

（1）关节活动度评估。通过量角器、指关节测量器等仪器设备测量远端骨所移动的度数。

（2）肌力评估。

（3）肌张力评估。

（4）平衡协调功能评估。

（5）步行能力评定。

（三）认知功能评估

通过本顿视觉形状辨别测验、人面再认测验、韦氏记忆量表等测试量表，了解患者视空间能力、记忆力、智力等方面。

（四）言语功能评估

通过交流、观察、量表使用了解患者有无言语障碍，判断其性质、类型和程度。

（五）吞咽功能评估

通过反复唾液吞咽测试、洼田饮水试验等方法了解患者有无吞咽障碍，判断其程度。

（六）膀胱功能评估

通过超声、影像、泌尿系统测试，了解患者有无尿潴留、尿失禁、尿路感染等症状和体征。

（七）日常生活活动能力评定

常用的有日常生活活动能力评定 Barthel 指数评定法、功能活动问卷。

（八）生活质量评估

帕金森病生活质量问卷具有良好的信效度，可以在帕金森病中广泛应用。

六、护理管理计划

（一）住院期间护理管理

1. 基础护理

（1）营养支持。由于疾病原因，患者经常存在肠蠕动减慢，消化能力变差，容易产生便秘，可以食用低盐、低脂、易消化饮食，避免食用刺激性食物。

（2）日常生活护理。让患者完成力所能及的生活自理活动，改善运动功能的同时，可以提高生活自理能力。根据患者的功能障碍的程度及患者的兴趣爱好，制订日常训练计划,可以让患者参加自己喜欢的体育运动等,提高生活自理能力。通过社交的增加,改善患者情绪和睡眠质量,进一步提高生活质量和社会交往能力。

(3) 安全护理。帕金森患者存在运动迟缓、肌肉强直、平衡功能及步行稳定性下降等问题,容易发生跌倒、坠床等意外,所以要做好陪护工作,在日常活动过程中尽可能有人陪护,禁止患者在无人陪护的情况下进行康复训练、使用利器等危险动作,避免意外的发生。

(4) 睡眠护理。在患者睡觉时拉好床挡,防止其坠床。做好患者安全指导工作,告知其在起床时不可急躁,防止跌倒。

2. 用药护理

帕金森病需要长期或终身服药,且用药较为复杂,并且随着病程的发展及老年人容易健忘等问题,必须告知患者遵医嘱用药,并在患者用药期间密切观察患者的临床症状,如有不良反应发生,立即告知医生。常用药物注意事项见表 10-3-1。

表 10-3-1　帕金森患者用药及注意事项

药物种类	注意事项
复方左旋多巴类	餐前 1 小时或餐后 1.5 小时服药。活动性消化道溃疡者慎用,闭角型青光眼、精神病患者禁用
抗胆碱能药物	对 60 岁以下的患者,需告知长期应用可能会导致认知功能下降,定期筛查认知功能。对 60 岁以上的患者尽可能不用或少用;若必须应用则应控制剂量
多巴胺激动剂	大多有嗜睡和精神不良反应发生的风险,需从小剂量逐渐递增剂量
单胺氧化酶 B 抑制剂	司来吉兰时勿在傍晚或晚上使用,以免引起失眠
儿茶酚-氧位-甲基转移酶抑制剂	恩他卡朋需与复方左旋多巴同服,单用无效。托卡朋每日首剂与复方左旋多巴同服,此后可以单用,一般每间隔 6 小时服用,但需严密监测肝功能

3. 吞咽障碍的护理

患者进食时取坐位或半卧位,提供适合患者安全进食的食物,进食时注意力集中,给予患者安静舒适的进食环境。鼻饲管置管患者,做好管路护理,加强口腔护理,提高患者口腔舒适度。进食前在确认管路是否在胃内、是否通畅的同时,观察有无胃潴留的现象。做好患者陪护人员的饮食宣教。

4. 自主神经功能障碍的护理

最常见的自主神经功能障碍包括便秘、泌尿系统障碍和体位性低血压等。对于便秘,摄入足够的液体、水果、蔬菜、纤维素或其他温和的导泻药,如乳果糖能改善便秘。若出现尿潴留,应采取导尿,若由前列腺增生肥大引起,严重者必要时可行手术治疗。体位性低血压患者可适当增加盐和水的摄入量。睡眠时抬高头位,不要平卧,可穿弹力裤,不要快速地从卧位或坐位起立。

5. 精神及认知障碍的护理

根据患者情况进行用药。做好患者病情观察,及时给予正确的信息和正向的引导。做好陪护人员的宣教工作,指导家属关心体贴患者,做到陪护不离人,以防烫伤、跌倒、走失等意外情况的发生。

6. 康复护理

1）物理因子治疗

（1）热疗。热疗可以使局部组织温热可以缓解局部肌肉强直。

（2）水疗。水中运动可以利用水的温度及浮力等特性,改善帕金森病患者运动协调的能力。

2）运动疗法　在康复医生、治疗师共同评估后,根据病情进行松弛训练、关节活动度训练、平衡功能训练、姿势训练、步行训练等。

3）作业疗法　能够改善患者的肌肉强直,改善关节活动度,常用的有滚筒、橡皮泥、球类等。

4）日常生活能力训练　在功能训练的基础上,根据患者实际情况增加日常生活能力的训练,在改善患者身体功能状态的同时,提高生活自理能力。包括进食、体位转移、如厕、穿衣、控制大小便、洗澡、行走、上下楼梯等。

5）言语障碍训练　帕金森病患者多有声音嘶哑、发音困难、吐字不清等言语问题。临床可以进行舌唇训练、发声训练、节律训练、呼吸训练等。

6）认知功能训练　包括记忆力、注意力、理解判断力、推理综合能力训练。

7. 心理护理

积极与患者沟通,与患者讲解治疗的方法和目的,提高患者治疗的配合度及康复的积极性。指导家属给予积极、正向的鼓励和表扬,使患者感受到家人的关爱与陪伴。

8. 安全护理

帕金森患者在日常活动中,如站立和行走,很容易摔倒或受伤。此外,由于老年人的骨骼较脆弱,更容易骨折。应加强陪护人员的安全教育,患者离床活动时应有人员陪同,保持患者在照护者的视线范围内。使用带有滑轮的家具时,在体位转移过程中应确保轮锁处于静止状态,并在转移时使用安全带或护栏。确定患者需要照护的程度,按实施要求提供护理。指导患者及陪护人员正确使用保护性器具,如助行器、轮椅等。对于严重的骨质疏松和髋关节骨折患者,可以协助他们佩戴髋部保护器。每班床边交接跌倒风险因素和预防措施的执行情况。

9. 并发症预防及护理

老年帕金森患者由于运动功能不受控制和吞咽困难,容易引起吸入性肺炎,在免疫力低下时也会引起肺炎。到了病情的中后期,患者会出现平衡障碍,冻结步态,容易跌倒。跌倒后会出现骨折、颅脑外伤等,严重影响患者的生活质量。同时由于长期卧床不起,还需要定时翻身、拍背,防止压疮和深静脉血栓的发生。详见图 10-3-1。

（二）出院后延伸护理管理

1. 饮食护理

给予易消化、富营养软食,吞咽要慢,少量多餐,避免呛咳,多吃蔬菜水果,多饮水,避免刺激性食物、烟酒。吞咽困难者给鼻饲流质。做腹部按摩,促进肠蠕动,预防便秘。

发病原因：
运动功能不受控制和吞咽困难，容易引起吸入性肺炎

主要临床表现：
1. 咳嗽、呛咳
2. 气促、胸闷
3. 体温升高、寒战、呼吸脉搏加快

风险预控：
1. 及时发现患者进食时有无呛咳表现，尽早予以留置鼻饲管
2. 及时清除口鼻腔分泌物及异物
3. 必要时予以吸痰
4. 多饮水，予以雾化吸入

肺部感染

应急处理：
1. 物理降温或给药对症控制炎症发展
2. 抬高床头或取半卧位，予以吸氧
3. 备吸痰盘，翻身拍背，及时清除分泌物
4. 密切监测患者神志及生命体征，特别关注血氧饱和度的情况

发病原因：
平衡障碍，冻结步态

主要临床表现：
擦伤、挫伤、骨折、烫伤等

风险预控：
1. 根据患者情况，有专人陪护，让患者始终在陪护视线内
2. 加强患者及陪护人员的安全教育
3. 指导患者及陪护人员正确使用步行器
4. 密切观察患者病情变化，若出现病情加重，行走严重不稳，应减少下床活动
5. 不让患者单独使用热水瓶、水果刀等危险物品

有受伤的危险

应急处理：
1. 当发生跌倒，观察触地部位，观察局部情况，必要时制动
2. 立即就医，明确受伤情况
3. 做好后续的病情观察
4. 若出现烫伤，立即冰敷，做好伤口的观察。

帕金森病并发症

发病原因：
随着病情发展，导致长期卧床

主要临床表现：
1. 肢体肿胀、皮温、颜色改变
2. 疼痛、压痛
3. 胸闷、胸痛、呼吸急促、咯血

风险预控：
1. 多饮水，减轻血液黏稠度，可在床上主动进行运动
2. 高危患者，遵医嘱服用抗凝药物
3. 对于无法进行主动运动的患者可进行适当被动运动。

深静脉血栓

应急处理：
1. 卧床休息，患肢制动，抬高患肢，利于静脉回流
2. 吸氧
3. 抗凝或溶栓治疗
4. 血管介入治疗

发病原因：
随着病情发展，导致长期卧床

主要临床表现：
局部皮肤有压红，甚至出现皮肤破溃

风险预控：
1. 对于长期卧床患者，保持床单位平整，改变体位时避免拖拉患者
2. 定时更换体位，避免局部皮肤长期受压，保持衣物的清洁干燥
3. 加强患者营养的摄入，使用合适的翻身垫等用具
4. 可以使用特定的液体辅料促进局部血液循环，保护皮肤

压疮

应急处理：
1. 加强翻身，避免进一步加重导致局部皮肤受损
2. 根据实际情况给予合适的敷料与换药，避免破溃进一步加重

图 10-3-1 帕金森病并发症

2. 运动护理

鼓励患者维持和培养兴趣爱好，树立信心，主动康复锻炼。传统康复治疗如打太极拳、八段锦等传统运动方法，既修身养性，又能对脑、眼、四肢协调功能进行训练。加强日常生活能力的训练，比如进食、洗漱、穿脱衣物等尽可能自理。

3. 药物护理

做好用药宣教,让患者及家属了解用药方法、时间、剂量及注意事项。指导患者及家属做好服药后的疗效及不良反应的观察。要让家属或陪护人员了解用药过程中的"开-关"现象及应对方法。

4. 定期复查

定期复查,让医生掌握患者用药情况及日常生活情况。当出现症状加重,应随时就诊。

5. 社区管理

(1)健康档案管理。以社区为基础,建立帕金森患者健康档案,定时跟踪随访,为帕金森患者的自我管理和家庭健康规划提供指导,通过医院、社区和家庭的三方合作,实现科学、全面、优质的慢性病管理,提升帕金森患者的生活质量。

(2)风险因素监测。帕金森是多因素交互作用下发病的,除了环境因素,脑损伤如脑动脉硬化、脑供血不足、脑卒中、脑萎缩等因素引起的帕金森综合征患者也比较常见。所以,保持良好的生活方式,适当运动,控制高血压、糖尿病,预防其他慢性疾病的发生。

(三)居家管理健康干预

1. 疾病相关知识

向患者和家属讲解疾病及治疗的相关知识及自我护理方法。指导患者应充分休息,环境安静适宜,养成良好的生活习惯,注意劳逸结合。饮食宜清淡,少量多餐,避免辛辣刺激性食物,戒烟酒。平时注意保暖,天气转凉应及时添加衣服,预防呼吸道感染。注意个人卫生,加强口腔护理,保持皮肤清洁干燥,预防口腔炎症和压疮。

2. 风险指标监测

遵医嘱按时用药,不能擅自停药或增药,注意药物的不良反应。步态不稳者要专人陪护,加强患者与家属的宣教,避免患者的单独活动,避免走失、跌倒等意外发生。记忆力差、反应迟钝者随身携带自身资料如姓名、地址、联系人电话及疾病史等。

3. 生活方式指导

鼓励患者多做主动运动,适当做一些力所能及的工作和运动,培养业余兴趣爱好等,以延缓疾病的进展。如患者卧床不起,应给予多翻身,做被动运动,协助主动运动。

4. 心理行为干预

帕金森是一种慢性疾病,教会患者一些心理调适技巧,正视疾病。患者家属应多给予陪伴与照护,鼓励患者树立战胜疾病的信心,解除思想顾虑,不要有自卑感,保持情绪稳定和心情舒畅,预防帕金森病后抑郁症的发生。

● 案例与思考 〉〉〉

一、患者基本情况

1. 基本信息

姓名:黄×× 　性别:男 　年龄:75 　学历:初中

民族:汉族 　职业:退休 　入院日期:2023.1.21

2. 主诉

四肢震颤、动作迟缓 6 年余,进行性加重 1 月。

3. 现病史

患者 6 年前无明显诱因下出现四肢不自主震颤,以右侧明显,静止时明显,动作迟缓,右手活动不灵,经外院诊断为帕金森病。近 1 月来症状进行性加重,故门诊拟"帕金森病"收入我科。

4. 既往史

高血压史 20 余年,长期服用氨氯地平,自述血压控制可。否认乙肝等传染病史。否认药物过敏史。

5. 个人史

有吸烟史、饮酒史,睡眠欠佳

6. 婚育史

育有一子一女。

7. 家族史

不详。

8. 诊断

帕金森病。

二、体格检查

体温 36.1℃,心率 82 次/分,呼吸 20 次/分,血压 131/93 mmHg。患者神志清醒、言语流利,双侧瞳孔等大等圆,直径 3.0 mm,对光反应存在,眼动充分,无眼震,指鼻实验准确,深浅感觉正常,余共济运动查体不合作,双侧鼻唇沟对称,伸舌居中,左侧肢体肌张力正常,右侧肢体肌张力增强,四肢肌力 5 级,右侧肢体静止性震颤,腱反射(＋＋),未引出病理征,颈抵抗(一),克尼格征(一)。

● 思考题 》》》

1. [单选]帕金森初发症状(　　　)

A. 震颤 　　　　　　　　　　B. 运动迟缓

C. 肌强直 　　　　　　　　　D. 步态异常

2. [单选]帕金森病最常见的首发症状(　　　)

A. 静止性震颤 　　　　　　　B. 铅管样强直

C. 齿轮样增强 　　　　　　　D. 慌张步态

E. 睡眠紊乱

3. [单选]患者在进行康复训练时,护理人员要求其关节活动达到最大范围,其主要的目的是(　　　)

A. 防止关节强直 　　　　　　B. 防止肌肉萎缩

C. 促进血液循环 　　　　　　D. 提高平衡能力

4. [单选]下列不适宜帕金森患者的饮食是?(　　　)

A. 低盐、低脂饮食 　　　　　B. 高钙饮食

C. 高蛋白质饮食   D. 高纤维素饮食

E. 高维生素饮食

参考答案

1. A

2. A

3. A

4. C

第四节　癫痫患者的管理

学习目标》》》

（1）能阐述癫痫的定义、分类、相关概念，描述典型症状、体征、并发症、治疗原则和要点。

（2）能按照护理程序为老年癫痫患者进行评估、制订护理计划并实施。

（3）能为老年癫痫患者及其家属进行饮食、运动、药物、发作时处理等方面的居家健康指导，帮助患者减缓病情的发展和预防并发症的发生。

（4）树立尊重生命、关注健康的理念，以高度的责任心为老年患者服务。

　　癫痫（epilepsy）是多种原因导致的脑部神经元高度同步化异常放电的临床综合征，是神经系统常见的慢性脑部疾病。癫痫具有发作性、短暂性、重复性和刻板性的临床特点。由于异常放电神经元的位置不同及异常放电波的范围差异，会导致患者发作的形式不一，可表现为感觉、运动、意识、精神、行为、自主神经功能障碍。临床上每次发作或每种发作的过程称为癫痫发作，一个患者可有一种或数种形式。

　　癫痫的发病率随年龄不同呈现出明显的双峰样分布，好发于儿童和老年人，50岁以上人群随年龄增加发病率呈现稳定上升趋势。在老年患者中，一部分是新发癫痫，另一部分是慢性癫痫患者逐渐老龄化，以急性症状性癫痫发作常见，60岁以上人群发病率为0.55%～1%。男性高于女性。老年人群癫痫病死率高于年轻人群。

一、分类

　　癫痫不是独立的疾病，引起癫痫的病因非常复杂，根据病因学不同，可分为以下几种。

1. **症状性癫痫（继发性癫痫）**

由各种明确的中枢神经系统结构损伤或功能异常引起，如颅脑外伤、脑血管病、中枢神经系统感染、脑肿瘤、遗传代谢性疾病、皮质发育障碍、神经系统变性疾病、脑寄生虫病、药物和毒物等。

2. 特发性癫痫（原发性癫痫）

病因不明，未发现脑部存在足以引起癫痫发作的结构性损伤或功能异常，可能由基因突变和某些先天因素所致，与遗传因素密切相关。多在儿童或青年期首次发病，具有临床特征及脑电图表现。

3. 隐源性癫痫

临床表现疑似症状性癫痫，但目前的检查手段没有找到明确的病因。

二、临床表现

主要有 2 个特征，即共性和个性。癫痫发作的共性和个性是诊断癫痫的重要依据。

1. 共性特征

（1）发作性。即症状突然发生，持续一段时间后迅速恢复，间歇期正常。

（2）短暂性。即每次发作持续时间为数秒或数分钟，除癫痫持续状态外，很少超过 30 分钟。

（3）重复性。即第一次发作后，经过不同间隔时间会有第二次或更多次的发作。

（4）刻板性。即每次发作的临床表现几乎一样。

2. 个性特征

即不同临床类型癫痫所具有的特征，是一种类型的癫痫区别于另一种类型癫痫的主要依据。

三、诊断性评估

（一）病史

应全面详细了解患者病史，包括以下内容。

1. 家族史

询问患者有癫痫的家族史。

2. 病程

癫痫首次发生的时间、发作前的状态、发作时的表现、持续时间、频次、发作后的表现，以及此次发生的时间、发作前的状态、发作时的表现、持续时间、发作前后的状态、用药情况等。

3. 症状及既往史

检查神志、瞳孔、生命体征、血糖、运动情况，有无言语障碍、吞咽障碍、眼球运动及视力障碍等。询问有无脑外伤史、脑血管病、脑肿瘤、神经系统病变史、中枢神经系统感染、遗传代谢性疾病。

4. 药物史

询问服药史，有无药物过敏史，了解有无服用引起癫痫的药物。

5. 生活方式

日常生活中有无暴饮暴食、低血糖等不良生活习惯发生等。

6. 心理社会因素

包括家庭生活情况、工作场所及内容、受教育程度及有无精神创伤或疾病史。

(二) 体格检查

1. 一般体格检查

观察头颅形状和大小、外貌、身体畸形等。

2. 神经系统检查

包括意识状态、精神状态、智力水平、有无偏瘫偏盲等局灶症状及各种反射和病理征等。

(三) 影像学检查

1. CT 和 MRI

可确定脑结构异常或者病变,对癫痫及癫痫综合征诊断和分类有帮助,可发现脑部器质性改变、占位性病变、脑萎缩等。

2. 功能影像学检查

单光子发射计算机断层成像(single photon emission computed tomography,SPECT)、正电子发射体层成像(positron emission tomography,PET)能从不同角度反映脑局部代谢变化,辅助癫痫灶的定位。

(四) 实验室检查

1. 生化检测

生化检测是筛查癫痫代谢性病因的最佳方法,具有一定的诊断价值。

2. 体液检查

体液中的炎症因子、酶、激素等分子也具有一定的癫痫诊断价值。

四、治疗原则

目前仍以药物治疗为主,以控制发作或最大限度地减少发作次数为目的。长期治疗无明显不良反应,使患者保持或恢复其生理、心理和社会功能状态。

(一) 病因治疗

明确病因者首先进行病因治疗,如手术切除颅内肿瘤,药物治疗寄生虫感染,纠正低血糖、低血钙等。

(二) 非药物治疗

保持规律的生活习惯,保证充足的休息时间。清淡饮食,忌烟酒,忌辛辣,不暴饮暴食。运动项目不宜过于激烈或强度过高,可以做太极拳、八段锦、散步等速度较缓、强度较弱的活动。

(三)癫痫的药物治疗

发作间歇期遵医嘱服用抗癫痫药物。

1. 传统抗癫痫药物

卡马西平、苯妥英钠、丙戊酸钠、苯巴比妥、氯硝西泮等。强直性发作、部分性发作和部分性发作继发全面性发作首选卡马西平;全面强直-阵挛性发作、典型失神、肌阵挛发作、阵挛性发作首选丙戊酸钠。

2. 新型抗癫痫药

托吡酯、拉莫三嗪、加巴喷丁、奥卡西平、左乙拉西坦、唑尼沙胺等,可单一药物用于治疗癫痫,或与传统抗癫痫药物联合应用等。

(四)手术治疗

常用方法有前额叶切除术和选择性杏仁核海马切除术、癫痫病灶切除术、额叶以外的脑皮质切除术、迷走神经刺激术、慢性小脑电刺激术、脑立体定向损毁术等。

五、专病相关评估

1. 脑电图检查

诊断癫痫最重要的辅助检查方法。脑电图检查对发作性症状的诊断有很大的价值,有助于明确癫痫的诊断及分型和确定特殊综合征。

2. 肌电图检查

对于癫痫发作后的患者,通过肌电图检查,评估患者肌肉的神经功能情况并了解骨骼肌是否有受损情况。

六、护理管理计划

(一)住院期间护理管理

1. 基础护理

(1)做好患者病情观察,密切监测患者生命体征及意识、瞳孔变化情况。

(2)给予低盐、低脂、富含维生素的饮食,适当补充蛋白质。

(3)保持大便通畅,必要时给予缓泻剂。

(4)长期卧床的患者做好患者的皮肤管理,预防压疮的发生。

2. 发作时的护理

(1)立即协助患者就地平卧,头偏向一侧,宽松开衣领及裤腰带,保持呼吸道通畅。有活动性义齿的患者取下义齿,牙关紧闭者放置牙垫,予以吸氧吸痰,防止窒息,必要时行气管插管或气管切开。移开易造成伤害的物品,防止患者受伤。

(2) 在其头部下放置软物,防止患者因抽搐而伤及头部。

(3) 预防舌咬伤,不要将任何坚硬物品放入患者口中。

(4) 患者抽搐时,不可强行按压其肢体,以免造成韧带撕裂、关节脱臼,甚至骨折等损伤。不要指掐人中穴,不要强行给其喂水、喂食、喂药。癫痫持续状态、极度躁动或发作停止后意识恢复过程中有短时躁动的患者,应由专人守护,加保护性床挡。

(5) 迅速建立静脉通道,予心电监护。关注血气和血液生化指标变化,查找并去除癫痫发作的原因与诱因等。

(6) 遵医嘱用药控制发作。迅速终止发作是治疗癫痫持续状态的关键,并做好用药观察,如使用地西泮治疗时,要密切观察有无呼吸和心血管抑制,做好辅助呼吸和应用呼吸兴奋药的准备。

(7) 做好癫痫发作期间的病情观察并记录。密切观察并记录发作的类型、起始及持续时间,观察发作停止后患者意识完全恢复的情况等。

3. 心理护理

根据患者的文化背景、健康素养、信息和支持需求,仔细观察患者的心理反应,关心、理解和尊重患者,鼓励患者表达自己的心理感受,提高患者、家属及社会对癫痫及相关知识的了解,减少误解,以减轻患者的病耻感,减轻患者对癫痫发作的恐惧。

4. 并发症的预防及护理

(1) 脑水肿。癫痫患者因神经元细胞异常放电导致脑组织缺氧、血管通透性增加,组织水肿,造成意识昏迷。所以这类患者应密切做好神志、生命体征的监测,如有异常改变,应立即通知医生,完善相关检查。立即开放静脉通路,遵医嘱用药如使用 20% 甘露醇125 ml 快速静滴。静滴前及静滴过程中观察静脉通路是否通畅、皮肤情况是否完好,防止甘露醇外渗。抬高床头,予以低流量吸氧,以改善脑缺氧症状。

(2) 代谢性酸中毒。严重癫痫发作时由于气道痉挛,导致全身缺血、缺氧,从而出现代谢性酸中毒。遵医嘱及时控制癫痫的发作。予以静脉补液,及时纠正酸中毒以改善体内酸碱平衡。

(3) 肺部感染。癫痫患者在发作过程中由于误吸,容易导致肺部感染。所以在癫痫发作时要让患者立即平卧,头偏向一侧,取出义齿,防止误吸。清除患者口鼻腔分泌物,必要时予以吸出口、鼻腔分泌物。

(4) 有受伤的危险。由于癫痫发作时无法自控,或由于陪护人员的不当处理,容易导致患者外伤。当患者癫痫发作时顺势保护患者抽动的关节和肢体,在头部垫软物。放入牙垫防止咬伤。不强行按压患者肢体,并有专人陪护。

详见图 10-4-1。

(二) 出院后延伸护理管理

1. 饮食护理

(1) 提供健康的饮食,以清淡、低盐低脂、适量蛋白、富含纤维素的食品为主。饮食种类多样化。

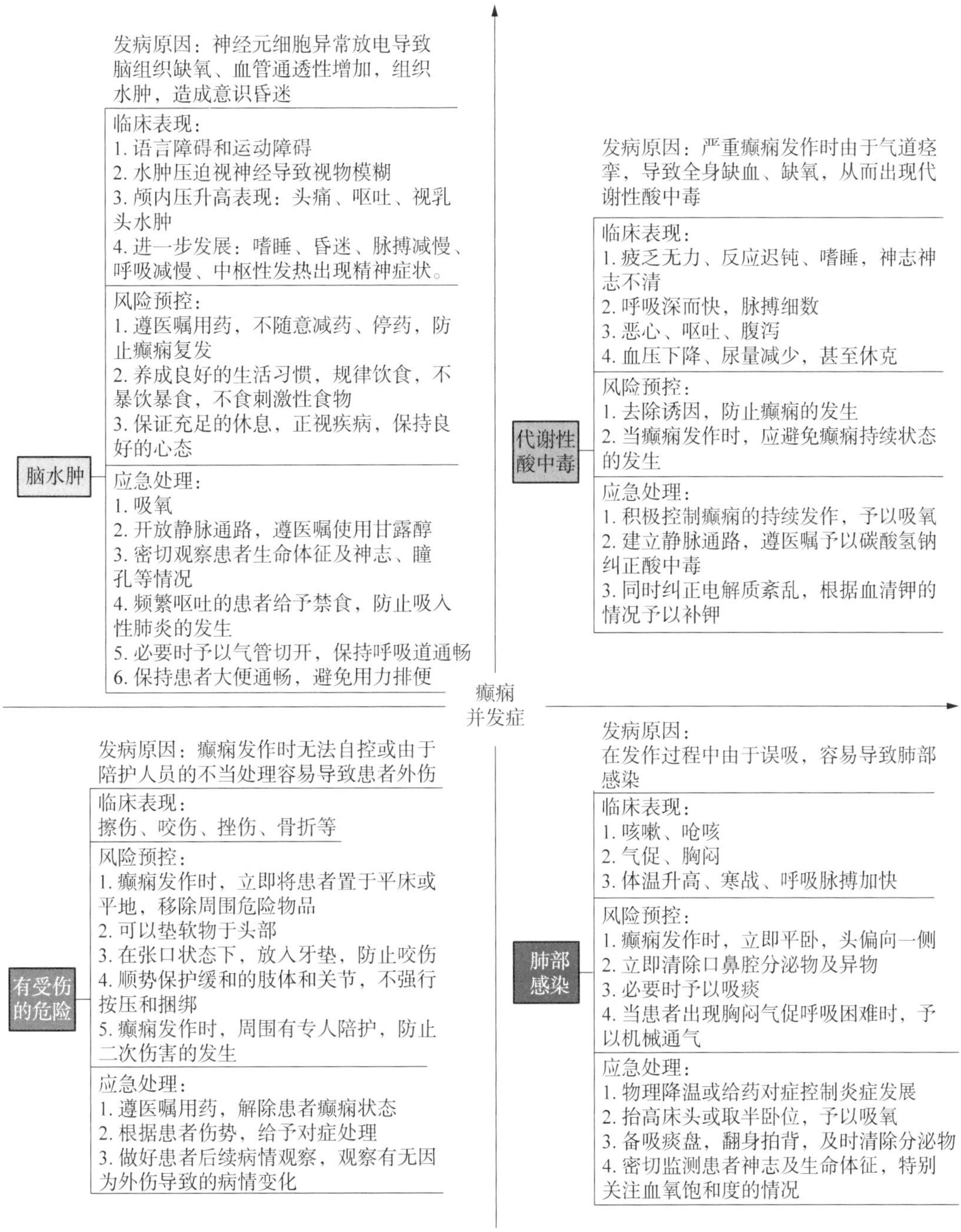

发病原因：神经元细胞异常放电导致脑组织缺氧、血管通透性增加，组织水肿，造成意识昏迷

临床表现：
1. 语言障碍和运动障碍
2. 水肿压迫视神经导致视物模糊
3. 颅内压升高表现：头痛、呕吐、视乳头水肿
4. 进一步发展：嗜睡、昏迷、脉搏减慢、呼吸减慢、中枢性发热出现精神症状。

风险预控：
1. 遵医嘱用药，不随意减药、停药，防止癫痫复发
2. 养成良好的生活习惯，规律饮食，不暴饮暴食，不食刺激性食物
3. 保证充足的休息，正视疾病，保持良好的心态

脑水肿

应急处理：
1. 吸氧
2. 开放静脉通路，遵医嘱使用甘露醇
3. 密切观察患者生命体征及神志、瞳孔等情况
4. 频繁呕吐的患者给予禁食，防止吸入性肺炎的发生
5. 必要时予以气管切开，保持呼吸道通畅
6. 保持患者大便通畅，避免用力排便

发病原因：严重癫痫发作时由于气道痉挛，导致全身缺血、缺氧，从而出现代谢性酸中毒

临床表现：
1. 疲乏无力、反应迟钝、嗜睡，神志神志不清
2. 呼吸深而快，脉搏细数
3. 恶心、呕吐、腹泻
4. 血压下降、尿量减少，甚至休克

风险预控：
1. 去除诱因，防止癫痫的发生
2. 当癫痫发作时，应避免癫痫持续状态的发生

代谢性酸中毒

应急处理：
1. 积极控制癫痫的持续发作，予以吸氧
2. 建立静脉通路，遵医嘱予以碳酸氢钠纠正酸中毒
3. 同时纠正电解质紊乱，根据血清钾的情况予以补钾

癫痫并发症

发病原因：癫痫发作时无法自控或由于陪护人员的不当处理容易导致患者外伤

临床表现：
擦伤、咬伤、挫伤、骨折等

风险预控：
1. 癫痫发作时，立即将患者置于平床或平地，移除周围危险物品
2. 可以垫软物于头部
3. 在张口状态下，放入牙垫，防止咬伤
4. 顺势保护缓和的肢体和关节，不强行按压和捆绑
5. 癫痫发作时，周围有专人陪护，防止二次伤害的发生

有受伤的危险

应急处理：
1. 遵医嘱用药，解除患者癫痫状态
2. 根据患者伤势，给予对症处理
3. 做好患者后续病情观察，观察有无因为外伤导致的病情变化

发病原因：
在发作过程中由于误吸，容易导致肺部感染

临床表现：
1. 咳嗽、呛咳
2. 气促、胸闷
3. 体温升高、寒战、呼吸脉搏加快

风险预控：
1. 癫痫发作时，立即平卧，头偏向一侧
2. 立即清除口鼻腔分泌物及异物
3. 必要时予以吸痰
4. 当患者出现胸闷气促呼吸困难时，予以机械通气

肺部感染

应急处理：
1. 物理降温或给药对症控制炎症发展
2. 抬高床头或取半卧位，予以吸氧
3. 备吸痰盘、翻身拍背，及时清除分泌物
4. 密切监测患者神志及生命体征，特别关注血氧饱和度的情况

图 10-4-1　癫痫并发症

（2）避免暴饮暴食及不规律饮食。过饥会使患者血糖降低，会导致癫痫发作，而过饱会使血糖升高，加速体内胰岛素分泌，也会诱发癫痫。

（3）避免摄入任何有刺激性的食物，包括烟、酒、咖啡、浓茶和辛辣的食物。

2. 运动护理

在病情稳定的情况下可以适量运动，比如散步、太极拳等。适当的运动锻炼可以有效

增加脑部神经细胞的稳定性,也能提高身体免疫力。但运动强度不能过高,当强度过高,会出现过度换气现象,而过度换气时由于二氧化碳排出过多,使体内产生呼吸性碱中毒而诱发癫痫发作。患者在运动过程中也应有人员陪护。

3. 药物护理

癫痫患者需要遵医嘱长期用药,少服或漏服药物是诱发癫痫持续状态最重要的危险因素。故应在医生指导下用药,并告知患者遵医嘱坚持长期、规律用药,切忌突然停药、减药、漏服药及自行换药,尤其应防止在服药控制发作后不久自行停药。如药物减量后病情有反复或加重的迹象,应尽快就诊。用药期间注意监测血药浓度、肝肾功能情况、观察药物疗效并遵医嘱定期复查相关项目,及时发现肝损伤、神经系统损害、智能和行为改变等严重不良反应。常用抗癫痫药物及常见不良反应见表10-4-1。

表10-4-1　常用抗癫痫药物及常见不良反应

药物名称	不良反应
卡马西平	骨折风险增加(老年多见)胃肠道症状、头晕、视物模糊、低钠血症
苯妥英钠	胃肠道症状、多毛、齿龈增生、小脑征、巨幼红细胞性贫血、肝脏毒性
丙戊酸钠	嗜睡、震颤、胃肠道症状、肥胖、脱发、多囊卵巢综合征
苯巴比妥	嗜睡、疲乏、认知与行为异常、骨质疏松、复视、易激惹(儿童多见)
氯硝西泮	头晕、嗜睡、疲乏、共济失调、行为紊乱、异常兴奋、肌力减退
托吡酯	厌食、语言障碍、记忆力障碍、无汗、体重减轻、肾结石
拉莫三嗪	嗜睡、头晕、恶心、复视、共济失调、攻击行为、易激惹
加巴喷丁	嗜睡、头晕、复视、健忘、感觉异常
奥卡西平	低钠血症(老年多见)、骨折风险增加(老年多见)、胃肠道症状、头晕、头痛
左乙拉西坦	嗜睡、乏力、头晕、易激惹(老年多见)
咪达唑仑	低血压、谵妄、幻觉、心悸、皮疹、过度换气

4. 定期复查

定期随访复诊。遵医嘱用药,并严密观察患者日常生活中的行为及病情变化,当发现患者癫痫发作频次增加、发作时间延长、发作症状加重应及时就医。就医时应当有熟悉病情的家属陪同,详细、完整告知医生日常行为表现,使医生能够准确掌握患者最新病情,调整治疗方案。

5. 社区管理

(1)健康档案管理。以社区为基础,建立癫痫患者健康档案,定时跟踪随访,为癫痫患者的自我管理和家庭健康规划提供指导,使得患者在社区就能得到规范化管理,进一步提升癫痫患者的生活质量。

(2)风险因素监测。睡眠不足、压力、饮酒、喝咖啡、不按时吃饭导致的低血糖等都是容易引起癫痫发作的诱因,所以要保持良好的生活习惯,规律饮食,不暴饮暴食,减少诱因,避免癫痫发作。

（三）居家管理健康干预

1. 疾病相关知识

向患者和家属讲解疾病及治疗的相关知识及自我护理方法。指导患者应充分休息，环境安静适宜，养成良好的生活习惯，注意劳逸结合。饮食宜清淡，少量多餐，避免辛辣刺激性食物，戒烟酒。告知患者劳累、睡眠不足、饥饿、饮酒、便秘、情绪激动、强烈的声光刺激、长时间用脑、长时间看电视、长时间洗浴等都是诱发因素，应尽量避免。鼓励家属督促、管理患者治疗行为，保证患者坚持治疗，从而减少癫痫发作。

2. 风险指标监测

告知患者坚持定期复查，首次服药后 5～7 天需要检查抗癫痫药物的血药浓度、肝肾功能和血、尿常规，用药后还需每月检测血、尿常规，每季度检测肝肾功能，这些检测需要持续半年，以动态观察抗癫痫药物的血药浓度和药物不良反应，多数不良反应为短暂性的，缓慢减量即可明显减少。做好患者日常生活监测，掌握患者日常生活行为及病情变化，癫痫发作时做好病情观察和记录，在随访时详细告知医生，能够让医生掌握患者近阶段病情。

3. 生活方式指导

老年患者常合并高血压、糖尿病、冠心病和慢性阻塞性肺疾病等慢性病，脑血管病和脑肿瘤又是导致老年癫痫的常见病因。所以要重视患者慢性病及原发病的管理，遵医嘱用药，提高患者用药依从性。此外，老年患者随着年龄增长，自我管理能力下降，需要家庭成员和社会更多的照护与协作。因此，也要加强照护人员的陪护指导。患者外出时随身携带信息卡，卡上详细记录患者姓名、年龄、所患疾病、药物过敏情况、住址、家人联系方式。户外活动或外出就诊时应有家属陪伴。

4. 心理行为干预

做好患者心理指导，以正常心面对疾病，主要以避免诱因、预防癫痫的发生为主。由于癫痫发作的不可预测性，家属及目击者的无助，会给患者和家庭带来恐惧和冲击。加强癫痫知识教育，提高患者和家属对癫痫诊断、发作先兆或诱因、发作类型、药物作用及不良反应、安全自护措施、发作危险因素和发作结果的认识，帮助他们接受和适应患有癫痫的生活，消除患者自卑心理，建立战胜疾病的自信心，增强自我管理能力。

5. 突发应急处理

当患者突发癫痫时，立即将患者安置在带床挡的病床或平地。移除热水瓶、玻璃杯等危险物品。头偏向一侧，取出义齿，保持呼吸道通畅。防止患者因抽搐而伤及头部，不将坚硬的物品放入患者口中，不可强行按压其肢体，以免造成骨折等损伤。不强行给其喂水、喂药。癫痫发作过程中，应由专人守护，必要时加保护性床挡，以免造成伤害。

● 案例导入与思考 ▶▶▶

一、患者基本情况

1. 基本信息

姓名：王××　　　性别：男　　　年龄：82 岁　　　学历：小学

民族:汉族　　　　职业:退休　　入院日期:2023.4.25

2. 主诉

间断抽搐伴意识不清2小时。

3. 现病史

患者2小时前无明显诱因突发意识丧失,肢体抽搐,双眼右侧凝视,口吐少量白沫,持续数分钟后缓解,后间断发作3次,期间意识不清,家属由120救护车送至我院急诊。予地西泮10mg静推后未再发作。急诊拟"癫痫"收入院。

4. 既往史

高血压40余年、冠心病30余年。否认乙肝等传染病,否认手术史,否认过敏史。

5. 个人史

无吸烟史、饮酒史,睡眠欠佳。

6. 婚育史

育有二子三女。

7. 家族史

不详。

8. 诊断

癫痫发作。

二、体格检查

体温36.9℃,心率85次/分,呼吸20次/分,血压136/84mmHg。

思考题

1.［单选］癫痫发作时最重要的护理是(　　　)

A. 避免外伤　　　　　　　　　　B. 不可强力按压肢体

C. 保持呼吸道通畅　　　　　　　D. 严密观察意识和瞳孔的变化

2.［单选］向患者及其家属介绍有关癫痫的基本知识及发作时家庭急救护理方法,如出现先兆感觉时首要给予以下哪项措施?(　　　)

A. 就地平躺　　　　　　　　　　B. 头下垫软物,不强行按压肢体

C. 头偏向一侧,保持呼吸道通畅　D. 松解领口和裤带

E. 用纱布包裹的压舌板塞入患者上下臼齿间

3.［单选］对癫痫有重要诊断价值的辅助检查是(　　　)

A. 脑电图　　　　　　　　　　　B. 计算机体层扫描

C. MRI　　　　　　　　　　　　D. 脑脊液＋脑彩超

4.［单选］癫痫的主要发病机制是(　　　)

A. 循环血量不足导致血压急骤下降

B. 心律失常或急性心脏排出受阻导致心输出量锐减

C. 严重脑血管闭塞性疾病引起全脑供血不足

D. 严重贫血

E. 大脑神经元过度异常放电引起的短暂神经功能障碍

参考答案

1. C
2. A
3. A
4. E

第十一章

老年人运动系统常见疾病管理

第一节　脆性骨折患者的管理

学习目标

（1）能阐述脆性骨折的定义、病因、相关概念，描述典型症状、体征、并发症、治疗原则和要点。

（2）能按照护理程序为老年脆性骨折患者进行评估、制订护理计划并实施。

（3）能为老年脆性骨折患者及其家属进行饮食、运动、药物、跌倒的预防和处理等方面的居家健康指导，帮助患者减缓病情的发展和预防并发症的发生。

（4）树立尊重生命、关注健康的理念，以高度的责任心为老年患者服务。

老年脆性骨折是一种低能量或非暴力情况下发生的骨折，也被称为骨质疏松性骨折（osteoporotic fractures，OP）。发病机制部分是因为成骨细胞功能减弱导致的骨量减少，部分则是由于破骨细胞的活性增加。脆性骨折是局部骨组织病变，也是全身骨质疏松的一种表现，是骨质疏松症的症状之一，也明确显示了骨强度的降低。由于各国对骨质疏松症的认识与评估标准差异，目前骨质疏松症的发病规模尚不清楚。在全球范围内，一年大约有 900 万例脆性骨折发生，估计 40%～50% 的女性和 13%～22% 的男性在一生中将经历一次以上此类骨折。据估计，在中国超过 1/3 的 50 岁以上的女性及大约 1/10 的 50 岁以上的男性都曾患过脆性骨折。2015 年我国主要记录了 269 万起常见脆性骨折类型（腕部、椎体和髋部）的脆性骨折，到 2035 年预测将增加到 483 万例次，并且在 2050 年可能达到 599 万例次。

一、发病原因

骨质疏松症和脆性骨折的风险因素可划分为不可控和可控两个主要类别（见表 11-1-1）。不可控因素无法人为改变，但有助于甄别有高危骨折的风险患者。而大多数可控因素会直接导致骨密度下降，也可能增加其他机制导致的骨折风险。此类因素可以通过适当教育、合理引导患者，促使患者养成更健康的生活习惯，以期规避危险因素导致的骨折风险。

表 11-1-1　骨质疏松及脆性骨折风险因素

分类	因　素
不可控因素	年龄、脆性骨折史、家族脆性骨折史、过早停经史（＜45 岁）
可控因素	低体重（BMI＜20 kg/m²）、大量饮酒（＞2 单位 1/d）、高钠摄入、低骨密度、钙和（或）维生素 D 摄入减少、制动、吸烟、日常活动减少、跌倒 疾病：①内分泌疾病，包括：糖尿病、甲状旁腺功能亢进、甲状腺功能亢进、垂体前叶功能减退症、性腺功能减退症、库欣综合征、神经性厌食、雄激素抵抗综合征、高钙尿症等。②风湿免疫性疾病，包括：类风湿关节炎、系统性红斑狼疮、强直性脊柱炎、其他风湿免疫性疾病等。③消化系统疾病，包括炎症性肠炎、吸收不良、慢性肝病、胃肠道旁路或其他手术、胰腺疾病、乳糜泻等。④神经肌肉疾病，包括癫痫、阿尔茨海默病、帕金森病、多发性硬化症、脑卒中、脊髓损伤、肌萎缩等。⑤血液系统疾病，包括多发性骨髓瘤、淋巴瘤、白血病、单克隆免疫球蛋白病、血友病、镰状细胞贫血、系统性肥大细胞增多症、珠蛋白生成障碍性贫血等。⑥其他疾病，包括中度至重度慢性肾脏疾病、哮喘、慢性代谢性酸中毒、慢性阻塞性肺疾病、器官移植后、充血性心力衰竭、抑郁、获得性免疫缺陷综合征、淀粉样变等 药物：促性腺激素受体激动剂；质子泵抑制剂；噻唑烷二酮类增敏剂；巴比妥类药物；他克莫司；抗病毒药；糖皮质激素；长期抗抑郁药物；芳香化酶抑制剂；铝剂（抑酸剂）；甲状腺激素；抗凝剂（肝素）；抗癫痫药；肿瘤化疗药；环孢素 A；选择性 5 羟色胺再摄取抑制剂

BMI 为体重指数；1 单位相当于 8～10 g 乙醇，相当于 285 ml 啤酒，120 ml 葡萄酒，30 ml 烈性酒。

二、临床表现

骨质疏松症患者常见的脆性骨折包括椎体（脊柱）骨折、前臂远端（腕部）骨折、股骨近端（髋）和肱骨近端骨折。腕部骨折在骨质疏松引起的脆性骨折常见类型中排第三位，约占老年人发生的所有骨折的 18%。腕部骨折常常是患者的第一次脆性骨折，随后可能发生椎体骨折或髋部骨折。

髋部骨折是最严重的一种脆性骨折。女性死于髋部骨折的风险超过了乳腺癌、卵巢癌和子宫癌死亡风险的总和，但男性髋部骨折后的死亡风险更高于女性。有死亡风险的髋部骨折患者占患者总数的大约 1/4。如果患者在第一次脆性骨折时患者能够被诊断出骨质疏松且及时得到治疗，未来再次骨折的风险可降低 50%，从而防止再次骨折后生活质量和健康水平下降。

椎体骨折是骨质疏松最普遍的表现，若 X 光片呈现椎体骨折，患者主诉腰背部疼痛时即可确诊。患者也可能从未意识到自己存在椎体骨折。由于多数椎体骨折患者症状轻微甚至没有症状，只有 25% 的临床患者得到诊断，故多数人并未对此疾病引起重视。椎体骨折常采用非手术措施，如镇痛、短期的卧床休息、利用支具和适当理疗。大约 40% 的患者会发展为脊柱畸形和(或)慢性疼痛,继而使肺功能降低,增加死亡风险。患者遭受椎体骨折后,未来再度发生骨折的危险将增加5倍。因此,及时诊断和积极治疗椎骨折具有非常重要的意义,应予以妥善处理。倘若在骨质疏松症治疗期间出现了椎体骨折,则需重新评估并调整治疗方案。

早期辨别高风险人群存在着同样的重大价值。就医时应考虑到获取其完整个案历程中进行危险因素评估的必要性。向患者提供风险评估教育与预防指导即为一项有效干预控制手法。在对患者进行危险因素评估及相应教育后,护理人员可以有目的地根据患者的情况,针对可控因素采取相应的预防或护理措施。

三、诊断性评估

(一) 病史

应全面详细了解患者病史,包括以下内容。

1. 家族史

询问患者有无骨质疏松家族史、脆性骨折史、髋部骨折家族史、糖皮质激素治疗史。

2. 病程

患者骨折发生的时间、持续时长,是否使用辅助器具、石膏或外固定装置等。

3. 症状及既往史

有无营养不良、钙或维生素D缺乏、饮食失调、雌激素缺乏、缺乏锻炼。

4. 有无提示继发性骨质疏松的症状

身高降低(>4 cm)及驼背,具有诊断意义。

5. 生活方式

脂肪、盐摄入、吸烟支数、酒精摄入量等情况。

6. 药物引起骨质疏松

是否使用骨转换标志物血清Ⅰ型原胶原N-端前肽(N-terminal propeptide of type 1 procollagen,PINP)和血清Ⅰ型胶原C-末端肽交联(C-terminal telopeptide of type 1 collagen,CTX)等药物。

7. 心理社会因素

包括家庭情况、工作环境、文化程度及有无精神创伤史。

(二) 体格检查

1. 观察

留意患者的体态和步行方式,注意是否出现行动困难、变形或异常姿势等。

2. 疼痛评估

询问患者有无感到不适,并了解其程度、位置和性质。

3. 活动范围检查

观察患者关节活动的幅度,包括肩部关节、肘部关节、腕部关节、髋部关节、膝关节与踝关节。

4. 神经功能评估

观察患者是否存在神经损害对感觉和运动功能产生的影响。

5. 压痛检查

轻轻按压可能受伤区域并判断此处是否引起患者疼痛反应。

6. 稳定性评估

仔细检查受伤部位的稳定情况，包含关节稳定性与骨折稳定性。

(三) 实验室检查

1. X 线检查

骨量减少超过 30% 才能提示骨质疏松症的发生，具体表现为骨密度减低、透明度加大，皮质变薄、骨小梁减少变细，晚期出现骨质改变。

2. 生化项目

具体包括骨形成指标，骨吸收指标，血、尿骨矿成分，骨钙素等项目。血液中的钙和磷水平可以帮助评估骨代谢的状况。低血钙或血磷水平可能与骨质疏松症相关。

3. 骨密度检查

骨密度检查对于早期发现和预测骨质疏松症的脆性骨折风险以及治疗效果的评估具有关键意义。目前，可采用双能 X 射线吸收法、单光子密度扫描技术或定量 CT 检查等方法进行此类检查。

四、治疗原则

(一) 非药物治疗

1. 适当运动

适当的运动可以增加和维持骨量，可以使老年人的身体和四肢的肌肉和关节的协调性和应变能力得到增强，有利于预防跌倒、减少骨折的发生。而运动类型和运动量应根据患者的具体情况而定。

2. 合理饮食

补充足够的蛋白质有助于提高治疗效果。可指导患者多吃异黄酮含量高的食物如大豆等，对维持骨量也有一定的效果。适当提高钙含量高食物的摄入量对维持老年人骨健康也非常重要，钙含量高的食物包括海产品、乳制品等。同时，老年人还应该多摄入富含维生素 A、维生素 C、维生素 D 和铁的食物，以促进钙的吸收。此外，也要尽可能减少饮酒、咖啡及浓茶。

3. 补充钙和维生素 D

无论何种类型的骨质疏松症，都应补充适量的钙。除了增加膳食制剂中的钙含量外，还可以补充碳酸钙、葡萄糖酸钙、柠檬酸钙。每日钙摄入量应为 800～1 200 mg，同时也可摄入适量的维生素 D，从而有利于钙的吸收。

(二) 药物治疗

1. 钙制剂

例如葡萄糖酸钙、柠檬酸钙、碳酸钙等。服用时要注意避免与含有草酸的食物同服，以防形成钙螯合物，影响吸收。多喝水有助于减少尿路结石的生成。

2. 钙调节剂

包括维生素 D、降钙素和雌性激素类药物。在应用维生素 D 时，需监测血清中钙离子及肌酐水平的变化情况，应观察是否出现甲亢或低血钙情况。老年女性患者对雌性激素类药物应谨慎使用，必要时应详细了解家族中是否有肿瘤、心血管疾病史，性激素必须在医生指导下使用，剂量一定要准确，治疗期间，每 6 个月应进行一次妇科检查，密切监测子宫内膜变化和增生情况，指导老年人学会观察阴道流血情况。

3. 双膦酸盐

如依替膦酸二钠、阿仑膦酸钠、帕米膦酸钠等。这些药物易受食物影响而降低药效，故宜早晨空腹服用，服药后饮水 200～300 ml。并且服药后至少 30 分钟内不要进食或喝水，不要平躺。注意监测血钙、骨吸收等生化指标。

4. 对症护理

腰部肌肉紧张、椎体压缩性骨折等引发的疼痛，可通过卧床休息、沐浴温水、按摩放松肌肉等方法来减轻。仰卧时，头不宜过高，可以在下背处垫上护理垫。必要时可使用辅助支架、紧身衣等限制脊柱活动。对于剧烈疼痛者，则可以遵循医生指示使用止痛药物或肌肉舒缓剂。而骨折患者则可能需要进行牵引治疗或手术干预。

5. 并发症的护理

尽力规避负重、屈腰等动作。行动不便的老年人可以使用辅助步行器以预防跌倒事件。对于长时间卧床的患者，应加强皮肤保健，预防压疮的产生。

6. 心理护理

了解老年人心理，鼓励老年人表达内心感受，找出影响老年人情绪的原因，及时给予疏导，缓解老年人心理压力。指导老年人在衣着和修饰上掩饰形体的变化。强调老年人在人格、知识或资历方面的优势，增强其自信心，逐渐适应形象的变化。

五、专病相关评估

(一) 骨密度检测

通过骨密度检测，可以评估骨质疏松的程度，以确定患者是否属于脆性骨折的高危人群。

(二) 骨代谢标志物检测

检测患者血清中的骨代谢标志物，如碱性磷酸酶、骨钙素等具有评估骨代谢的活跃程度，以确定患者是否存在骨质疏松的生化异常的作用。

六、护理管理计划

(一)住院期间护理管理

1. 一般护理

(1)环境。应为患者选择光照条件好、空气流通性强的房间。由于运动、感觉和平衡功能下降,老年人骨骼脆性增加,容易跌倒、骨折,所以地面应清洁、干燥、防滑。保持通道畅通无阻,走廊中无障碍物,卫生间和通道内应安置扶手,为老年人提供安全的生活环境。

(2)饮食。在确保年长者合理进食的前提下,尊重患者的饮食习惯。推荐患者增加摄入富含钙质的膳食品种,诸如乳制品、黄豆、牛奶、大豆制品、海带及虾米等。同时也要鼓励患者多吃富含维生素 D 的食品,如动物肝脏、蛋类、鱼肝油等。若无特殊疾病,老年人钙摄入量应不少于850 mg/d,如果已经发生骨质疏松症,那么每日钙摄入量应在1 000～2 000 mg。护理人员应告诫患者少饮甚至不饮咖啡、浓茶和碳酸饮料,以免影响体内钙的吸收。

(3)休息与活动。应根据老年人的身体状况来制订个性化的活动计划。可以运动的老年人每天适当的体力活动可以增加骨量,维持骨密度,减少骨质流失。而对于因疼痛而活动受限的老年人,可以指导老年人保持关节的功能位,每天进行关节活动训练,保持肌肉张力;对于因骨折而被固定或牵拉的老年人,可指导其做上下肢活动、跖屈等。

2. 病情观察及护理

对已发生骨折的老年人,应定期翻身以规避压疮。同时还需要为患者提供咳嗽和呼吸训练指导,并进行主动与被动关节活动锻炼,定时检查以预防并发症的出现。

3. 疼痛护理

大多数患者在术后几天内持续疼痛,活动时疼痛加剧。为了减轻疼痛,患者往往会选择卧床,因而增加了活动受限带来的风险。一旦疼痛没有得到较好控制,患者术后活动就会延迟,增加了长期制动发生并发症的风险,在导致自理能力下降同时,发生谵妄的风险也会增加。

疼痛的高度易变性和个体对疼痛的反应使得准确地评估成为护理的关键,从而可以促进个体化的疼痛管理和疼痛监测。许多研究表明,认知障碍和急性意识障碍患者获得的镇痛效果较认知未受损的患者更低。医护人员可以使用评估工具来评估痴呆患者的需求,还可以鼓励患者家属和照护者提供患者个人信息、特征和习惯,以便于更好地了解患者的疼痛体验和需求。疼痛评估、评价、再次评估及适当的镇痛治疗是常规护理的重点。

临床中常出现止痛不充分的情况,其中一个重要原因是缺少评估,通常是无法表达的患者。由于和患者沟通存在一定困难,使得管理认知能力障碍患者的疼痛情况变得极富挑战性,必须充分考虑多重用药因素和并发症。术后早期活动需要老年骨科照护团队之间的良好协作来促进,这对于实现疼痛管理非常重要。如果患者发生急性疼痛,则在整个护理过程中需要持续、定期评估来实施有效疼痛管理。应规律、准确地评估患者的疼痛,遵医嘱使用止痛药,观察药物效果及不良反应并及时报告。持续疼痛评估是有效疼痛管理的基础。初步评估包括疼痛位置、持续性疼痛的描述(特征)、既往疼痛治疗(患者目前和既往的药物和非药物治疗方案)、新发的急性疼痛休息和活动期间疼痛强度评级,以及药物作用和不良反应。常用的认知功能障碍患者的疼痛评估工具包括视觉模拟量表(visual analogue scale,VAS)和语言评分量表(verbal rating scale,VRS)。同时应警惕老年人的疼痛征象,并观察疼痛引起的自主表现和行为。

疼痛评估的时间点包括以下几个方面:①入院时即刻。②首次镇痛后30分钟内。③入住病房前每个小时。④住院期间常规护理观察。

疑似髋部骨折的患者,包括有认知障碍的患者,可以立即给予镇痛药。镇痛药物的选择和剂量应考虑年龄,并密切监测不良反应。在进行护理操作、体检和康复活动时,应给予患者充足的镇痛药物,直到能耐受患肢被动外旋为止。每6小时可以服用一次对乙酰氨基酚(如果没有禁忌证)。若无明显效果也可以同时服用阿片类镇痛药。在使用药物时,应特别注意老年人使用非甾体抗炎药等禁忌药物的风险,以确保他们的健康安全。许多研究证明药物单独或联合用药均有效。此外,非药物治疗也应该纳入治疗方案的考虑范围内。可参考以下方案进行疼痛管理:①每次在患部冰敷15分钟。②使用保暖毛毯,轻柔地按摩。③行为认知疗法、幽默、放松疗法、呼吸训练、音乐疗法及定期使用支撑垫调整体位并分散注意力。④进行康复锻炼来改善活动范围、活动能力及活动强度。⑤采用跨学科的方法,治疗师能够提供夹板、定制座位或适应性装置。协助患者进行各种活动和锻炼,并提供强化性训练,以促进患者的康复。

通过多模式镇痛技术,达到镇痛药物的疗效最大化的同时将不良反应的发生最小化,实现更好的镇痛效果。老年人更容易出现药物不良反应,因此要保证安全有效地使用镇痛药,护理人员需要考虑到的危险因素有药物吸收和分布在不同年龄之间的差异及个体自身因素等。

阿片类镇痛药是缓解骨折疼痛的关键药物,然而个体需求仍存在较大差异。随着年龄的增长,阿片类镇痛药需求量会减少,药物的不良反应有阻碍患者康复、阻碍运动功能、损害认知能力等。其他药物如止吐药、镇静剂和抗精神病药可能会增加阿片类镇痛药的镇静作用,在口服和静脉使用阿片类镇痛药时需关注这些不良反应。护理人员需监测常见的不良反应,如镇静、便秘、恶心和呕吐,必要时给予预防性治疗。老年人使用阿片类镇痛药会增加呼吸抑制的风险,因此建议定期监测镇静药浓度。进行护理操作和检查患者背部皮肤时,动作应轻柔。在大腿和膝关节之间放置枕头有助于减轻疼痛,避免内收或旋转患肢。

有效的疼痛管理可以使得患者尽早开始锻炼、保证良好睡眠质量并促进其尽快康复。应进行疼痛基线评估(疼痛病史、镇痛药服用史),并协调运动和疼痛管理(即根据运动安排,在恰当的时机给予镇痛药)。评估疼痛的"金标准"是患者的自我陈述,可以使用数字、言语、面部表情或视觉模拟等量化评分法。

疼痛管理干预措施不仅包括药物疗法,还应该包括非药物的方法,如经皮神经电刺激、分散注意力、肌肉放松、穴位按摩、热敷或冷敷、放松疗法,应综合应用多种策略。患者自我报告疼痛缓解了20%～30%,即认为疼痛管理有效。并不是所有的患者都能够得到充分的疼痛管理,尤其是痴呆和(或)谵妄患者,因为他们更难以自主表达疼痛,而患者的一些行为(如呻吟、叹息、不安、激动、快速眨眼、面部表情)或生命体征(如心动过速、血压升高)经常会被忽略。有效的疼痛评估需要熟悉患者的情况并从照护者那里获得信息。疼痛有急性(骨折后或手术后 30 天以内)和慢性之分,但这两种疼痛在临床上都会出现。虽然在最初的几个月中可能会有一些不适,但是患者必须能够区分不适和疼痛。护理人员应告知患者何时疼痛加重不正常,也应该告诉患者如何避免一些会牵拉到手术部位的锻炼。

4. 心理护理

融洽互信的护患关系可以使患者依从性增加,从而使其更快康复。通过交谈、陪伴等方式减轻老年患者的焦虑,缓解精神压力,同时关注患者的情绪,及时与患者沟通,提供必要的心理支持。护理人员应激励患者积极应对疾病,协助患者建立战胜疾病的自信心,以此来达到提高治疗效率的效果。护理人员还应向患者提供必要的脆性骨折的知识和治疗方案,让患者了解自己的疾病,减轻不必要的恐惧和焦虑。注意患者的生活质量,提供必要的帮助和照顾,让患者感受到温暖和关爱。

5. 并发症预防及护理

1) 血栓栓塞　是一种由血栓或者部分凝结物脱落引发的阻塞性疾病。为了避免血液不正常凝固而形成梗死,可以通过降低导致该异常状态的因素及使用抗凝剂来实现目标。针对预防血栓性事件,护理人员能够采取以下措施:

(1) 降低引发血栓栓塞的因素。评估病情,关注高风险患者,制订有针对性的护理方案。护理人员应向患者解释为何会出现静脉血栓形成及该疾病所表现出来的临床特征,并强调术后早期运动对预防此类疾病至关重要。定期帮助翻身以避免长时间压迫某一部位,保持将患肢提高约 30 cm,促进其血液循环。每天测量并记录患者腿部周长,并教导适度活动和伸展运动。监督指导饮食摄入,告知患者以清淡、易消化饮食为主,禁用辛辣、油腻的食物,还需警示患者戒烟酒。

(2) 药物治疗。为了规避血块形成与栓塞事件,可由护理人员指导下让患者穿上弹力袜、使用间歇气泵系统等装置按医嘱进行操作,并遵医嘱使用低分子肝素钙等药物。同时协助指导患者增加锻炼次数,适度运动以促进下肢静脉回流。

2) 谵妄　表现为意识障碍、行为混乱、毫无目的、注意力无法集中。通常起病急,有明显的病情波动。患者的认知功能下降,觉醒度改变,感知异常,日夜颠倒。要预防及控制谵妄发生,则应严密管控感染风险、低氧血症状态,并监测水、电解质紊乱。同时关注患者的认知能力和是否存在焦虑、抑郁等消极情绪。针对与谵妄相关联的镇痛需求、睡眠困扰问题及排便异常、营养不良、视力减退和听力下滑,还有多药并用等老年全方位医护进行干预。

3) 感染　可能由于以下原因导致:①切口换药和引流管理不当。②合并疾病的处理和术后代谢紊乱的纠治不当。

主要临床表现为:①切口疼痛。②红肿超过 3 天。③伤口流脓。

为预防感染,术前预防措施包括:①免疫抑制剂。②机械性肠道准备和口服抗生素。③营养支持。④脱毛。⑤术前沐浴。⑥手术手消毒等。

术中和术后预防措施包括:①围手术期血糖控制。②液体治疗。③体温维持。④使用切口保护套。⑤使用抗菌涂层缝线。⑥预防性伤口负压治疗。⑦使用手术单和手术衣。⑧切口冲洗。⑨胶片。⑩切口敷料。

预防性抗生素,一旦出现感染,应进行应急处理,具体包括:①严密监测生命体征,观察体温变化趋势,监测相关实验室指标。②遵医嘱使用抗生素。③保持切口敷料清洁干燥。

4)压疮　主要由于局部组织遭受持续压力。可能导致局部组织长时间受力的原因有:①夹板内衬垫放置不当。②长期卧床。③长时间坐轮椅。④皮肤长时间浸泡在因失禁流出的尿液、粪便、汗液中。⑤皮肤营养不良。

应经常观察受压皮肤情况,勤翻身、勤擦洗、勤整理、勤检查、勤换洗,预防压疮。若皮肤发红则应及时外用压疮膏等来修护皮肤。

压疮具有6种分期,应根据患者情况采取针对性护理措施:

(1)1期:解除局部继续受压,改善局部血运,去除危险因素,避免压疮进一步发展。应定时或增加翻身,局部皮肤用透明贴或减压贴保护。不得使用气圈等减压。

(2)2期:防止水疱破裂、保护创面、预防感染。按照湿性护理原则,给予水胶体敷料(透明贴、溃疡贴)覆盖。创面不得使用粉剂、油剂,不得使用烤灯,避免局部继续受压,促进上皮组织修复。

(3)3~4期:清洁创面,去除坏死组织和促进肉芽组织的生长。根据创面情况,有针对性地选择各种治疗护理措施,定时换药,清除坏死组织,增加营养的摄入,促进创面愈合。若存在硬痂,则应外科清创或水胶体敷料盖于伤口上,24~48小时可使痂皮软化。

如果渗液多,则用黄色坏死组织覆盖的伤口:①水凝胶(清创)+泡沫敷料。②高渗盐等吸收性敷料+纱布或泡沫类敷料或泡沫银敷料(疑有或已存在感染的伤口)。肉芽新鲜的红色期伤口要注意保护,促进肉芽生长。③盐水纱布湿敷。④根据渗液选择藻酸盐或溃疡糊填充创面+封闭敷料覆盖。

(4)深部组织损伤期:谨慎处理,不能被表象所迷惑,取得患者及家属的同意,明确可能存在的深部感染。严禁强烈和快速的清创,早期可用水胶体敷料,使表面软化,自溶性清创,密切观察伤口变化。

(5)不可分期:有坏死组织或腐肉,硬痂清创,去除坏死组织,减少感染。

具体并发症趋势图详见图11-1-1。

(二)出院后延伸护理管理

1. 饮食护理

(1)高钙摄入。钙是维持骨骼健康所必需的营养元素。人体需要钙来促进骨折愈合,足够的钙摄入还可以预防骨质疏松症。高钙食物包括乳制品(牛奶、酸奶、干酪等)、豆类、坚果、海产品(如鲑鱼和沙丁鱼)及绿叶蔬菜(例如芥蓝、甘蓝等)。

(2)维生素D补充。维生素D是一种脂溶性营养物质,对骨骼中钙的吸收至关重要,特别是老年人。人体只能从食物中获取远低于需要量的维生素D,人体需要的维生素D大部分通过紫外线照射皮肤时在皮肤内部产生。老年人合成维生素D的能力下降,因此其体内的维生素D含量较低,建议老年人每日将手臂和脸暴露在阳光下5~25分钟。但是受住院及其他社会因素的限制,有些老年人需要摄入维生素D补充剂。老年人维生素D补充剂的充足摄入量为800~1000U/d,且应同主餐一同服用。

(3)蛋白质摄入。蛋白质是骨骼健康和骨折康复所必需的营养物质。确保摄入足够的蛋白质可以帮助修复和重建骨骼组织。肉制品(瘦肉、鱼类、家禽等)是优质的动物蛋白

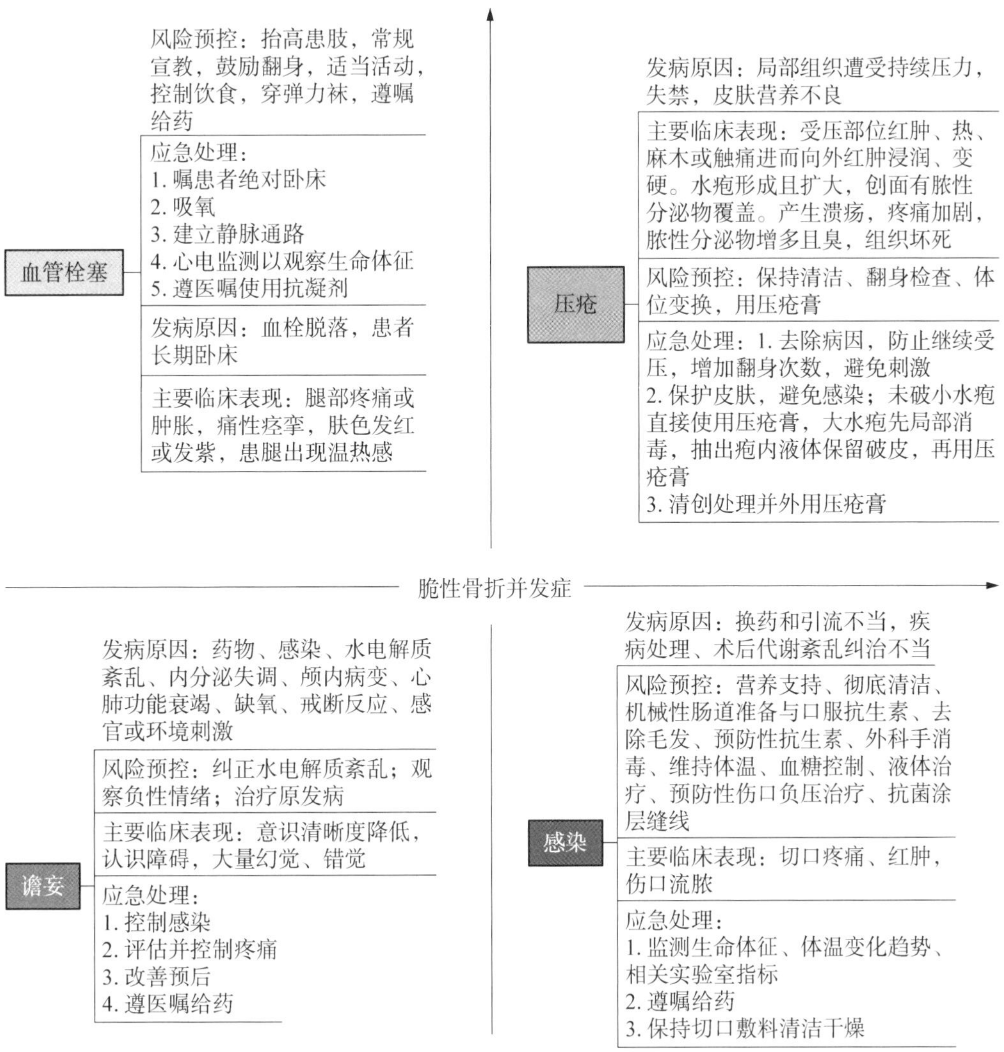

血管栓塞

风险预控：抬高患肢，常规宣教，鼓励翻身，适当活动，控制饮食，穿弹力袜，遵嘱给药

应急处理：
1. 嘱患者绝对卧床
2. 吸氧
3. 建立静脉通路
4. 心电监测以观察生命体征
5. 遵医嘱使用抗凝剂

发病原因：血栓脱落，患者长期卧床

主要临床表现：腿部疼痛或肿胀，痛性痉挛，肤色发红或发紫，患腿出现温热感

压疮

发病原因：局部组织遭受持续压力，失禁，皮肤营养不良

主要临床表现：受压部位红肿、热、麻木或触痛进而向外红肿浸润、变硬。水疱形成且扩大，创面有脓性分泌物覆盖。产生溃疡，疼痛加剧，脓性分泌物增多且臭，组织坏死

风险预控：保持清洁、翻身检查、体位变换，用压疮膏

应急处理：1. 去除病因，防止继续受压，增加翻身次数，避免刺激
2. 保护皮肤，避免感染；未破小水疱直接使用压疮膏，大水疱先局部消毒，抽出疱内液体保留破皮，再用压疮膏
3. 清创处理并外用压疮膏

脆性骨折并发症 →

谵妄

发病原因：药物、感染、水电解质紊乱、内分泌失调、颅内病变、心肺功能衰竭、缺氧、戒断反应、感官或环境刺激

风险预控：纠正水电解质紊乱；观察负性情绪；治疗原发病

主要临床表现：意识清晰度降低，认识障碍，大量幻觉、错觉

应急处理：
1. 控制感染
2. 评估并控制疼痛
3. 改善预后
4. 遵医嘱给药

感染

发病原因：换药和引流不当，疾病处理、术后代谢紊乱纠治不当

风险预控：营养支持、彻底清洁、机械性肠道准备与口服抗生素、去除毛发、预防性抗生素、外科手消毒、维持体温、血糖控制、液体治疗、预防性伤口负压治疗、抗菌涂层缝线

主要临床表现：切口疼痛、红肿，伤口流脓

应急处理：
1. 监测生命体征、体温变化趋势、相关实验室指标
2. 遵嘱给药
3. 保持切口敷料清洁干燥

图 11-1-1　脆性骨折并发症趋势图

来源，而豆类、坚果和乳制品等食物则是植物蛋白的优质来源。

（4）均衡饮食。要保持全面营养摄入，保持均衡的饮食具有其不可替代的地位。老年人应补充钙、维生素 D 和蛋白质，也应确保摄入足够的维生素 C、镁、维生素 K 及其他关键营养素。多食用新鲜水果、蔬菜和全谷物，避免过多摄入加工食品和高盐食物。

（5）避免刺激性饮料。如咖啡、浓茶、可乐等。限制饮酒，每天最多不应超过 50 g 白酒。

2. 运动护理

尽早活动、增加活动范围和增加肌肉力量同样重要，这些措施可以缩短住院时间、改善活动、改善步行距离以及增强整体功能。因此步行和其他锻炼的目的是最大限度地降低损伤。推荐的术后运动类型、频率和持续时间（有时需要进行 X 线检查确定内固定的稳定性，并且得到医生的同意）也是重要的因素。康复锻炼应该循序渐进，开始时选择简单

的、低强度的运动,随着复健进程的推进,运动强度可以逐渐提高。有证据表明,锻炼的强度越大,持续时间越长,预后越好。某些特定的锻炼方法,例如平衡训练和渐进性抗阻力训练是安全和有效的。但目前尚没有足够的证据确定加强活动的最佳策略,还需要更多的研究来确定最合适的运动类型、持续时间和强度,以及术后第一天活动的重要性。

可以鼓励患者保持日常身体活动,还可以教育患者理解功能独立在生理和心理上的意义,确保环境安全,评估和治疗患者的疼痛,强调营养和药物的重要性,并记录干预措施及其效果。

3. 药物护理

常用的治疗骨质疏松的药物如下。

(1)双膦酸盐。阿仑膦酸钠、伊班膦酸钠、利塞膦酸钠和唑来膦酸(口服或静脉给药)。口服双膦酸盐时必须按照下列要求服用:①早晨,空腹。②服药至少30分钟之后方可进食食物或饮料。③用一大杯水整片吞服。④患者必须保持直立至少30分钟。⑤必须延迟3~4小时服用钙补充剂。

(2)选择性雌激素受体调节剂。巴多昔芬、雷洛昔芬。

4. 定期复查

适当的随访可提高治疗依从性,且有利于骨折预防。应让患者知晓治疗目标、持续时间、药物必须服用多长时间和益处、出现不良反应时向谁寻求支持等。不建议定期使用双能X线吸收法测定(dual-emission X-ray absorptiometry, DXA)测量骨密度。因为骨质疏松症的治疗引起的骨密度变化缓慢,且DXA测量误差的大小与治疗引起的短期改变相似。可选择检测尿样或血液中的骨转换标志物。骨质疏松症治疗后,标志物会有快速且大幅度的变化,几月内即可检测出对治疗的反应。此外,双膦酸盐类药物还有一种罕见的不良反应是下颌骨坏死,保持口腔清洁和定时、定期的口腔护理可以有效减少发生此类不良反应的风险。

5. 社区管理

在社区中,社区护理人员可以将社区骨质疏松症管理对象划分为普通人群、高风险人群、骨质疏松症患者和骨质疏松性骨折患者4个类别,进行层次化分类治理。内容涵盖健康教育、高危筛查、生活方式调整、病情诊断与规范性治愈控制以及功能评估与恢复等综合持久的管理方法。针对不同风险水平的骨负荷缺失受影响人口,在基层医务机构建立了由全科医师主导的专业团队,并包括全科医师、技术型助手、康复治疗师、骨质疏松症专家、管理对象及其家族成员组成;基层卫生单位应实施差异化管控脆性骨折高危人群(见表11-1-2),重点关注面向容易出现跌倒的患者和生活方式干预。

表11-1-2　社区骨质疏松症分层管理内容及成员组成

对象	管理内容	实施者
一般人群	健康骨骼维护:给予针对性的健康教育及生活方式指导	全科医生及其助手
高危人群	生活方式及防跌倒干预、骨健康基本补充剂及必要的抗骨质疏松药物应用	全科医生、骨质疏松专病医生

（续表）

对象	管理内容	实施者
骨质疏松症患者	骨质疏松规范诊断及药物疗效、依从性、安全性的随访	全科医生、全科医生助手、骨质疏松专病医生、专病护理人员
严重骨质疏松症患者	骨折后康复，再骨折的预防；抗骨质疏松症药物应用长期随访	全科医生、骨质疏松专病医生、康复治疗师

（三）居家管理健康干预

1. 生活方式指导

（1）平衡膳食。确保摄入足够的钙和维生素 D，以促进骨骼健康。丰富的钙来源包括奶制品、海产品、豆类、坚果和绿叶蔬菜等。同时，可以通过日光暴露或服用补充剂来获取维生素 D。

（2）预防跌倒及二次骨折。对于容易发生脆性骨折的患者特别要注意避免意外摔伤。在家中或公共场所应确保地面平整无障碍，并使用辅助工具如手杖或助步器进行步行支持。

（3）安全居住环境。调整住宅环境使其更加安全可靠，例如在厕所、走廊等处增设扶手，在浴室放置防滑垫子，提高房间内灯光亮度并使用夜灯等，降低跌倒风险。

（4）有规律锻炼。积极参与适量体育运动如散步、游泳和瑜伽等活动，增强肌肉力量及协调能力，规避骨质疏松症和骨折的风险。

（5）戒烟限酒。长期大量饮酒和吸烟会增加发生骨折概率。因此，患者出院后应尽可能避免或停止使用烟酒制品。

（6）培养良好睡眠规律。保证足够时间进行深层次恢复，对于促进身体康复、维持整体健康非常重要。

（7）定时检查与治疗。定期接受医师随访并进行密切监测，并依据医嘱执行相关治疗方案，如钙补剂、维生素 D 或其他处方药物。

2. 心理行为干预

对于缺少骨质疏松症预防等相关知识的患者，重点应放在骨质疏松症预防知识的宣教。针对由情感失落导致的生活忽视所造成的骨负荷减轻问题，则需结合实际情况，以恢复生活信心为出发点，并建议患者及其家属增加更多情感互动，在老年人居住环境中培养归属感。对于缺乏运动的患者，要向其普及骨质疏松症形成的相关原因，让患者知道运动锻炼对身体的重要意义，可以适当挑选年龄症状和患者相当的先例来举例，让患者看到康复的希望。

3. 锻炼指导

运动规划、负载方式、活动时机和程度取决于骨折及手术类型，不同的骨折及其后续治疗路径存在差异。比如，在人工股骨头置换手术后，可以早期开始进行活动。而在发生囊外骨折时，则可能需要延迟恢复活动的时间。一般情况下，医生会根据实际情况来确定患者何时能够部分或完全承受负荷。通常平均 2 天左右患者可下地活动，如果患者机体功能弱，则会适当推迟。在应用植入物和现有的手术技术条件下，大多数患者可以允许负重和不受限制的运动(如交叉双腿越过身体中线,避免屈曲或过度伸展)。熟悉基本练习(即足、踝关节活动,股四头肌、臀肌、腹肌的静力训练,膝关节伸、屈,关节外展)以及功能锻炼是必不可少的。然而,行走可能受到多种实际困难的影响,如伤口引流、静脉输液装置和手术伤口等。

护理人员应该鼓励患者尽快坐在椅子上进食,并促使他们独立完成自我护理和个人卫生。护理人员应参与鼓励患者独立如厕和转移,并每日对患者的进展情况进行评估以便及时了解患者需求,避免延误转诊和出院。面对不能独立活动的患者时,不能让患者完全静止不动,而是应该在床上或坐在椅子上做简单的活动。护理人员需要知道如何帮助患者安全地活动并避免住院患者跌倒。

4. 定期随访

医院护理人员应积极与社区护理人员联系,协助完成对社区内骨质疏松患者的管理和后续工作。隐私保密方面可采用电话、家门口问询、微信或其他 App 等多种方式进行沟通。有调查显示,通过微信跟进可以提高骨质疏松症患者的服从性和认知水平。具体内容包括:①再次检测骨密度及相关指标。②记录第二次及以上发生的骨折情况。③追踪脆性骨折后的存活状态。④观察是否出现脊柱畸形或身高减少等问题。⑤确认是否长期使用类固醇激素药物。⑥评估绝经状态。⑦监测治疗过程中营养控制全面规范化。⑧健康教育宣传、跌倒风险评估及防止摔倒方案提供指导。⑨确定有无不良生活方式习惯。⑩是否有新发现影响骨代谢的疾病。

● 案例与思考 ❱❱❱

一、患者基本情况

1. 基本信息

姓名:李××　　　性别:男　　　年龄:68 岁　　　学历:初中

民族:汉族　　　职业:退休　　　入院日期:2023.4.15

2. 主诉

左髋部疼痛、活动受限 1 天。

3. 现病史

患者有骨质疏松症,今晨不慎摔倒,致左股骨粗隆间骨折,髋部疼痛、活动受限 1 天。为全面诊治入住我院,以"左股骨粗隆间骨折"收入我科。

4. 既往史

骨质疏松症史。否认过敏史,否认外伤史。否认手术史。

5. 个人史

吸烟史 15 年,每日一包。睡眠佳。

6. 婚育史

育有一子。

7. 家族史

父亲有骨质疏松症史。

8. 诊断

左股骨粗隆间骨折、骨质疏松症。

二、体格检查

体温 36.7℃,心率 80 次/分,呼吸 20 次/分,血压 148/90 mmHg,心律齐,心音正常,未闻及杂音,左髋部肿胀、触痛、可触及明显骨擦感、左下肢呈短缩外旋畸形,足趾、踝关节感觉、运动正常。

三、辅助检查

X 线提示:左股骨粗隆间骨折、骨质疏松,血钙 1.65 mmol/L,血磷 0.78mmol/L。

● 思考题 》》》

1. 上述病史中,你认为患者发生脆性骨折的危险因素有哪些?
2. 术后第二天患者认知障碍,出现大量幻觉、错觉,考虑发生什么?
3. 脆性骨折患者常见的并发症有哪些?
4. [多选]脆性骨折患者出院后可进行的活动有哪些?（　　）
A. 游泳　　　　　　　　　　　　B. 散步
C. 渐进性抗阻力训练　　　　　　D. 平衡训练
5. [多选]下列哪些食物适合脆性骨折患者出院后食用?（　　）
A. 芥蓝　　　　　B. 咖啡　　　　　C. 浓绿茶　　　　　D. 海带

参考答案

1. 年龄、骨质疏松症史、吸烟史、家族史。
2. 谵妄。
3. 血栓栓塞、术后切口感染、谵妄、压疮。
4. ABCD
5. 阿尔茨海默病

第二节　骨质疏松症患者的管理

● 学习目标 》》》

　　（1）能阐述骨质疏松症的定义、病因、相关概念,描述典型症状、体征、并发症、治疗原则和要点。
　　（2）能按照护理程序为老年骨质疏松症患者进行评估、制订护理计划并实施。
　　（3）能为老年骨质疏松症患者及其家属进行饮食、运动、药物、跌倒预防和处理等方面的居家健康指导,帮助患者减缓病情的发展和预防并发症的发生。
　　（4）树立尊重生命、关注健康的理念,以高度的责任心为老年患者服务。

骨质疏松症是一种全身性骨骼疾病,指骨骼中骨组织量减少、骨骼质量降低和组织结构异常,导致骨骼易碎和易骨折的一种疾病状态。骨质疏松症可发生于任何年龄,但多见于绝经后女性和老年男性。依据病因,骨质疏松症分为原发性和继发性两大类。原发性骨质疏松症包括绝经后骨质疏松症、老年骨质疏松症和特发性骨质疏松症。绝经后骨质疏松症一般发生在女性绝经后 5～10 年内,老年骨质疏松症一般指年龄大于 70 岁的老年人发生的骨质疏松,特发性骨质疏松症主要发生在青少年。

一、发病原因

(一) 病因

骨质疏松症的病因是复杂的,涉及遗传、生理、药物、环境等多个方面。以下是骨质疏松症常见的病因。

1. 年龄

随着年龄的增加,人体对钙质的吸收能力会下降,同时骨骼的代谢速度也会减缓。这些因素可能导致骨质疏松症的发生。

2. 内分泌因素

(1) 绝经后卵巢分泌的雌激素水平低落是引起绝经后妇女骨质疏松的主要原因。

(2) 甲状旁腺激素水平增高。

(3) 降钙素水平降低。

(4) $1,25$ 羟化维生素 D_3 减少。

3. 遗传因素

骨质疏松症有家族聚集的现象,遗传因素可能会影响个体的骨骼发育和代谢。

4. 营养不良

缺乏钙、维生素 D 和其他骨骼所需的营养素,可能会导致骨质疏松症的发生。

5. 长期服用某些药物

如激素类药物、抗抑郁药、抗癫痫药等,可导致骨骼流失加速,从而引起骨质疏松症。

6. 慢性疾病

如甲状腺功能亢进、类风湿性关节炎、慢性阻塞性肺疾病等,可导致骨质疏松症。

(二) 发病机制

骨质疏松症的发病机制是复杂的,通常有骨形成和骨吸收两方面的失衡。正常情况下,骨骼是经过不断的动态代谢过程而不断更新的,骨形成的速度大于骨吸收,从而维持了骨密度的平衡。但是,如果骨吸收过剩,或者骨形成不足,则可能导致骨质疏松症的发生。以下是引起骨质疏松症骨形成和骨吸收失衡的一些主要因素。

1. 骨形成因素不足

骨形成主要受到激素、营养素和细胞因子的影响。如果激素、营养素等因素不足,或者身体对这些因素的敏感性降低,就会导致骨形成减少。

2. 骨吸收过度

骨吸收主要受到骨吸收细胞(主要是破骨细胞)的控制如果破骨细胞过度活跃,或者骨吸收因子过度分泌,就会导致骨吸收增加。

3. 雌激素缺乏

在女性更年期,由于卵巢功能衰退,雌激素水平降低,雌激素对骨骼的保护作用也会减弱,导致骨质疏松症的发病率增加。

4. 生长激素不足

生长激素对骨骼的生长发育和代谢有重要作用。如果生长激素分泌不足,也会导致骨质疏松症的发生。

5. 某些药物的影响

一些药物,如激素类药物、抗癫痫药等,可能会干扰骨代谢的正常过程,从而导致骨质疏松症的发生。

二、临床表现

骨质疏松症的临床表现通常是无症状或者很轻微的,因此在早期很难被发现。随着病情的加重,其症状会逐渐增加。以下是骨质疏松症较为常见的临床表现。

1. 骨折

骨质疏松性骨折属于脆性骨折,通常指在日常生活中或受到轻微外力时发生的骨折。骨折发生的常见部位为椎体(胸、腰椎)、髋部(股骨近端)、前臂远端和肱骨近端等。骨质疏松性骨折发生后,再骨折的风险显著增高。

2. 身高变矮

因为骨质疏松症会导致脊椎压缩,从而使身高变矮。

3. 疼痛

可表现为腰背疼痛或全身骨痛,夜间或负重活动时加重,可伴有肌肉痉挛、活动受限等。

4. 脊柱变形

严重骨质疏松症患者,因椎体压缩性骨折,可出现身高变矮或脊柱畸形等,导致脊髓神经受压,或心肺功能及腹部脏器功能异常,出现便秘、腹痛、腹胀、食欲减退等不适。

5. 骨缺损

骨质疏松症会导致骨质量减少,从而在 X 线上表现出明显的骨缺损。

6. 骨骼畸形

由于骨质疏松症的持续发展,可能会导致骨质量的变形和骨骼畸形。

三、诊断性评估

(一) 病史

大多数患者无明显外伤或仅有轻度外伤(如扭伤、颠簸、平地滑倒等),甚至咳嗽、喷嚏、弯腰等日常动作即可引起骨折。可表现为急性或慢性持续性腰背部、胸背部疼痛。胸椎骨折可伴有肋间神经放射痛,表现为相应节段神经分布区域的胸肋部疼痛。卧床休息时疼痛可减轻或消失,但在翻身、坐起、改变体位或行走等脊柱承载负荷时出现疼痛或疼痛加重,可伴有肌肉痉挛或抽搐。

(二) 体格检查

严重的椎体压缩骨折尤其是多发性椎体骨折可导致脊柱后凸畸形,患者可出现身高缩短和驼背。通常有腰背部、胸背部棘突附近的压痛、叩击痛,伴有胸椎和(或)腰椎后凸、侧凸畸形,胸腰部活动受限。

(三) 实验室检查

骨代谢生化标志物包括一般生化标志物(血钙、血磷等)、骨代谢调控激素(维生素 D、甲状旁腺素等)和骨转换标志物(骨形成标志物和骨吸收标志物),可用于代谢性骨病的诊断和鉴别诊断、疾病管理、骨转换率判断,骨折风险预测、骨质疏松治疗方案选择和抗骨质疏松药物疗效监测等。

可选择性检查红细胞沉降率、C 反应蛋白、性腺激素、血清 25 羟维生素 D、1,25 二羟维生素 D、甲状旁腺激素、24 小时尿钙和磷、甲状腺功能、皮质醇、血气分析、肿瘤标志物、放射性核素骨扫描、骨髓穿刺或骨活检等,结合 X 线、CT 和 MRI 影像学表现,有助于发现和排除转移性骨肿瘤,胸、腰椎结核,多发性骨髓瘤,甲状旁腺功能亢进,类风湿性关节炎等导致的继发性骨质疏松症以及各种先天或获得性骨代谢异常疾病。

(四) 辅助检查

诊断骨质疏松症通常需要进行多种辅助检查,以确定患者骨质量的情况,以下是常见的骨质疏松症辅助检查。

1. 骨骼 X 线检查

X 线检查可显示骨小梁稀疏,但受主观因素影响较大,并且骨量丢失达 30％ 以上才在 X 线检查上有阳性发现,因此在骨量丢失早期难以检出。

2. CT 和 MRI

CT 和 MRI 可更为敏感地显示细微骨折,且 MRI 显示骨髓早期改变和骨髓水肿更具优势。CT 和 MRI 对骨质疏松症与骨肿瘤等多种其他骨骼疾病的鉴别诊断具有重要价值。

3. 骨密度测定

骨密度是指单位面积(面积密度,g/cm^2)或单位体积(体积密度,g/cm^3)所含的骨量。骨密度测量技术是对被测人体骨矿含量、骨密度和体质成分进行无创性定量分析的方法。DXA 测量骨密度是目前通用的骨质疏松症诊断依据。可用于骨质疏松症的诊断、骨折风险性预测和药物疗效评估,也是流行病学研究常用的骨量评估方法。对于绝经后女性、50 岁及以上男性,世界卫生组织推荐的诊断标准如表 11－2－1。

表 11-2-1　骨密度测定诊断标准

诊断	T-值
正常	T-值≥-1.0
骨量减少	-2.5<T-值<-1.0
骨质疏松	T-值≤-2.5
严重骨质疏松	T-值≤-2.5+脆性骨折

4. 骨质矿物质代谢标志物检测

患者的尿钙、尿氮、血清磷、钙、碱性磷酸酶、骨钙素等指标也可以用于评估骨骼代谢。

除了以上辅助检查,医生还可能会开出其他的检查或者补充检查来辅助确定骨质疏松症的诊断和评估病情的严重程度。

四、治疗原则

骨质疏松症的治疗原则是复位、固定、功能锻炼和抗骨质疏松治疗。

五、专病相关评估

(一) 生命体征的观察

呼吸、体温、心率、血压。

(二) 四肢肌力的评估

(1) 0 级。肌肉无收缩(完全瘫痪)。

(2) Ⅰ级。肌肉有轻微收缩,但不能够移动关节(接近完全瘫痪)。

(3) Ⅱ级。肌肉收缩可带动关节水平方向运动,但不能够对抗地心引力(重度瘫痪)。

(4) Ⅲ级。能够对抗地心引力移动关节,但不能够对抗阻力(轻度瘫痪)。

(5) Ⅳ级。能对抗地心引力运动肢体且对抗一定强度的阻力(接近正常)。

(6) Ⅴ级。能抵抗强大的阻力运动肢体(正常)。

(三) 疼痛及症状评估

疼痛的量化评估,通常使用数字分级法、面部表情评估量表法及主诉疼痛程度分级法三种方法。数字分级法按照疼痛对应的数字,将疼痛程度分为轻度疼痛(1~3)、中度疼痛(4~6)、重度疼痛(7~10)。对疼痛患者的疼痛及相关病情进行全面评估,包括疼痛病因和类型(躯体性、内脏性或神经病理性),疼痛发作情况(疼痛的部位、性质、程度、加重或减轻的因素),止痛治疗情况、重要器官功能情况、心理精神情况,家庭和社会支持情况及既往史(如精神病史、药物滥用史)等。应当在患者入院后 8 小时内进行首次评估,并且在 24

小时内进行全面评估,在治疗过程中,应实施及时、动态评估。

(四)自理能力评估

根据 Barthel 指数记分将日常生活活动能力分成良、中、差三级。>60 分有轻度依赖,能独立完成部分日常活动,需要部分帮助。60~41 分为中度依赖,需要极大的帮助方能完成日常生活活动。≤40 分为重度依赖,大部分日常生活活动不能完成,需他人服侍。

(五)深静脉血栓的评估

手术患者建议采用 2005 年版的 Caprini 评分量表,按照不同分值,将静脉血栓栓塞风险分为:低危(0~2 分)、中危(3~4 分)、高危(≥5 分)。

六、护理管理计划

(一)住院期间护理管理

1. 保持环境安全

患者在住院期间应保持室内清洁、干燥,及时清除室内走廊和房间的异物,确保清洁卫生,避免患者摔倒。

2. 坚持药物治疗

嘱患者准时口服或注射所需的药物,及时记录、查看药物服用情况。

3. 营养及水分管理

在医生指导下提供营养均衡、清淡、易消化食物,适量多喝水,以增强患者体质和促进恢复。

4. 利用辅具

为精准预防跌倒,提供三角坐垫、卫生巾、床挡、撑杆、拐杖等,帮助患者活动、上下床、上厕所,睡专用床垫,以减轻骨骼负荷降低骨折风险。

5. 健康教育

向患者和家属进行相关知识宣教,包括身体保健、预防跌倒、饮食、药物使用等问题,增强自我保健意识,患者和家属互帮互助,以提高治疗效果。

6. 活动和锻炼

根据医生的指导,帮助患者进行必要的体育活动。

7. 并发症预防及护理

(1)穿刺损伤(血管)。术中操作不仔细,导致血管损伤、伤口出血。

(2)腹胀、便秘。术后卧床活动减少,不习惯卧床大小便,致肠蠕动减慢引起腹胀,各种止痛药的使用均可引起腹胀。

(3)睡眠障碍。术后体内激素水平异常,手术的刺激导致夜间失眠,难以入睡。

(4)潜在并发症。骨水泥渗漏。

由于术中骨水泥剂量和注入角度问题,可引起骨水泥渗漏,会出现肌肉疼痛感,神经功能障碍、大小便失禁、呼吸异常。骨水泥进入静脉系统导致的肺栓塞是一种严重的致命性并发症,所以对患者术后的并发症预控尤为重要,具体并发症趋势图见图 11-2-1。

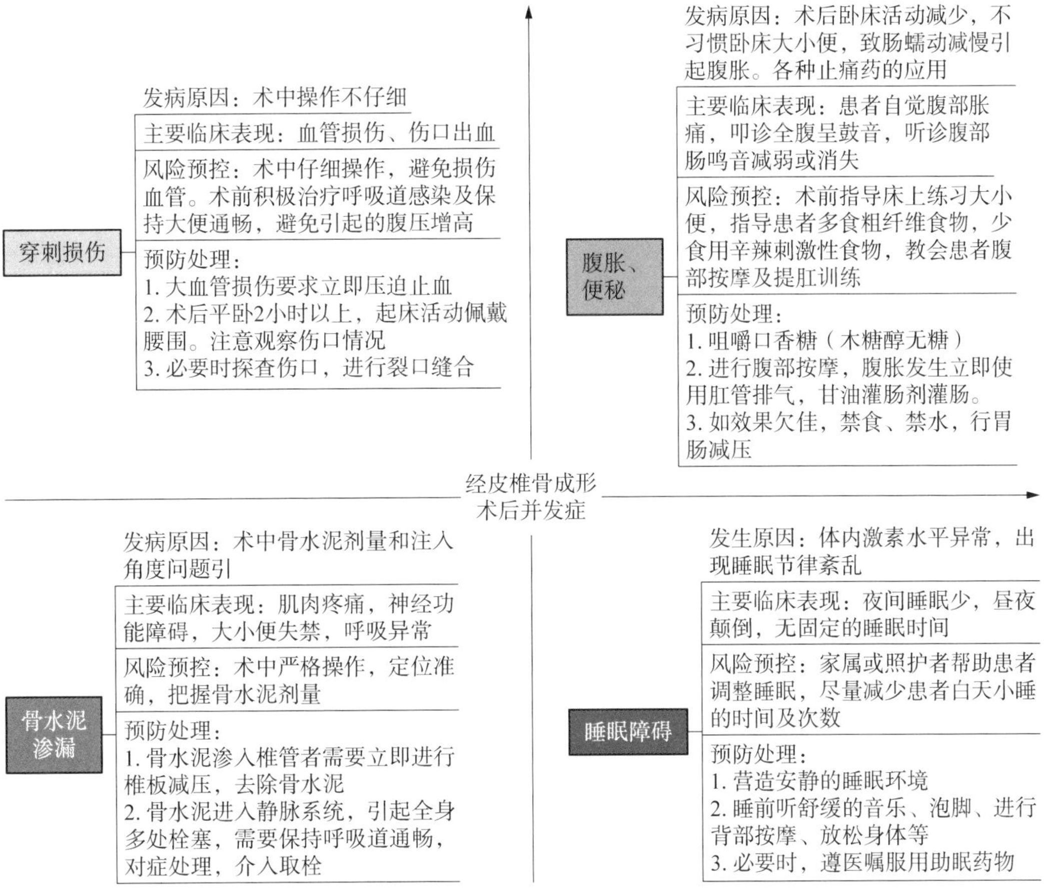

穿刺损伤

发病原因:术中操作不仔细

主要临床表现:血管损伤、伤口出血

风险预控:术中仔细操作,避免损伤血管。术前积极治疗呼吸道感染及保持大便通畅,避免引起的腹压增高

预防处理:
1. 大血管损伤要求立即压迫止血
2. 术后平卧2小时以上,起床活动佩戴腰围。注意观察伤口情况
3. 必要时探查伤口,进行裂口缝合

腹胀、便秘、

发病原因:术后卧床活动减少,不习惯卧床大小便,致肠蠕动减慢引起腹胀。各种止痛药的应用

主要临床表现:患者自觉腹部胀痛,叩诊全腹呈鼓音,听诊腹部肠鸣音减弱或消失

风险预控:术前指导床上练习大小便,指导患者多食粗纤维食物,少食用辛辣刺激性食物,教会患者腹部按摩及提肛训练

预防处理:
1. 咀嚼口香糖(木糖醇无糖)
2. 进行腹部按摩,腹胀发生立即使用肛管排气,甘油灌肠剂灌肠。
3. 如效果欠佳,禁食、禁水,行胃肠减压

经皮椎骨成形术后并发症

骨水泥渗漏

发病原因:术中骨水泥剂量和注入角度问题引

主要临床表现:肌肉疼痛,神经功能障碍,大小便失禁,呼吸异常

风险预控:术中严格操作,定位准确,把握骨水泥剂量

预防处理:
1. 骨水泥渗入椎管者需要立即进行椎板减压,去除骨水泥
2. 骨水泥进入静脉系统,引起全身多处栓塞,需要保持呼吸道通畅,对症处理,介入取栓

睡眠障碍

发生原因:体内激素水平异常,出现睡眠节律紊乱

主要临床表现:夜间睡眠少,昼夜颠倒,无固定的睡眠时间

风险预控:家属或照护者帮助患者调整睡眠,尽量减少患者白天小睡的时间及次数

预防处理:
1. 营造安静的睡眠环境
2. 睡前听舒缓的音乐、泡脚、进行背部按摩、放松身体等
3. 必要时,遵医嘱服用助眠药物

图 11-2-1 经皮椎骨成形术后并发症趋势图

(二) 出院后延伸护理管理

1. **饮食控制**

指导患者养成合理的生活和饮食习惯,摄入高钙食物,避免高糖、高脂饮食,增加蛋白质、钙质、维生素 D 的摄入量。可以多食用富含钙质的食物,如豆腐、芝士、酸奶等。

2. **运动锻炼**

适量的运动锻炼有助于骨骼健康。建议每天进行适量的运动,如散步、跳绳、伸展运动等,以提高骨密度。

3. **服药管理**

如医生开具药物治疗方案,嘱患者按时服用各种药物,不得随意更改药物剂量或停药。需及时咨询医生以获得适当的调整方案。

4. **避免跌倒**

建议骨质疏松症患者日常生活中穿防滑鞋,避免活动中的跌倒事故。建议在家中铺

设防滑地毯,并移除易碎物品与障碍物。

5. 参加社交活动

骨质疏松症患者应多参加社交活动,与家人和朋友保持良好的沟通与互动,保持愉快的情绪,从而有助于身心康复。

6. 定期随访

建议定期到医院进行随访,以方便医生更好地了解患者疾病状态,并及时进行合适的调整。

案例导入与思考

一、患者基本情况

1. 基本信息

姓名:章×× 　　性别:女 　　年龄:73 岁 　　学历:本科

民族:汉族 　　职业:退休 　　入院日期:2023.5.15

2. 主诉

背部疼痛、活动受限 3 天。

3. 现病史

入院 3 天前外伤致背部疼痛、活动受限,当时可以站立,神清,无昏迷,无恶心、呕吐,无胸闷、胸痛,无大小便失禁。于门诊就诊,给予 X 片提示:腰椎压缩性骨折,为进一步治疗拟"腰椎压缩性骨折"收治入院。

4. 既往史

既往体质一般,无慢性病史,否认肝炎、结核、伤寒等传染病。否认药物过敏史,否认高血压、糖尿病等慢性病史。

5. 个人史

出生并久居上海,否认疫区旅居史,否认疫情接触史,否认吸烟、酗酒史。

6. 婚育史

育有一女。

7. 家族史

否认家族遗传疾病史,否认家族肿瘤性疾病史。

8. 诊断

骨质疏松性腰椎骨折。

二、体格检查

体温 37℃,心率 80 次/分,呼吸 20 次/分,血压 165/87 mmHg。神志清楚,营养良好,轮椅入院。查体提示:腰背部肌略紧张,腰背部、上腰背扣击痛(+),活动部分受限,双下肢肌力正常,足趾活动可,双下肢无明显麻木感,末梢血循可,足背动脉搏动可。

思考题

1. 通过什么辅助检查来确认该患者的诊断?

2. 患者目前主要的护理诊断有哪些?

3. 抗骨质疏松治疗有哪些措施？

参考答案

1. 骨质疏松性骨折的诊断应结合患者的年龄、性别、绝经史、脆性骨折史及临床表现等因素，以及影像学检查和(或)骨密度检查、骨转换生化标志物等检查结果进行综合分析后作出诊断。

2. ①疼痛，与外伤史有关。②躯体活动障碍，与骨折卧床有关。③焦虑，与担心预后有关。④有受伤的危险，与步态不稳有关。⑤潜在并发症，下肢深静脉血栓。

3. 治疗措施有以下几点。

(1)一般治疗：①加强营养：建议摄入富含钙、低盐和适量蛋白质的均衡膳食，推荐每日蛋白质摄入量为 0.8～1.0 g/kg，并每天摄入牛奶 300 ml 或相当量的奶制品。②规律运动：运动可改善机体敏捷性、力量、姿势及平衡等，减少跌倒风险。运动还有助于增加骨密度。

(2)药物治疗：①钙剂。②维生素 D。③抑制破骨细胞的药物。④抑制骨吸收的药物。⑤性激素补充剂。

(3)手术治疗。

(4)中医治疗。

参 考 文 献

［1］原温佩.老年人自理能力的潜在类别分析及多重慢病患病模式探讨[D].太原:山西医科大学,2022.

［2］崔娟,毛凡,王志会.中国老年居民多种慢性病共存状况分析[J].中国公共卫生,2016,32(01):66－69.

［3］《中国心血管健康与疾病报告2020》编写组.《中国心血管健康与疾病报告2020》要点解读[J].中国心血管杂志,2021,26(03):209－218.

［4］Zheng R, Zhang S, Zeng H, et al. Cancer incidence and mortality in China, 2016 [J]. J Natl Cancer Cent, 2022,2(1):1－9.

［5］王佳,贾音,王慧丽.北京市海淀区社区老年慢性病多病共存状况的调查研究[J].同济大学学报(医学版),2021,42(05):692－697.

［6］崔娟,毛凡,王志会.中国老年居民多种慢性病共存状况分析[J].中国公共卫生,2016,32(01):66－69.

［7］任海丽,乔慧,黄亚欣.宁夏五县农村居民慢性病患病现状及其影响因素分析[J].中国公共卫生,2015,31(4):408－411.

［8］王晨.上海市老年慢性病患者心理健康影响因素研究[D].上海:上海工程技术大学,2021.

［9］卢根娣,杨亚娟,李大权.老年护理[M].上海:第二军医大学出版社.2013.

［10］王梅杰,周翔,李亚杰,等.2010—2019年中国中老年人慢性病共病患病率的Meta分析[J].中国全科医学,2021,24(16):2085－2091.

［11］刘俐,邓晶,于雪,等.慢性病对老年人因病支出型贫困影响的城乡差异分析[J].医学与社会,2022,35(5):65－70.

［12］康美玉,高玉梅,霍红旗,等.河北省3632名城乡社区老年人慢性病及老年痴呆的现况调查[J].中华流行病学杂志,2011(07):672－675.

［13］缪琴,刘竟芳.长沙市城区老年慢性病患者服药依从性影响因素研究[J].中南药学,2019,17(10):1783－1787.

［14］中华人民共和国卫生部.2011中国卫生统计年鉴[M].北京:中国协和医科大学出版社.

［15］吴绍峰,王素珍,朱秀媛,等.农村老年慢性病患者抑郁症状的影响因素研究[J].预防医学,2023,35(04):277－281.

［16］ 杨萧含,刘影,景汇泉.我国老年人慢性病共病健康管理策略研究［J］.中华健康管理学杂志,2023,17(1):58－62.

［17］ 王吉耀,葛均波,邹和建.实用内科学［M］.16 版.北京:人民卫生出版社,2022.

［18］ 尤黎明,吴瑛.内科护理学［M］.7 版.北京:人民卫生出版社,2022.

［19］ 中华医学会呼吸病学分会哮喘学组.支气管哮喘防治指南(2020 版)［J］.中华结核和呼吸杂志,2020.

［20］ 中国老年保健协会肺癌专业委员会,天津市医疗健康学会加速外科康复专业委员会.老年肺癌护理中国专家共识(2022 版)［J］.中国肺癌杂志,2023.26(3),177－192.

［21］ 中国老年医学学会高血压分会,国家老年疾病临床医学研究中心中国老年心血管病防治联盟.中国老年高血压管理指南 2019［J］.中国心血管杂志,2019,24(1):1－23.

［22］ 葛均波,徐永健.内科学［M］.9 版.北京:人民卫生出版社,2018:247－260.

［23］ 中国老年学和老年医学学会.老年冠心病慢性病管理指南［J］.中西医结合研究,2023(15):30－42.

［24］ 中华医学会老年医学分会,高龄老年冠心病诊治中国专家.高龄老年冠心病诊治中国专家共识［J］.中华老年医学杂志,2016,35(7):683－691.

［25］ 中华医学会心电生理和起搏分会,中国医师协会心律学专业委员会,中国房颤中心联盟心房颤动防治专家工作委员会.心房颤动:目前的认识和治疗建议(2021)［J］.中华心律失常学杂志,2022,26(1):15－88.

［26］ 中华医学会心血管病学分会,中国生物医学工程学会心律分会,中国医师协会循证医学专业委员会,等.心律失常紧急处理专家共识［J］.中华心血管病杂志,2013,41(5):363－376.

［27］ 崔振双,田国祥.2021ESC 急慢性心力衰竭指南解读［J］.中国循证心血管医学杂志,2022,14(11):1281－1287.

［28］ 中华医学会心血管病学分会,中华心血管病杂志编辑委员会.急性心力衰竭诊断和治疗指南(2010)［J］.中国实用乡村医生杂志,2013,20(10):7－11.

［29］ 钟南山.内科学［M］.北京:人民卫生出版社,2024.

［30］ 那彦群.中国泌尿外科疾病诊断治疗指南(2014 版)［M］.北京:人民卫生出版社,2014.

［31］ 郭应禄.泌尿外科学［M］.2 版.北京:人民卫生出版社,2015.

［32］ 尿路感染诊断与治疗中国专家共识 2015 版)［J］.中华泌尿外科杂志,2015,36(4):241－248.

［33］ 张林落,金妙文,卢秋成,等.国医大师周仲瑛教授辨治尿路感染经验探幽［U］.中华中医药杂志,2018,33(9:3923－3925.

［34］ 光丽琴.社区护理干预对老年泌尿系感染患者遵医行为的影响［J］.世界最新医学信息文摘(连续型电子期刊),2018,18(55):247－247,249.

［35］ 舒勇,吴金姐,张军校.老年泌尿系统感染的特点［J］.中华保健医学杂志,2012(6):432,435.

[36] 赵秀珍,等.老年人尿路感染50例临床分析[J].青岛大学医学院学报,2004(2):170.

[37] 朱玲英,王琴.良性前列腺增生症的中医外治疗法[J].健康前沿,2017(10):200.

[38] 丁龙辉.女性膀胱出口梗阻的64例诊断分析[J].中国实用医药,2011(1):46-47.

[39] 楚继红.老年人泌尿系感染的护理体会[J].基层医学论坛,2011,15(35):1158-1159.

[40] 孟丽萍.老年人泌尿系感染的病因及护理[J].维吾尔医药(上半月),2013(4):44-45.

[41] 周道斌.最新泌尿外科专科护理创新操作与常见疾病护理健康教育路径及护理人员分层培训指导[M].北京:人民卫生出版社,2023.

[42] 卢红玲,王丽丽,牛亚兰.57例老年患者前列腺增生情况调查分析[J].医学信息(上旬刊),2010,23(8):3012.

[43] 李文平,杨爱君.老年前列腺增生症患者的护理[J].河北职工医学院报,2002,19(3):52-52.

[44] 张犁.老年前列腺增生症[J].老年健康,2011,(8):27-27,19.

[45] 陆惠华.实用老年医学[M].上海:上海科学技术出版社,2006.

[46] 李乐芝,路潜.外科护理学[M].北京:人民卫生出版社,2017.

[47] 计小平.老年前列腺增生72例临床分析[J].东南国防医药,2008,10(3):215.

[48] 钟新泰,吴世皓,刘志乐,等.经尿道膀胱肿瘤电切术联合膀胱灌注不同化疗药物治疗膀胱肿瘤的效果比较[J].中国实用医药,2019,1420:97-98.

[49] 简毓,吴曦,张鹏,等.膀胱肿瘤患者灌注化疗后并发尿路感染的影响因素研究[J].中华医院感染学杂志,2019,29(14):2138-2142.

[50] 蓝博文,曾裕镜,张磊,等.螺旋CT增强扫描分期诊断上皮性膀胱肿瘤[J].中国医学影像技术,2004,20(12):1918-1920.

[51] 郭燕,刘明娟,张翎,等.非上皮性膀胱肿瘤影像表现(附10例分析)[J].中国医学影像学杂志,2001,9(3):195-198.

[52] 熊丙建,汪婷,陶光晶,等.腹腔镜膀胱部分切除术在治疗膀胱肿痛和膀胱异物的应用[J].临床泌尿外科杂志,2019,34(9):713-716,720.

[53] 何娅妮,张炜炜.肾病综合征的流行病学现状[J].中华肾病研究电子杂志,2017,6(04):149-153.

[54] 孙玉洁.精细化护理在糖皮质激素治疗肾病综合征患者中的应用分析[J].心理月刊,2021,16(24):128-130.

[55] 吴巧云,魏春英.肾病综合征患者运动知识认知的调查分析[J].中国实用医药,2012,7(05):252-254.

[56] 朱之慧.基于多学科协作的延续护理在肾病综合征中的应用效果探究[J].中国实用药,2020,15(36):175-177.

[57] 白雪莲,张佳宜,项国梁,等.中国成人慢性肾脏病患病率的meta分析[J].中国医药科学,2022,12(09):49-53.

[58] 肖起涛,绳百龙,范蕾.老年慢性肾衰竭血液透析疗效与心血管并发症临床分析[J].临床医药文献电子杂志,2020,7(02):56.

[59] 邵筱敏.饮食护理干预对老年慢性心力衰竭患者康复的影响[J].护理实践与研究，2020,17(05):56-57.

[60] 马新娟.血液系统疾病护理规范[M].北京:中国协和医科大学出版社,2022.

[61] 丁淑贞,赫春艳.血液科临床护理[M].北京:中国协和医科大学出版社,2016.

[62] 吴德沛,孙爱宁.血液科临床护理思维与实践[M].北京:人民卫生出版社,2015.

[63] 《中国老年2型糖尿病防治临床指南》编写组.中国老年2型糖尿病防治临床指南（2022年版）[J].中国糖尿病杂志,2022,30(01):2-51.

[64] 武全莹,于淑一,崔玲玲,等.从护理角度解读《中国老年糖尿病诊疗指南（2021版）》中老年糖尿病共患疾病[J].实用老年医学,2023,37(02):213-216.

[65] 中华医学会内分泌学分会,中国医师协会内分泌代谢科医师分会,中华医学会核医学分会,等.中国甲状腺功能亢进症和其他原因所致甲状腺毒症诊治指南[J].中华内分泌代谢杂志,2022,38(08):700-748.

[66] 何莲花,麦燕清,吴容芳,等.基于年龄分段的健康教育护理对痛风性关节炎患者的应用研究[J].基层医学论坛,2023,27(06):98-101.

[67] 赵晶晶,黄婧.系统护理对老年痛风患者生活质量的改善效果[J].中国现代医药杂志,2022,24(11):77-78.

[68] 胡姣姣,王鹤云,郭亚崴.3S2E护理服务模式在老年痛风性关节炎患者中的应用效果[J].福建医药杂志,2022,44(05):162-165.

[69] 谢伊灵.持续性护理对老年高血压合并痛风治疗依从性及临床症状的影响[J].心血管病防治知识,2022,12(12):39-41.

[70] 邓丽冰,梁燕清,叶玉玲.护理干预对老年痛风患者治疗依从性及生活质量的影响[J].中国社区医师,2021,37(04):107-108.

[71] 易少华,周文婷,宋敬.系统护理对老年痛风患者生活质量的影响观察[J].智慧健康,2019,5(18):86-87.

[72] 朱道雨.整体性护理干预对老年痛风患者的应用效果分析[J].临床医药文献电子杂志,2019,6(04):109+112.

[73] 丁杰,孟庆良,马骏福.阶段行为改变为指导的针对性护理干预对痛风患者的影响[J].齐鲁护理杂志,2023,29(07):30-33.

[74] 陈瑶,翟英俊,张碧霞,等.基于微信延续性护理对痛风患者自我管理及生活质量的影响[J].基层医学论坛,2023,27(09):142-144.

[75] 陈亚亚,丁劲,蕙英博,等.延续性护理在痛风患者中的研究进展[J].中国现代医生,2023,61(07):117-119.

[76] 林水珠,刘宏艺,黄丽华.社区联合医院风湿科护理服务模式对痛风性关节炎患者的护理效果研究[J].基层医学论坛,2023,27(06):4-7.

[77] 何莲花,麦燕清,吴容芳,等.基于年龄分段的健康教育护理对痛风性关节炎患者的应用研究[J].基层医学论坛,2023,27(06):98-101.

[78] 马亚文,陈晨,史栋梁,等.青鹏软膏治疗类风湿关节炎引起疼痛的护理及应用研究[J].中国民族医药杂志,2023,29(04):70-71.

[79] 甘静.延续性护理干预对类风湿关节炎患者疼痛程度、健康状况与护理满意度的改善效果[J].中国医药指南,2023,21(11):5-8.

[80] 刘慢,孙艳.神灯治疗仪联合个性化护理在类风湿关节炎患者中的应用效果[J].医疗装备,2023,36(07):137-140.

[81] 毛鸿筱,唐锐,祁万君,等.中医护理技术在不同证型类风湿关节炎患者中的应用进展[J].中国疗养医学,2023,32(05):497-499.

[82] 王拥军,李子孝,谷鸿秋,等.中国脑卒中报告2020(中文版)(1)[J].中国脑卒中杂志,2022,17(05):433-447.

[83] 国家卫生健康委办公厅关于印发中国脑卒中防治指导规范(2021年版)的通知.国卫办医函〔2021〕468号.[A/OL][2021-08-27].http://www.nhc.gov.cn/yzygj/s3593/202108/50c4071a86df4bfd9666e9ac2aaac605.shtml.

[84] 丁淑贞,丁全峰.神经内科临床护理[M].北京:中国协和医科大学出版社,2016.

[85] Ren R,etal.The China Alzheimer Report 2022[J].Gen Psychiatr.2022,35(1):e100751.

[86] 田金洲,解恒革,王鲁宁,等.中国阿尔茨海默病痴呆诊疗指南(2020年版)[J].中华老年医学杂志,2021,40(3):269-283.

[87] 翟雅莉,王晓明.阿尔茨海默病的发病机制研究进展[J].中华老年多器官疾病杂志,2023,22(2):139-142.

[88] 缪荣明.老年长期照护与康复指导手册[M].北京:人民卫生出版社,2019.

[89] 程源深.帕金森病的症状和体征[J].浙江临床医学,2008,(11):1413-1415.

[90] 中华医学会神经病学分会帕金森病及运动障碍学组,中国医师协会神经内科医师分会帕金森病及运动障碍学组.中国帕金森病治疗指南(第四版)[J].中华神经科杂志,2020,53(12):973-986.

[91] 郑洁皎,高文.老年病康复指南[M].北京:人民卫生出版社,2020.

[92] 尤黎明,吴瑛.内科护理学[M].7版.北京:人民卫生出版社,2022.

[93] 中华医学会神经病学分会脑电图与癫痫学组.中国老年癫痫患者管理专家共识[J].中华老年医学杂志,2022,41(8):885-892.

[94] 苟三怀,席淑华,葛亮.老年骨折治疗与康复.[M].上海:上海科学技术出版社,2009.

[95] 中华医学会骨科学分会,张英泽,胡永成,等.骨质疏松性骨折诊疗指南(2022年版)[J].中华骨科杂志,2022,42(22):1473-1491.

[96] 中华医学会骨质疏松和骨矿盐疾病分会,章振林.原发性骨质疏松症诊疗指南(2022)[J].中国全科医学,2023,26(14):1671-1691.

[97] 夏维波,余卫,王以朋,等.原发性骨质疏松症社区诊疗指导原则[J].中国全科医学,2019,22(10):1125-1132.

[98] 李望,周琦.老年常见疾病护理.[M].北京:科学出版社,2017.

[99] Compston JE,McClung MR,Leslie WD.Osteoporosis[J].Lancet.2019,393(10169):364-376.

［100］中华医学会骨质疏松和骨矿盐疾病分会,章振林.原发性骨质疏松症诊疗指南
　　　　(2022)[J].中国全科医学,2023,26(14):1671-1691.

［101］王晓平,邹红.延续性护理管理干预对老年骨质疏松患者遵医行为及生活质量的影
　　　　响[J].川北医学院学报,2021,36(03):390-393.

［102］杨红旗,赵欣,陈燕,等.骨质疏松症的健康管理[J].中国临床保健杂志,2018,21
　　　　(05):718-720.